Ser mamá

GUÍA DEL EMBARAZO, PARTO Y POSPARTO CON EVIDENCIA Y EMOCIÓN

NAZARETH OLIVERA BELART

Grijalbo

A mi hija y mis hijos, el origen de todo 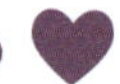

Papel certificado por el Forest Stewardship Council®

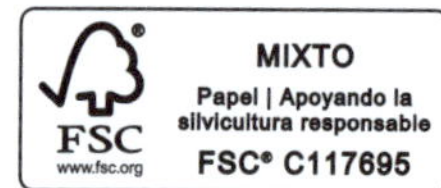

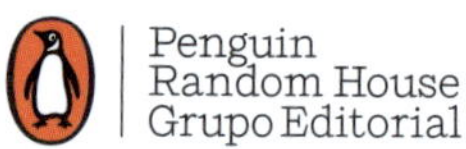

Primera edición de la actualización: mayo de 2025

Fotografías cedidas por: p. 26, Vanesa Ruiz; **p. 49**, Laura Rojas (@ensuelofirme); **p. 54**, Calendario Grupo Lactard y José Ferlo (www.joseferlo.com); **p. 55**, @tragaviajes, Irene y Leire; **p. 78**, Marjo y bebé; **p. 89**, June y Nikole; **p. 100**, Maro y Mayo; **p. 138**, Yaiza; **pp. 144 y 145**, Marjo y bebé; **p. 147**, Marjo y bebé; **p. 147**, Laura Rojas (@ensuelofirme), izquierda y Marjo, derecha; **p. 149**, Laura, Naza y @equipocrearte; **p. 152**, Laura y @equipocrearte; **p. 170**, Carla y Víctor; **p. 178**, Naza, Santi y Haydee; **p. 192**, Laura, Naza y @equipocrearte; **p. 195**, @tragaviajes; **p. 223**, June y Nikole; **p. 239**, Alba y Sara; **p. 244**, Tony Romero Fotografía, Mamen y Mia; **p. 246**, Tony Romero Fotografía, Mamen y Kai; **p. 254**, Laura, Julia y Carlos J. Bernardos; **p. 255**, Tony Romero Fotografía, Mamen y Mia; **p. 260**, Bea, Gabriel y Pelayo; **p. 265**, Marjo (autoría: @maternidadaflordepiel Flor); **p. 270**, María y Teo **p. 276**, Maro; **p. 288**, Sara e Irati; **p. 289**, Marina, Liam, y Marta Martínez Grande (www.martamartinezphoto.com); **p. 292**, Rita y Mateo; **p. 295**, Maro y Mayo; **p. 299**, Cris y Nil; p. **303**, Alba, Carla y Víctor; **p. 305**, Alba, Carla y Víctor, y **p. 310**, Naza y Santi.
Ilustraciones de la tripa: Ramon Lanza
(**pp. 25** y **26**, inspiradas en el trabajo de Nuria Domínguez Pérez, www.perinupower.com)

Printed in Spain - Impreso en España

ISBN: 978-84-253-6837-0
Depósito legal: B-4.753-2025

Compuesto en Compaginem Llibres, S. L.
Impreso en Gómez Aparicio, S. L.
Casarrubuelos (Madrid)

GR 6 8 3 7 0

Índice

Introducción

Ser mamá: multiplicarte para siempre.

Con ilusión y cariño, te traigo información cercana, amena y actualizada sobre la vivencia del embarazo hasta el nacimiento de tu bebé.

Mi mayor deseo como matrona siempre ha sido devolver el conocimiento del cuerpo a las mujeres, un conocimiento que nos pertenece y que perdimos en algún momento. A veces, no saber cómo funciona nuestra fisiología y la de nuestros bebés nos lleva a vivir esta etapa con miedo y muchas dudas. El miedo nos conduce a buscar respuestas, a resguardarnos o a cambiar el rumbo, pero debemos confiar en nuestro instinto y en nuestros bebés. Redescubrirnos nos permitirá disfrutar, cuidarnos mejor y llevar las riendas de nuestro embarazo, parto, posparto y crianza.

El seguimiento del embarazo busca potenciar la salud y la normalidad, y a la vez detectar problemas para intervenir de manera individualizada. De todos modos, la gran mayoría de los embarazos son sanos: un proceso fisiológico que forma parte de nuestra vida sexual y reproductiva. Los profesionales sanitarios debemos acompañarte y cuidarte a lo largo de este proceso, aunque tú siempre tienes la última palabra y el poder de decisión. Lo que tu cuerpo es capaz de hacer es un verdadero milagro.

Apuesto por las mujeres, por que recuperen autonomía y el conocimiento sobre su salud. Por un sistema que invierta en la salud física, emocional, mental y espiritual de cada mujer, cada bebé y cada familia.

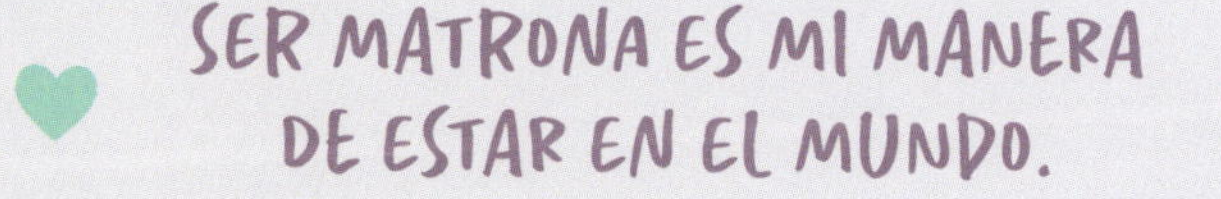

0.

Preconcepción

Cuidados preconcepcionales

Generalmente, cuando tomamos la decisión de buscar el embarazo, vamos a por ello cuanto antes. ¡Es normal! Hemos tomado la decisión y ahora nos hace ilusión que suceda. Es curioso pensar que un gran porcentaje de mujeres se pasan la vida intentando evitar el embarazo. Desde muy pequeñas se nos advierte del peligro de quedarnos embarazadas sin querer. Pero en esa información, normalmente no se nos cuenta cómo funciona nuestro cuerpo, nuestro ciclo o nuestras hormonas y lo que supone la edad en nuestra fertilidad. Cuando el embarazo llega enseguida o relativamente pronto, pues no hay preocupación. Pero a veces tarda en llegar o no llega. Y entonces comienza la búsqueda de esa información que nos faltaba: ¿cómo quedarse embarazada?

Conocer el ciclo menstrual, cómo funciona, cómo es un ciclo sano o cuáles son las señales de ovulación es el primer paso para disfrutar de la búsqueda. Cuidar la salud de la mujer que busca el embarazo y de la pareja en caso de ser una pareja heterosexual es también fundamental. La salud de la pareja es importante y suele pasarse por alto.

Gestar forma parte de la naturaleza de las mujeres y muchos embarazos llegarán en tiempos considerados normales y seguirán un curso adecuado. Pero no es menos cierto que la vida nos empuja muchas veces a retrasar los embarazos a edades más avanzadas. Y también es una realidad que la vida occidental pasa factura a los pilares más básicos de salud: la nutrición, el ejercicio físico, el exceso de estrés, el cuidado de los ritmos circadianos y el descanso.

¿SABÍAS QUE...? Se considera adecuado consultar de forma proactiva cuando el embarazo no ha llegado a los 12 meses de intentarlo en mujeres menores de 35 años. En mujeres mayores de 35 años, se debe consultar a los 6 meses. Sin embargo, puedes consultar siempre mucho antes, mediante una consulta preconcepcional. Hay pequeñas cosas a valorar que pueden marcar la diferencia y evitar el paso del tiempo y la angustia. En otras ocasiones, nos sirve para detectar situaciones mucho más complejas que nos podrían llevar hacia procesos de reproducción asistida. Debemos saber que, a partir de los 35 años, la fertilidad femenina desciende exponencialmente cada año. En cuanto a la fertilidad masculina, la curva de descenso es más lenta, pero decae igualmente a partir de los 45 años.

Fertilidad hace referencia a la capacidad de reproducirnos.

Esterilidad define el hecho de que nunca se ha conseguido un embarazo.

Infertilidad se refiere a conseguir fecundación y por tanto embarazo, pero este no se implanta o no sigue adelante pues puede implantarse pero no evolucionar bien.

Visita preconcepcional

La preparación preconcepcional no busca solo optimizar la búsqueda de embarazo. Es clave para preparar el terreno para un embarazo sano y un adecuado desarrollo del bebé. Además, iniciamos hábitos para todo el embarazo. Pues todo lo que nos ayuda a concebir, nos ayuda a fomentar la salud durante la gestación.

No es que sea imprescindible realizarla. Que la información nunca sea fuente de estrés. Muchas mujeres en plena edad fértil gozan de una salud plena y sus parejas también. Esta información, es para aquellas mujeres o parejas, que quieran profundizar o necesiten apoyo en la búsqueda de embarazo. A veces, esta visita preconcepcional puede ser clave para preparar esa búsqueda. La realizan diferentes profesionales desde sus ámbitos. Se solapan en parte y se especializan en otras. Puedes hacerla según cada necesidad o posibilidad. Si hay pareja, la visita preconcepcional debe ser para ambos.

- Con tu matrona: te dará información sobre tu ciclo menstrual, pautas de suplementación y pilares de salud, comprobará si te toca realizar citología y, además, debe ser un espacio donde aclarar dudas. Con repaso a tu historia clínica, puede derivarte a ginecología o recomendarte otros profesionales según cada caso.
- Ginecología: puede abordar la visita igual que la matrona, con un buen repaso a tu historia clínica y la de tu pareja. Además, puede incluir ecografía, abordaje de patologías y realizar analíticas de forma individualizada para suplementación ó medicación en algunos casos. En la ecografía, se puede valorar la forma y posición del útero, el endometrio o la presencia de miomas.
- Nutricionista especializada en fertilidad y embarazo: repasará contigo hábitos nutricionales para potenciar tu salud y la de tu pareja si es el caso. Podréis ahondar en suplementación de manera muy individualizada y mejorar situaciones digestivas y del metabolismo, como pueden ser intolerancias, malas digestiones, resistencia a la insulina o síndrome de ovario poliquístico.

Preparar el embarazo permite optimizar el terreno y la salud, disminuyendo en ocasiones el riesgo de abortos o el desarrollo de patología durante el embarazo como preeclampsia y diabetes gestacional. En algunos casos, no podremos evitarlas, pero sí manejarlas de forma precoz, mejorando resultados a corto y largo plazo para mamá y bebé.

En casos de abortos de repetición, por nuestra salud mental y emocional, es importante contar con profesionales muy formados y dedicados a la fertilidad, que estudien de forma minuciosa la situación. A partir de dos abortos está recomendado hacer este estudio, aunque algunos profesionales no lo hacen hasta que sucede tres veces. Tres abortos merman y afectan profundamente la salud mental. Contar con psicología perinatal es importante. Profesionales de referencia como la ginecóloga Laia Vidal, recomiendan estudiar los abortos de repetición mediante:

- Exploración física en ambos miembros mediante ecografía.
- Análisis minucioso del ciclo menstrual, cantidad y calidad ovocitaria.
- Analítica que incluya micronutrientes y hormonas en mujeres y hombres.
- Seminograma.
- Estudios genéticos.
- Estado de la microbiota.
- Analizar y tratar enfermedades autoinmunes y trombofilias.
- Estudiar incompatibilidad inmunológica entre miembros de la pareja y embriones en caso de FIV.

Microbiota

La microbiota humana está formada por miles de millones de microorganismos que nos aportan múltiples beneficios, debido a las funciones que cumplen en nuestro cuerpo. Entre estas funciones, se encuentra la inmunitaria, la de digestión y absorción de nutrientes, la producción de ciertas vitaminas y la protección frente a sustancias tóxicas.

Está constituida por bacterias, hongos, virus, arqueas y protozoos. Cuando se encuentra en equilibrio, nos ayuda a mantener la salud. Sin embargo, cuando los microorganismos crecen o disminuyen de forma inadecuada, o se encuentran donde no deberían, pueden causarnos alteraciones de la salud. La microbiota de la piel, la oral, la intestinal y la vaginal son diferentes.

A nivel intestinal y oral, encontramos una microbiota muy diversa y compleja. La microbiota vaginal es algo menos diversa. Esto es, predominan en ella las comunidades de lactobacilos. Al ser la vagina una mucosa que puede tener contacto con el exterior, posee una microbiota específica de protección frente a microorganismos patógenos. Los lactobacilos impiden que microorganismos nocivos para el tracto genitourinario se establezcan y son capaces de producir sustancias antimicrobianas.

La microbiota vaginal estará alterada cuando existe historia de cándidas de repetición, infecciones de orina recurrentes o vaginosis bacteriana. Los lactobacilos se encuentran disminuidos y, por ello, otros microorganismos pueden proliferar.

Mejorar la microbiota no siempre es sencillo. Requiere del acompañamiento de profesionales muy formados y especializados. Sería esencial trabajar la microbiota intestinal: las alteraciones digestivas cambian la microbiota del intestino. Y esto puede afectar a la vaginal. Por ello, implica realizar cambios nutricionales, gestionar el estrés, realizar ejercicio, descansar adecuadamente y valorar nuestro entorno para disminuir la exposición a disruptores endocrinos.

Cuidando la fertilidad

Para mejorar, cuidar y potenciar la fertilidad, siempre volvemos a los pilares básicos de salud. Su impacto es enorme en la búsqueda y consecución de un embarazo sano. Por supuesto, no siempre será suficiente y algunas mujeres y parejas necesitarán recurrir a la reproducción asistida, pero aun entonces será fundamental seguir cuidando y mimando el terreno.

La inflamación es la respuesta natural de nuestro sistema inmune ante cualquier evento o agente que considere perjudicial. Sucede de forma natural, a diario, en el mismo acto de comer. Cuando todo está en equilibrio, la inflamación se resuelve adecuadamente en el tiempo establecido. Sin embargo, cuando nuestro cuerpo está sometido constantemente a situaciones que desencadenan o perpetúan la inflamación, hablamos de inflamación crónica de bajo grado. Nuestro sistema inmune no tiene descanso.

Actualmente, ciertos estilos de vida propician y, cada vez más, esta situación de inflamación crónica. Esto incluye una dieta alta en azúcares y ultraprocesados, falta de nutrientes, sedentarismo, hábitos tóxicos como tabaco y alcohol, estrés crónico, alteración de los ritmos circadianos y falta de exposición a la luz natural del sol. Somos cada vez más conscientes de la necesidad de intentar volver a estilos de vida más equilibrados con nuestra biología. Aunque esto se ha convertido en un lujo que no todo el mundo puede permitirse.

A largo plazo, la inflamación crónica aumenta el riesgo de enfermedades como diabetes, cáncer, enfermedades cardiovasculares, depresión, trastornos autoinmunes y también infertilidad.

Esto afecta a hombres y mujeres. Por ello, es importante que sepamos que las causas de infertilidad no recaen en las mujeres ni exclusiva ni mayoritariamente. De hecho, se considera que:

- El 35 por ciento de los procesos de infertilidad son de origen femenino.
- Otro 35 por ciento es de origen masculino.

- Un 20 por ciento es de origen mixto.
- El otro 10 por ciento se considera desconocido, pero podría disminuir con una investigación integral de la salud reproductiva.

Composición corporal y ejercicio

Cuidar la composición corporal mejora la fertilidad y previene patologías del embarazo. No nos referimos al IMC, o índice de masa corporal. Este índice (peso dividido por talla) se ha quedado obsoleto y es insuficiente. No tiene en cuenta la composición corporal. Sabemos que el exceso de grasa y la falta de músculo favorecen la presencia de resistencia a la insulina, síndrome de ovario poliquístico y afecta a la calidad de los ovocitos y el esperma. La falta de músculo también se da en personas delgadas.

Para mejorar nuestra composición, necesitamos crear músculo y perder grasa en algunos casos. Para ello, no haremos dietas hipocalóricas absurdas donde se pierde aún más músculo. Buscaremos el acompañamiento de nutricionistas y profesionales del ejercicio físico para nutrirnos bien sin pasar hambre y realizar ejercicio de fuerza para ganar masa muscular.

El ejercicio físico favorece el descanso, disminuye los niveles de cortisol y por tanto mejora el equilibrio hormonal, y el ciclo menstrual reduce la resistencia a la insulina y también la inflamación crónica. En mujeres y hombres. En el otro extremo, el ejercicio extenuante aumentaría en exceso el estrés para nuestro cuerpo y tampoco sería conveniente durante la búsqueda de embarazo.

Nutrición

Las dietas hipocalóricas conllevan déficit de nutrientes y de energía. Comer insuficientemente puede hacer entender a nuestro cuerpo que es mejor no ovular (ni concebir). Lo sometemos a un estrés innecesario. Es importante alimentarse suficientemente y mantener nuestro metabolismo bien provisto de energía.

Tanto para mejorar la composición corporal como para nutrirnos bien de cara a la búsqueda de embarazo y durante el mismo, debemos centrarnos en volver a una alimentación coherente. Por ello, hablamos de nutrición basada en alimentos reales. Es la manera lógica de obtener todos los nutrientes que necesitamos y que inciden directamente en nuestra fertilidad. Vivir rodeados de ultraprocesados es un problema de salud global.

Una alimentación densa en nutrientes se basa en carne, pescado, huevos, verduras, algunas frutas y grasas saludables. Indagar en una dieta antiinflamatoria sería una opción adecuada. Una nutrición densa nos ayuda a no pensar tanto en nutrientes individuales. Estos alimentos reales contienen perfiles muy completos de las vitaminas y minerales imprescindibles para concebir y gestar. También aportan las proteínas y grasas que necesitamos.

Las grasas siguen demonizadas erróneamente. Pero aquellas presentes en alimentos reales son cruciales como aporte de energía. Son también precursoras hormonales y por tanto esenciales para promover la ovulación, mejorar el moco cervical y la calidad ovocitaria. Grasas como: aceite de oliva, aguacate, coco, pescado azul, frutos secos y mantequilla. Priorizamos especialmente aquellas ricas en ácidos grasos omega 3. En caso de no consumir alimentos como pescados, se recomienda valorar su suplementación.

Existen muchas nutricionistas especializadas en fertilidad que pueden ayudarnos en este camino. Te recomiendo especialmente a Pilar Polvillo de @thenutritionjournal y su libro *Nutriendo nuestra fertilidad*, para búsqueda de embarazo. En inglés, también el libro *Real food for fertility*, de Lily Nichols.

Las recomendaciones nutricionales en el capítulo de nutrición y embarazo aplicarían también para prepararnos para la búsqueda. Pero recuerda que son recomendaciones generales. Muchos casos requieren un acompañamiento personalizado con una nutricionista con mirada integrativa.

Estrés

El estrés crónico y, por tanto, mantenido, forma parte de la inflamación crónica. Supone el mantenimiento de valores elevados de cortisol y adrenalina de forma demasiado constante. El estrés es otro mecanismo de respuesta y defensa de nuestro cuerpo. Nos permite enfrentarnos al día a día, nos permite «combatir o huir» para mantenernos a salvo. De un león si fuésemos cazadores recolectores y del exceso de trabajo y preocupaciones en la vida occidental moderna.

Este estrés mantenido puede reducir la secreción de FSH y LH (ver apartado: ciclo menstrual), aumenta la resistencia a la insulina y puede, por tanto, impedir o interferir en la ovulación y la calidad espermática.

Gestionar el estrés a veces supone revisar toda nuestra vida. El estrés laboral, la situación familiar o la ciudad en la que vivo. En algunos casos, podemos realizar cambios para disminuir este estrés, y en otros casos las situaciones individuales son muy complicadas. En cualquier caso, buscar algún ratito para hacer ejercicio, dar un paseo, leer un libro o realizar ejercicios de respiración y meditación puede ayudarnos con el estrés.

La disminución del estrés está interconectada con el resto de los pilares de salud. En especial el descanso y los ritmos circadianos.

Descanso y ritmos circadianos

El ritmo circadiano se refiere a un ciclo de 24 horas. Nuestro día con su noche. El sol es quien rige los ritmos de los seres humanos. Al amanecer, nos preparamos para afrontar el día. La luz del sol pone en marcha el cortisol y la secreción de glucosa para darnos energía. Expuestos a la luz natural, nuestras células se sincronizan con el ambiente y nuestro reloj interno funciona acorde al momento del día. El intestino está preparado para comer bajo la luz del día y realizar digestiones apropiadas. Además, la exposición a la luz natural nos permite producir serotonina y vitamina D.

Al ponerse el sol, nuestro organismo se prepara para dormir y así poder descansar y repararse. Durante el sueño, nuestro cuerpo recicla, renueva y se deshace de todo aquello que no necesita. Gracias a la exposición a la luz natural, la serotonina producida de día se convierte en melatonina por la noche. La melatonina no es solo la hormona del sueño. Es un antioxidante fundamental para repararnos durante el descanso nocturno. Antioxidante se refiere a que es capaz de reparar el daño celular producido por su funcionamiento diario.

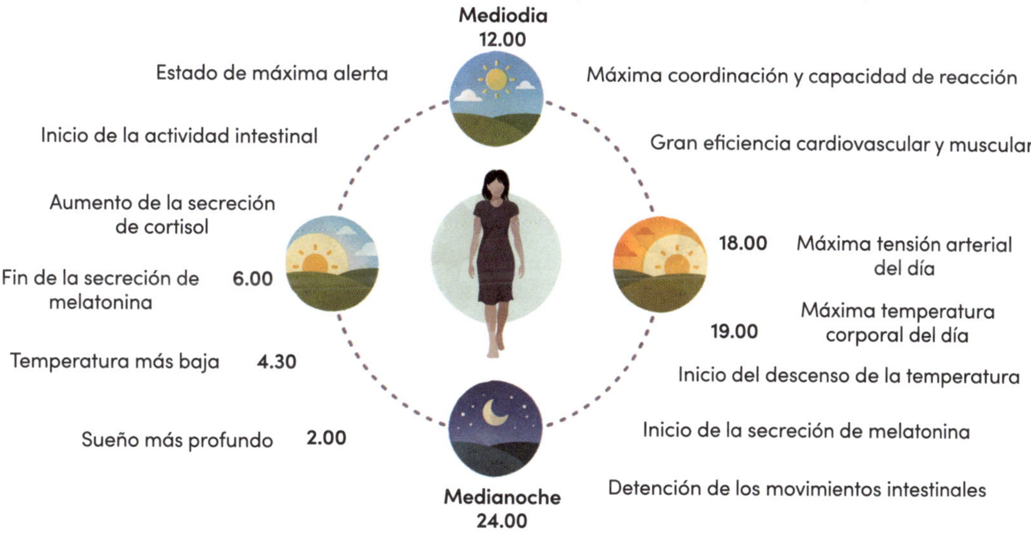

Esquema orientativo. Cada persona tiene un cronotipo propio y mientras algunas funcionan mejor por la mañana, otras lo hacen mejor por la tarde.

El ser humano ha conseguido vivir de noche gracias a la luz artificial. Aunque esto es importante para algunas circunstancias de la vida en nuestra sociedad, la luz azul presente en la luz artificial envía la señal a nuestras células de que sigue siendo de día. Por ello, rompe los ritmos circadianos, aumenta y perpetua la secreción de cortisol al anochecer y esto eleva, de forma inadecuada, la glucosa en sangre. La melatonina no empieza a fabricarse cuando debe porque el cerebro entiende que es de día.

Las personas que trabajan de noche hacen un trabajo imprescindible en la sociedad que hemos construido. Servicios sanitarios, de seguridad, de limpieza de las ciudades, de logística o transporte. Pero el precio para la salud no es poco, ni se les cuida para descansar los salientes de noche. El trabajo a turnos nocturnos favorece la resistencia a la insulina, el aumento de peso y el riesgo de diabetes. También está relacionado con el aumento de riesgo de cáncer.

Las recomendaciones e información sobre los filtros de luz roja en móviles y pantallas al atardecer, o el uso de bombillas rojas en casa al caer el sol, cada vez está más extendido y cobrando fuerza por su coherencia. Gracias a la divulgación de muchas personas, ridiculizadas a veces en grandes medios de comunicación, nos llega una información y conocimiento clave para tomar las riendas de nuestra salud: cuidar los ritmos circadianos cuida la salud hormonal. Y la salud hormonal favorece la fertilidad.

Analíticas

Poder realizar una analítica preconcepcional puede darnos mucha información sobre nuestro estado de salud general. Cuanto más completa sea la analítica, mayor información obtendremos. Podría incluir:

- Analítica básica: hemograma y coagulación.
- Bioquímica con perfil hepático y renal.
- Perfil de tiroides. Nuestra glándula tiroides regula nuestro metabolismo y la producción de energía. Para ello produce, utilizando yodo, y almacena las hormonas tiroideas T3 y T4. Cuando hay un hipotiroidismo, la glándula está funcionando por debajo de lo normal. El hipotiroidismo mal controlado, se relaciona con complicaciones como esterilidad e infertilidad, preeclampsia y retraso del crecimiento fetal. Por ello, durante la búsqueda y el primer trimestre de embarazo la TSH debe mantenerse por debajo de 2,5 mUI/L. La TSH es una hormona secretada por la hipófisis. Indica a la tiroides la cantidad de hormonas tiroideas que debe producir. Cuando se encuentra por encima de 2.5, es porque la hipófisis la aumenta en

un intento de estimular a la tiroides para que produzca más hormonas. El hipotiroidismo se relaciona con la presencia de resistencia a la insulina, celiaquía y otros procesos autoinmunes que atacan a la glándula. Aunque la medicación con levotiroxina es importante, mejorar la inflamación crónica es imprescindible para mejorar el funcionamiento de nuestra tiroides.

Por ello, ante una TSH por encima de 2,5 mUI/L es importante que se valore con un perfil analítico más completo que incluya también T4 libre, T3 libre y reversa, así como anticuerpos: antitiroglobulina, anti-TPO, anti-TSI.

En caso de una TSH muy baja y hormona T4 alta, habría que valorar hipertiroidismo, un exceso del funcionamiento de la tiroides. En este caso, se recomienda tratarlo con endocrinología y esperar al menos 6 meses de estabilidad tiroidea para iniciar la búsqueda de embarazo. El hipertiroidismo se relaciona con alteración del ciclo menstrual, problemas de implantación, pérdidas gestacionales y preeclampsia.

- Perfil metabólico: incluir valorar resistencia a la insulina (cada vez más frecuente) y hemoglobina glicosilada. La hemoglobina glicosilada debe estar por debajo de 5,2 por ciento. Es un marcador importante para predecir la diabetes gestacional. La resistencia a la insulina, por otro lado, significa que nuestro cuerpo necesita secretar cantidades muy grandes de insulina para intentar mantener la glucosa en sangre en valores adecuados. Esto lleva a un estado de hiperinsulinemia o exceso de insulina. El exceso de insulina suele relacionarse con aumento de grasa corporal, inflamación crónica y anovulación. También se asocia a hipertensión y alto riesgo de desarrollar diabetes tipo II. Puede valorarse mediante índice HOMA en analítica. Puede tratarse y revertirse, con dietas bajas en carbohidratos farináceos y dulces, consumo adecuado de grasas y proteínas, ejercicio físico y aumento de la masa muscular, descanso nocturno adecuado, ritmos circadianos cuidados y algunos suplementos como Omega 3 e inositol. En general, requiere de un cambio en el estilo de vida importante y duradero.
- Perfil inflamatorio.
- Perfil hormonal.
- Vitaminas y minerales como zinc, magnesio, vitamina D, B12, folatos y hierro.

Fertilidad masculina

En parejas heterosexuales en búsqueda de embarazo, es importante que la visita preconcepcional incluya a la pareja. El embarazo necesita un óvulo y un espermatozoide sanos. En la mujer tenemos más trabajo porque su cuerpo es el nido, el templo de gestación del bebé. Pero la salud de los gametos (óvulos y espermatozoides) es importante en ambas partes.

La fertilidad masculina está decayendo también por los hábitos y estilo de vida. Las mismas recomendaciones de estilo de vida y pilares básicos de salud que damos a las mujeres se deben aplicar a las parejas. La inflamación crónica afecta a la fertilidad por ambas partes y recordemos que, cuando el embarazo no llega, el 35 por ciento de las causas corresponden a los hombres. En ocasiones, se centran las pruebas en la mujer, pasando por alto a la pareja. Se pueden realizar las siguientes pruebas:

Seminograma

El seminograma es una prueba básica y sencilla que valora:

- Volumen de semen en la eyaculación.
- pH del semen que debe estar entre 7.2 y 8.
- Cantidad de espermatozoides en concentración por mililitro: a partir de 15 millones/ml se considera normal. Número total de espermatozoides en el eyaculado: se considera normal a partir de los 39 millones.
- Movilidad espermática: analiza la capacidad de movimiento de los espermatozoides.
- Morfología: determina la presencia de una cantidad adecuada de espermatozoides con forma normal.

Una analítica que incluya:

- Perfil tiroideo
- Perfil hormonal
- Perfil nutricional
- Perfil inflamatorio

Según los resultados, será importante pautar suplementación a las parejas también y que tomen medidas para mejorar su fertilidad. Las recomendaciones de nutrición, ejercicio, descanso y gestión del estrés aplican exactamente igual. Dado que es el cuerpo de la mujer el que gesta, algunos hombres pueden sentir como innecesario realizar cambios o cuidarse más. Sin embargo, no olvidemos que las causas de infertilidad se reparten por igual entre hombres y mujeres.

Suplementación y preconcepción

Aunque lo ideal es individualizar la suplementación en función de cada caso según déficits, tipo de alimentación, estilo de vida y necesidades, existen una serie de recomendaciones que podemos dar universalmente y son importantes. La más conocida pero no la única es la del «ácido fólico» de forma preconcepcional.

Folatos: vitamina B9

Sería ideal comenzar la suplementación al menos tres meses antes de la búsqueda de embarazo. Buscamos aumentar los niveles antes de estar embarazadas, para prevenir defectos del tubo neural.

Siempre debemos seguir avanzando hacia recomendaciones más pertinentes y actualizadas. Lo que no conocemos hoy quizá lo sepamos dentro de 3 o 10 años. Y es importante, cuando acompañamos procesos de salud, actualizarnos para el beneficio de la población. Por tanto, aclaremos conceptos:

- **Ácido fólico:** forma sintética de vitamina B9. Está fabricado por el ser humano en laboratorio. No se encuentra en la naturaleza. Lo encontramos añadido a alimentos fortificados y en forma de suplemento.
- **Folato activo:** forma activa de la vitamina B9. Se encuentra en los alimentos de forma natural. Folatos (en plural) es el término que utilizamos para referirnos a la **vitamina B9**. Existen más de 150 formas de folatos en los alimentos. Gran parte de ellos se encuentran en forma de tetrahidrofolato o THF, y 5-metiltetrahidrofolato o 5-MTHF. 5-MTHF es la forma activa de lo que comúnmente se conoce como ácido fólico. Esta forma activa presenta mayor biodisponibilidad que el ácido fólico sintético. Esto quiere decir que tu cuerpo la metaboliza y utiliza mejor. En suplementos lo podrás encontrar como:

  - Folato activo
  - L-metilfolato
  - 5-MTHF
  - Tetrahidrofolato
  - Metiltetrahidrofolato
  - Metafolin
  - Quatrefolic
  - Methylfolate
  - Ácido folínico (precisa menos metabolización que el ácido fólico).

Si viene como «ácido fólico» exclusivamente, no es folato activo. Algunas marcas que sí llevan folato activo ponen ácido fólico y a continuación la forma activa para que sepamos que corresponde a la forma activa.

¿Por qué es importante la vitamina B9?

Es un micronutriente esencial. Esencial quiere decir que debemos adquirirlo a través de la dieta, pues no podemos fabricarlo nosotras mismas. Niveles deficientes de folatos en las personas pueden deberse a baja ingesta a través de los alimentos, aumento de necesidades como en etapa de embarazo, problemas de absorción por diversas situaciones o problemas de metabolización debido a mutaciones genéticas (gen MTHFR) y también debido al uso de algunos fármacos.

Deberíamos poder obtener todos los nutrientes en forma suficiente de nuestra alimentación. Pero con estilos de vida tan alejados del diseño humano, los alimentos ultraprocesados, la contaminación, el estrés crónico, los disruptores y también y tristemente por economía, no es fácil para cualquier persona hacer una dieta suficiente en todos los nutrientes.

La vitamina B9 es fundamental en periodos donde existe una gran creación, división y crecimiento celular. El mayor ejemplo es el embarazo, donde una nueva vida se produce dentro de nuestro cuerpo. La creación, división y crecimiento celular no tiene igual. La vitamina B9 está implicada en la formación de ADN.

En el embarazo, la falta de folatos puede afectar al correcto neurodesarrollo fetal. Pero también a la formación de la placenta. La inadecuada formación placentaria aumenta el riesgo de preeclampsia, parto pretérmino, restricciones del crecimiento fetal y riesgo de desprendimiento de placenta. Es decir, hay mucho más además de la prevención de defectos del tubo neural. Junto al folato, otro nutriente esencial es imprescindible en todos estos procesos, la colina.

El tubo neural se forma de manera muy temprana en la gestación. Su cierre se completa sobre el día 28 de la concepción. (En torno a la semana 6 desde la última regla). Es por ello, que la prevención es mayor cuando se inicia la suplementación con folato antes del embarazo y aumentamos nuestros niveles. El tubo neural ya está casi formado cuando nos hacemos el test de embarazo.

Formación del tubo neural

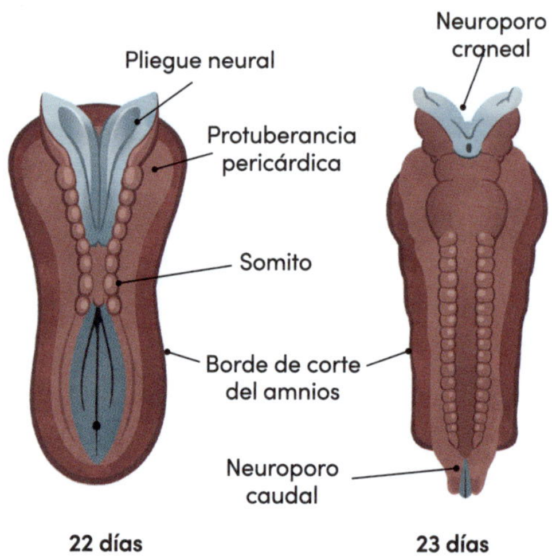

El ácido fólico se creó en la década de 1940 en experimentación con diferentes tipos de anemia. Es más estable que los folatos presentes en los alimentos. Resiste mejor la temperatura (menos termolábil) y por tanto los procesos de cocción. Además, es mucho más barato que el 5-metiltetrahidrofolato (5-MTHF), su forma activa. Por ambos motivos, esta forma sintética ha sido la escogida para fortificar alimentos y suplementos.

El ácido fólico (sintético), tiene muy buena absorción a nivel intestinal. Y eso es una ventaja. Absorción se refiere a que pasa del sistema digestivo al organismo. Pero tras la absorción, nuestro cuerpo debe metabolizarlo o convertirlo a sus formas funcionales. Y eso, ya es otra historia.

Las mutaciones del gen MTHFR

El gen MTHFR es el gen encargado de que la enzima MTHRF convierta el ácido fólico a 5-MTHF: la forma activa y paso final. En la especie humana, existen diferentes polimorfismos, o mutaciones en este gen MTHRF. Se calcula que, a nivel mundial, entre el 40 y 60 por ciento de la población tiene algún tipo de variante en este gen.

En concreto, en España, un estudio de 2001 nos habla de en torno a un 43 por ciento de personas con alguna variante en este gen. Desde entonces, es probable que este porcentaje haya aumentado, ya que toda esa población habrá ido teniendo descendencia, transmitiendo el gen. (*Guillem M. et al, 2001*).

La situación real es que no es posible testar a toda la población para esta variación genética. Pero, si se suplementa con la forma activa, las personas con polimorfismos en el gen que desconocen pueden disponer de suficiente folato activo para las necesidades del organismo, especialmente en momentos de altísima demanda como es el embarazo.

El problema de la homocisteína

La homocisteína es un aminoácido que se produce gracias al metabolismo de la metionina. La metionina es un aminoácido esencial que conseguimos a través de la dieta. Necesitamos homocisteína pues es precursora de otras sustancias. Como todo, en sus valores fisiológicos. Se considera que la homocisteína es adecuada cuando se encuentra entre 6 y 9 mmol/L. Niveles mayores de 10 se relacionan con déficit de vitamina B12 y folatos.

El metabolismo de la homocisteína está muy relacionado con la colina, vitaminas B6, B12 y vitamina B9. ¿Y qué importancia tiene aquí? Si no hay suficiente folato en forma activa, la homocisteína no se reconvierte a metionina e irá aumentado de valor en sangre. Valores elevados de homocisteína, generan estrés oxidativo y errores en la formación de ADN. A día de hoy tenemos claro que la homocisteína elevada es un factor de riesgo independiente para:

- infertilidad
- abortos de repetición
- restricción del crecimiento fetal
- diabetes gestacional
- preeclampsia
- desprendimiento de placenta

Intentar bajar y normalizar los valores antes del embarazo si están elevados es clave, por su relación con procesos de infertilidad, abortos de repetición y mejores resultados en los tratamientos de reproducción asistida.

Si los valores de homocisteína están elevados, suplementar con folato activo es una estrategia eficaz para disminuirlos. Es importante suplementar el folato con sus cofactores: vitamina B3, B6, y B12. Los multivitamínicos preconcepcionales con folato activo, también llevan el resto.

¿Cuánto tiempo debo tomarlo?

Se debe iniciar de manera preconcepcional. Idealmente, al menos 3 meses antes de que llegue el embarazo. Aunque tradicionalmente se consideraba importante solo en el primer trimestre, la recomendación más actual es continuar embarazo y posparto. Ahora que entendemos su importancia en la formación de ADN, es fácil comprender que tu bebé sigue creando células durante todo el embarazo. No solo en primer trimestre.

El folato activo es compatible con la lactancia. Si estás lactando y deseas buscar embarazo, puedes iniciarlo perfectamente. Como hablamos de dosis fisiológicas (400-600 mcg) no necesita pausas por exceso pues el cuerpo elimina lo que no necesita, cuando se toma en su forma activa. El ácido fólico sintético, si se acumula en forma de ácido fólico sintético, no metabolizado.

Colina

La colina es un nutriente esencial que suele agruparse dentro del complejo B por sus similitudes con estas vitaminas. Tiene un papel fundamental en el cierre adecuado del tubo neural durante el desarrollo fetal. De manera que no es solo el folato el nutriente más importante para ello. De hecho, trabaja de forma sinérgica con la vitamina B9 o grupo de folatos, y también con omega 3 DHA. Se recomienda una ingesta diaria en búsqueda de embarazo de en torno a 400 mg de colina. Será mayor durante el embarazo y la lactancia materna.

Los alimentos que más colina contienen son los huevos y el hígado. Dos superalimentos que no todo el mundo consume. Un huevo contiene unos 100-110 mg de colina. El hígado contiene unos 120 mg por tan solo 28 gramos.

Vitamina B8 Inositol

En mujeres con resistencia a la insulina, síndrome de ovario poliquístico, una hemoglobina glicosilada mayor a 5,2 por ciento se recomienda el suplemento de mioinositol. El mioinositol es una vitamina presente en alimentos como legumbres, guisantes o cítricos. Nuestro organismo utiliza unos 4 gramos diarios y es capaz de producirlo en el hígado. Sin embargo, las personas con situaciones de resistencia a la insulina probablemente no son capaces de producir esta cantidad. El mioinositol aumenta la sensibilidad a la insulina y está implicado en la ovulación, mejorando las tasas de fecundación. Se recomienda el suplemento de 4 gramos de mioinositol durante la etapa preconcepcional en estos casos, y mantenerlo durante el embarazo si tenemos factores de riesgo para diabetes gestacional.

Omega 3 DHA

En caso de no consumir al menos 3 raciones de pescado a la semana, se recomienda su suplementación. El DHA es fundamental en el desarrollo del cerebro del bebé. Es un antiinflamatorio natural y por tanto mejora también el entorno para la fertilidad y el desarrollo de la placenta. En dietas vegetarianas y veganas sería imprescindible considerar su suplementación. Existe de origen de pescado y origen de algas. Un gramo al día sería una dosis adecuada como recomendación general, pudiendo ajustarse siempre de forma individual. Para valorar que un Omega 3 es de buena calidad, se recomienda que posea el sello IFOS: garantiza la pureza, la calidad y seguridad, en cuanto a contenido inapreciable de metales pesados.

Vitamina D

La población, en general, es vitamina D deficiente. A pesar de vivir en zonas donde hay sol, apenas nos exponemos, entre ropa en invierno y cremas solares en verano. La prueba analítica que la mide en sangre es la 25-hidroxivitamina D. El 90 por ciento de nuestra vitamina D la obtenemos del sol, no de la dieta. Debemos exponernos al sol de manera coherente. La vitamina D, en realidad, una hormona, en valores óptimos (50-70 ng/ml) se relaciona con mayor tasa de ovulación cada ciclo y mayores tasas de concepción e implantación. Mejora también los resultados de reproducción asistida. Se relaciona, asimismo, con menor probabilidad de abortos. La vitamina D forma parte del sistema inmunitario y el embarazo, supone un estado de inmunidad especial. El cuerpo de la madre acepta el crecimiento del bebé en su útero, sin rechazarlo.

Se debe suplementar siempre en forma de D3 o colecalciferol y a dosis diarias. Aunque lo correcto es realizar una analítica y comprobar de qué valores partimos, en muchos centros sanitarios la siguen denegando a pesar de toda la bibliografía que respalda su importancia. Y sin bibliografía, igualmente, es coherencia. Las personas cada vez pasamos menos tiempo en exteriores. Cuando lo hacemos nos escondemos de la luz. Esto no es natural para el ser humano. Aunque la suplementación es una herramienta, debemos comprender que nunca sustituirá los efectos de salud que tiene la luz natural en nuestro organismo.

En tal caso, es adecuado suplementar con entre 2.000 y 4.000 UI (unidades internacionales) diarias durante la búsqueda de embarazo. Escoge una presentación con 1.000 UI por gota que facilite su administración. Únicamente debes fijarte en que sea vitamina D3 o colecalciferol y cuántas UI lleva por gota o perla.

Los multivitamínicos prenatales suelen llevar 600 UI, lo que es insuficiente. Aunque cada vez más, existen algunos que contienen entre 1.000 y 2.000 UI.

Magnesio

El magnesio reduce el estrés, estabiliza la glucosa y mejora la resistencia a la insulina. Favorece la salud tiroidea, el descanso, y activa la vitamina D. Vivimos con altas tasas de déficit de magnesio porque los alimentos no contienen suficiente debido a la depleción de los suelos. También, por el exceso de pérdidas relacionado con altos niveles de estrés diarios. En analítica, es ideal un valor por encima de 2.2 mg/dl. Se recomienda suplementar por la noche en forma de bisglicinato de magnesio. Existen muchas formas de suplementos, pero el bisglicinato aporta relajación al sistema nervioso, de manera que puede ayudar con el estrés crónico. Además, es una forma con buena absorción. Una dosis de 300-400 mg diarios es adecuada.

Cuando el embarazo no llega

Si mes tras mes, el embarazo no llega, la preocupación, la tristeza y el estrés empiezan poco a poco a hacernos mella. La infertilidad puede ser un camino difícil y a veces largo de mucho desgaste. Desgaste personal, de autoestima, proyecto de vida, relación de pareja, económico y médico (infinitas pruebas y medicaciones). La psicología perinatal es imprescindible para algunas mujeres o parejas en el afrontamiento y acompañamiento de este camino.

Como sociedad, debemos aprender a ser más cautos y respetuosos con los demás. No opinar frívolamente o quitando importancia a la vivencia con frases desacertadas como «cuando te relajes te quedarás embarazada». Es mucho más complejo que *relajarse*.

También debemos dejar de preguntar: «¿Para cuándo el bebé?». No todas las mujeres desean ser madres ni tienen por qué serlo. Pero, quizá, llevan tiempo buscando y están en tratamiento.

Algunas parejas en algún momento necesitan parar. Incluso explorar la no ma/paternidad. Ofrezcamos escucha y mucha empatía.

Debes saber que las mujeres hacen red, como en todos nuestros procesos. Puedes encontrar apoyo, grupos y comprensión en otras mujeres y parejas que han pasado o están pasando por lo mismo: **#infertilpandy**.

Cómo abordar los procesos de infertilidad y reproducción asistida es algo muy personal. A veces son procesos rápidos, y otras veces procesos de varios años, intentos que no salen adelante y mucho dolor. Algunas mujeres y parejas están contentas con el tratamiento exclusivamente médico de reproducción asistida.

Para otras mujeres es esencial combinarlo con una mirada más amplia e integral, haciendo cambios en la alimentación, estilo de vida, ejercicio físico, tomando ciertos suplementos, trabajando sobre trastornos preexistentes y combinando con terapias naturales. No hay un camino igual para todas.

1.

¡Embarazada!

Breve repaso de anatomía

Conocer tu anatomía y fisiología es la base para comprender tu embarazo y los cambios por venir. ¡Acompáñame en este breve repaso de anatomía femenina y ciclo menstrual!

La pelvis ósea

La pelvis es como un cuenco, el centro de nuestro cuerpo. Está formada por dos huesos iliacos (izquierdo y derecho) y el sacro. Al sacro se le une por debajo el coxis y por encima la columna vertebral. Las piernas se unen a la pelvis en la cabeza del fémur, formando la articulación de la cadera. Delante, en el centro, está el pubis, que se prolonga hacia abajo en los isquiones.

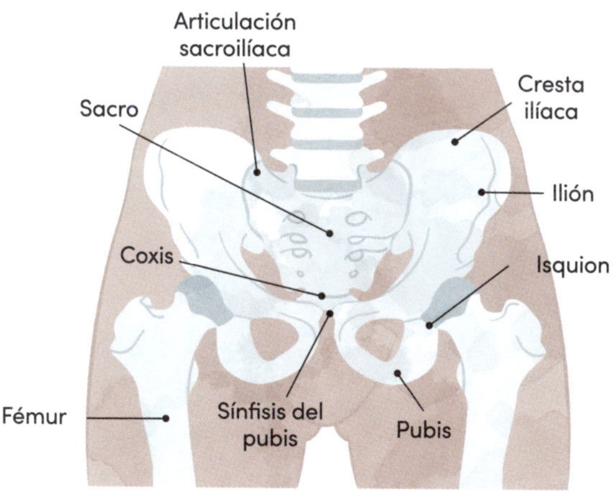

Los órganos pélvicos

Dentro de la pelvis se encuentran recto, útero y vejiga. Gracias a los músculos del suelo pélvico —que funcionan en sintonía con la faja abdominal, el diafragma respiratorio y los músculos lumbares—, los órganos permanecen en su sitio (cuando hay salud). El estilo de vida, la higiene postural o la respiración son algunos de los factores que inciden directamente en la salud de nuestro suelo pélvico. Cómo se llega al embarazo, y los cuidados durante este, es clave a la hora de conservar la funcionalidad del suelo pélvico.

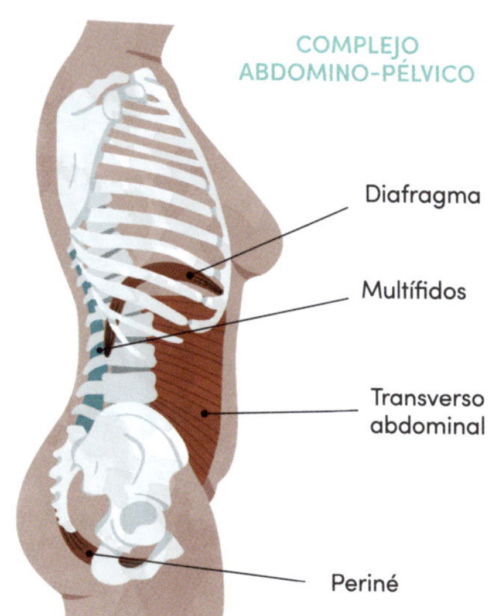

El útero es un órgano muscular que se encuentra entre el recto y la vejiga. De cada lado, sale una trompa uterina que termina en las fimbrias: los flecos que captan el óvulo hacia su interior. Bajo las trompas, están los ovarios, uno a cada lado. En realidad, el útero no tiene forma de brazos en cruz, sino que más bien las trompas y ovarios están replegados sobre el útero.

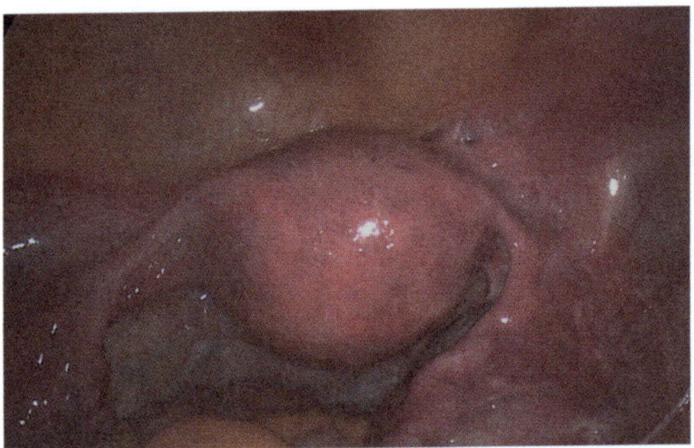

Imagen real del útero de la mujer

El útero tiene el fondo arriba y el cuello o cérvix abajo. En el cuello se encuentra el orificio cervical: por donde menstruamos, por donde entran los espermatozoides y donde comienza la dilatación en el parto.

La pared que recubre el útero por dentro es el endometrio, mucosa que crece, se engrosa y se desprende en parte con cada ciclo menstrual, dando lugar al sangrado.

La vagina es un tubo muscular de diferente longitud en cada mujer. Es elástica, con capacidad para extenderse. Tiene una entrada y un final, por lo que no se puede perder nada dentro: si exploras con tus dedos, sin miedo, llegas al fondo.

La vulva hace referencia a los órganos genitales externos.

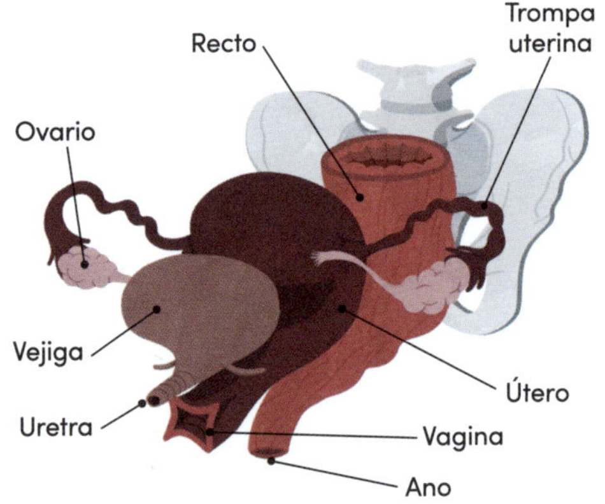

Ciclo menstrual

¿SABÍAS QUE...? El ciclo menstrual femenino se considera un signo vital, igual que la tensión arterial o la frecuencia cardiaca, ya que refleja nuestra salud general. La ovulación es la meta de nuestro cuerpo cada mes, aunque no solo para buscar un embarazo: las hormonas que resultan de la ovulación nos aportan salud.

Fertilidad femenina

Conocer nuestro ciclo menstrual es fundamental para comprender el proceso de búsqueda de embarazo. En realidad, sería el pilar para evitar o buscar embarazo a lo largo de la vida de las mujeres. Desde niñas.

¿Cómo son nuestros ciclos? ¿Cuánto duran? ¿Ovulo habitualmente? Aprender a valorar y conocer nuestro ciclo nos facilita la búsqueda de embarazo.

Un ciclo *normal* en una mujer adulta puede durar entre veinticinco y treinta y cinco días (lo de los veintiocho días solo es una media estadística). La normalidad es muy amplia. ¡Somos diversas! En el embarazo también.

Fases del ciclo menstrual

Menstruación

El ciclo comienza el primer día de regla. Se considera saludable un sangrado que dura entre tres y siete días. El primer día que sangramos marca también el comienzo de la fase folicular. El hipotálamo ordena a la hipófisis comenzar a producir hormona FSH (hormona foliculoestimulante). La FSH actúa en el ovario estimulando el crecimiento de varios folículos y también la secreción de estrógenos en forma de estradiol.

Fase folicular

Un folículo es un saco que contiene un ovocito. El óvulo es el ovocito maduro, que pasa por varias fases tras la ovulación.

Como norma, solo uno de los folículos madurará, dando lugar a la ovulación.

El estradiol aumenta los niveles de serotonina y dopamina: es un antidepresivo natural. Es importante en la salud del corazón, vasos sanguíneos, sistema inmune, huesos, músculos, piel y sueño, y puede aumentar la sensibilidad a la insulina. Cumple un papel estrella, dado que estimula el crecimiento y engrosa el endometrio cada mes.

El flujo vaginal cambia con el ciclo y, tras la menstruación, suele ser escaso. Es sobre todo moco que produce el cérvix.

El moco fértil tiene aspecto de clara de huevo, es acuoso y resbaladizo. Se produ-

¿SABÍAS QUE...? Los ovocitos se forman en las niñas durante la gestación. Nacemos con más de un millón, pero al llegar a la pubertad quedarán alrededor de cuatrocientos mil. La reserva va disminuyendo con los años. A partir de los treinta y cinco, la reserva comienza a ser más baja y los ovocitos también pierden calidad.

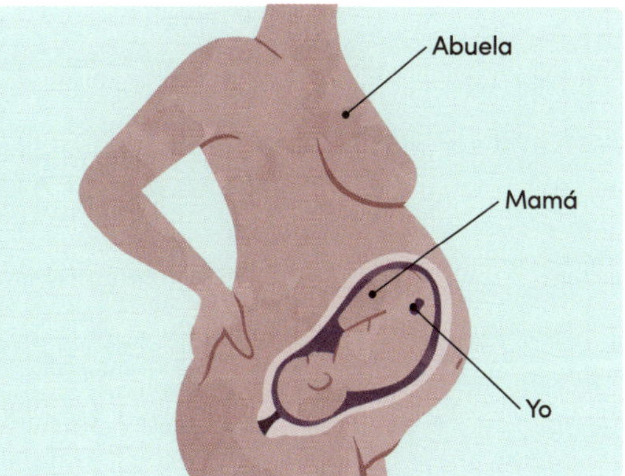

ce gracias a los niveles elevados de estradiol y aparece cerca de la ovulación. Favorece el tránsito de los espermatozoides desde el cérvix hasta las trompas. Es una de las señales que anticipa (no confirma) la ovulación.

El moco a veces es muy abundante y fácilmente apreciable. Otras veces, no es tan abundante, pero produce sensación de humedad vulvar: se percibe mayor humedad. Al limpiarnos tras orinar, podemos sentir que el papel resbala.

Con el moco fértil y la sensación de humedad, se abre la ventana fértil de la mujer. Mantener relaciones estos días y hasta la ovulación es el momento de máxima probabilidad de conseguir embarazo.

Ovulación

Hacia la mitad del ciclo, los elevados niveles de estradiol animan a la hipófisis a producir un pico de hormona LH (hormona luteinizante, la que miden las tiras de ovulación). La LH permite que finalmente el folículo maduro se rompa y libere el ovocito. ¡Hemos ovulado! Hay que tener en cuenta que no todas las mujeres ovulan el día 14; algunas lo hacen antes, y otras después: depende de la longitud de la fase folicular. Sin embargo, el pico de LH en sí mismo tampoco confirma que se produzca la ovulación.

El óvulo vive entre doce y veinticuatro horas, y los espermatozoides pueden aguantar hasta cinco días esperando en las trompas.

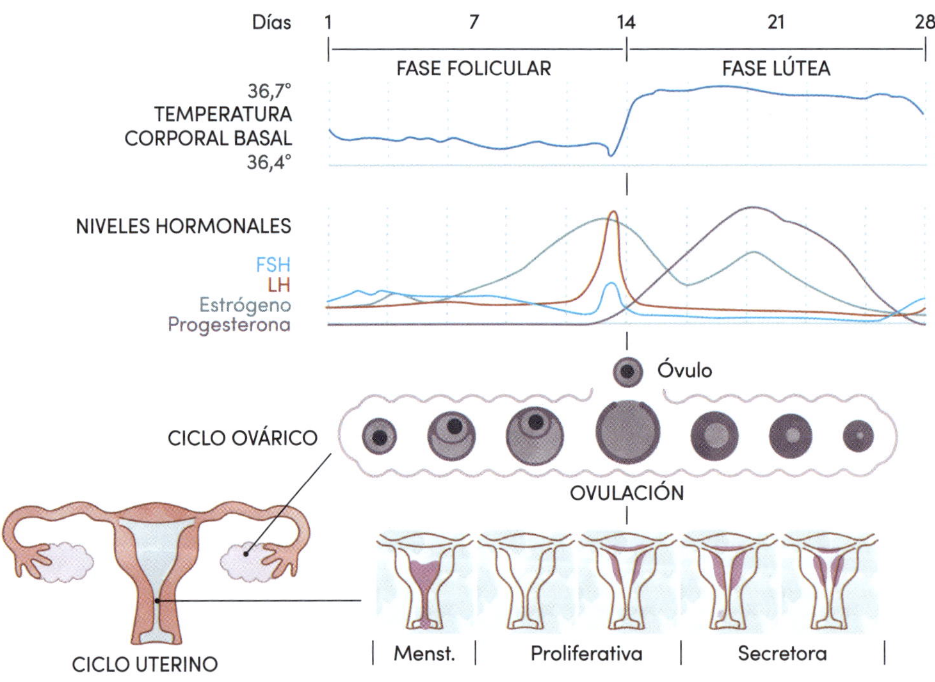

Fase lútea

Tras liberar el ovocito, el folículo se convierte en el cuerpo lúteo: una glándula endocrina compleja y completa, fabricada en tiempo récord. La fase lútea dura de media entre doce y catorce días. Una fase lútea corta puede dificultar la implantación y, por tanto, el embarazo. Depende de lo que viva el cuerpo lúteo.

¿SABÍAS QUE...? La maduración de los folículos comienza unos cien días antes de poder llegar a dar lugar a la ovulación. Esto quiere decir que la salud del folículo y, por tanto, del cuerpo lúteo de hoy empezó hace tres meses. Nuestra nutrición, la gestión del estrés, el descanso o el ejercicio impactan la salud folicular futura.

El cuerpo lúteo produce progesterona, la hormona que mantiene el embarazo (*pro-gestación*) y la causante del aumento de la temperatura tras la ovulación. ¡Ahora sí! Prueba (casi siempre) definitiva de que hemos ovulado.

¿SABÍAS QUE...? La temperatura basal aumenta entre 2 y 4 décimas tras la ovulación. Aprender a registrar la temperatura cada mes nos permite tener certeza de si hemos ovulado. Se mide desde el inicio del ciclo cada mañana, antes de levantarte y a la misma hora. Existen gráficas y aplicaciones de móvil para hacerlo. Esto nos permite conocer nuestro ciclo en mayor profundidad. Especialmente para buscar o evitar el embarazo.

La progesterona reduce el grosor del endometrio, compensando el efecto de los estrógenos. Por ello, si no hay ovulación, la regla puede ser más abundante y larga. También cumple otras funciones vitales en la mujer: calma el sistema nervioso, favoreciendo el descanso y disminuyendo la ansiedad; ayuda a construir músculo; reduce la inflamación; protege el sistema cardiovascular y cuida la tiroides. El equilibrio entre estrógenos y progesterona nos brinda salud cada mes.

Según la doctora en endocrinología Jerilynn Prior, «mantener ciclos menstruales regulares, con ovulación consistente durante la vida fértil de la mujer, previene la osteoporosis, el cáncer de mama y enfermedades cardíacas».

Si no hay embarazo, el cuerpo lúteo se degrada, la progesterona cae y, finalmente, parte del endometrio se desprende, lo que da lugar a la menstruación, reiniciándose el ciclo.

Fecundación

Las fimbrias captan el óvulo liberado hacia las trompas, donde sucederá la fecundación. De los millones de espermatozoides liberados en una eyaculación, solo unos trescientos llegan a la trompa.

¿SABÍAS QUE...? El óvulo emite señales químicas que atraen a los espermatozoides.

El óvulo escoge al espermatozoide más apto y le permite entrar. Esto da lugar a la fecundación: se funde el material genético de ambas células. El óvulo siempre aportará el cromosoma X, mientras que los espermatozoides pueden aportar cromosoma Y o cromosoma X. XX originará un bebé de sexo femenino, y XY un bebé de sexo masculino. Así se crea una nueva vida: una célula única llamada cigoto.

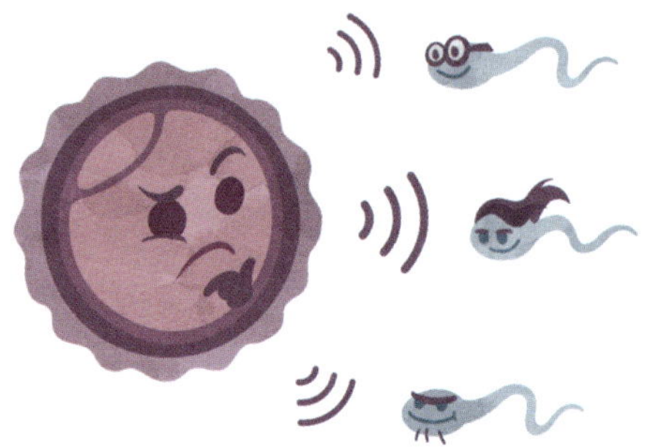

El cigoto da comienzo a la etapa embrionaria. Emprende su viaje hacia el útero y se inicia la división celular, dando lugar al embrión en estado de blastocisto, hacia el día 5 o 6 tras la fecundación. La etapa embrionaria dura hasta la semana 8 (desde la fecundación, 10 desde la última regla). En el blastocisto, se diferencian ya las células que formarán la placenta y las que formarán el bebé.

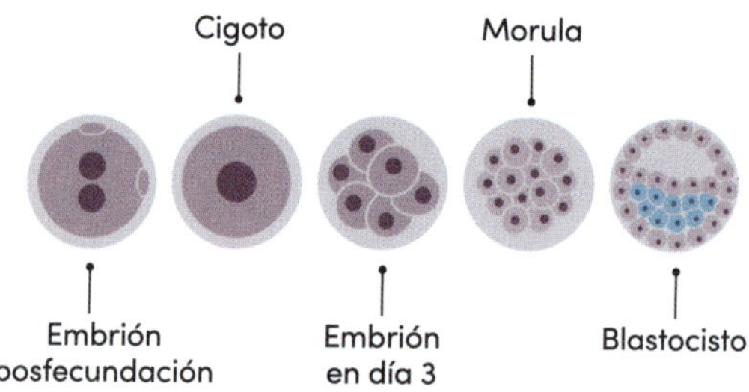

A partir de la semana 9, empieza la etapa fetal. El paso de embrión a feto se produce de manera gradual, pero el cambio de etapa es significativo, pues quiere decir que se han formado los órganos de todos los sistemas importantes. Ahora comenzarán a madurar y desarrollarse.

¿Qué ocurre cuando se necesita ayuda para la fecundación?

- En una inseminación artificial, se depositan los espermatozoides cerca de las trompas mediante una cánula.
- En una fecundación *in vitro* (FIV), el proceso de fecundación se realiza en laboratorio. Tras haber preparado el endometrio, se transfiere el embrión al útero. Dependiendo de cada caso, se

optará por preparar el endometrio con medicación, o puede optarse por aprovechar el propio ciclo natural. En función de las necesidades, puede ser con estrógenos en la primera fase del ciclo y progesterona en la segunda. Se intenta estimular el crecimiento del endometrio como lo haría el propio ciclo hormonal, pero optimizándolo lo máximo posible. Se transfiere el embrión al endometrio en el momento de mayor receptividad.

- El método ROPA para parejas de mujeres consiste en que una de ellas aporta el óvulo, que se fecunda con semen de donante, y la otra mujer es la que gesta al bebé.

Implantación

Gracias a estrógenos y progesterona, tu endometrio se encuentra receptivo y mullido para acoger al blastocisto y nutrirlo. A este periodo receptivo se le conoce como ventana de implantación. Embrión y endometrio se cortejan para aceptarse y no rechazarse; por ello, tu sistema inmune se altera durante el embarazo. La implantación da lugar al embarazo y ocurre en torno al día 6 tras la fecundación. A veces, la implantación produce un sangrado leve que podría confundirse con la regla.

Un embarazo ectópico es aquel que se da cuando el embrión se implanta en las trompas y no en el útero; sin embargo, la gestación no puede tener lugar ahí y es peligroso para la madre. La mayoría de los embarazos ectópicos se detienen solos, por ello se hacen controles de HCG (gonadotropina coriónica humana) en sangre para comprobar que la hormona disminuye hasta desaparecer. De no ser así, puede tratarse con medicación, o podría ser necesaria una intervención quirúrgica.

Primeras señales de embarazo

Una vez anidado, el embrión y tu cuerpo mantienen un diálogo continuo. La incipiente placenta produce hormona HCG y la envía a tu torrente sanguíneo. Esta hormona le pide al cuerpo lúteo seguir produciendo progesterona para mantener el embarazo.

Algunos de los síntomas tempranos de embarazo pueden asemejarse a síntomas premenstruales. Otros son específicos del embarazo. Estos primeros síntomas pueden ser: sensibilidad en las mamas, aumento de flujo vaginal, mucho sueño, agudización del olfato, náuseas, cólicos similares a los de la regla o un apetito voraz.

Test de embarazo

El test de farmacia detecta en la orina la fracción beta de la HCG: β-HCG. La HCG está formada por una fracción alfa y otra beta. La fracción alfa es común a otras hormonas. La fracción β es exclusiva de esta hormona y, por ello, la que detectan los test de embarazo. Es una prueba cada vez más sensible y es posible detectar un embarazo antes incluso de que se retrase la menstruación. Sin embargo, se recomienda realizarlo al menos dos o tres días tras la falta para que no dé un falso negativo, ya que la HCG dobla su cantidad cada dos días.

En el caso de los tratamientos *in vitro*, se recomienda esperar quince días desde la transferencia de embriones para hacer la prueba de embarazo y que el resultado sea fiable. Normalmente, se mide la β-HCG en sangre. Este periodo se conoce como *beta-espera* y pueden ser quince días de emociones, miedos y esperanza, muy duros para las mujeres y las parejas en procesos de reproducción asistida.

Cuando se hace el test de manera muy precoz y aparece un positivo por presencia de HCG, y a los pocos días nos viene la regla, lo llamamos aborto bioquímico. Todas las pérdidas de embarazos deseados importan, y las mujeres podemos vivirlas con dolor y tristeza, por lo que tenemos derecho a verbalizarlo y pasar el duelo.

Positivo, ¿y ahora qué?

Algunas veces, el embarazo llega enseguida; otras, tras un largo camino que no esperábamos, y en ocasiones se da sin buscarlo. La maternidad comienza desde el momento en que nos imaginamos ser madres, pero son las dos rayitas las que disparan las emociones.

Dos rayitas y un camino inexplorado. Mil pensamientos y sensaciones. A veces inquietud y sentimientos encontrados. Respira. Asume poco a poco tu embarazo. Aún faltan varias semanas para que comience el seguimiento de tu embarazo y las primeras pruebas clínicas.

> **¿CONTARLO O NO CONTARLO?** Puedes contarle tu embarazo a quien quieras cuando quieras. Tal vez estés impaciente por gritarle al mundo que estás embarazada, o quizá prefieras esperar a que pase un tiempo. Hay muchas normas sociales que no tenemos por qué seguir. El miedo a la pérdida es el motivo por el que a veces se espera para contarlo, pero invisibilizarlo también puede hacer mucho daño. Haz lo que tú desees.

Fecha *improbable* de parto

¿Cuándo nacerá tu bebé? ¿Cuál es tu fecha probable de parto (FPP)? FPP se refiere al día que supuestamente cumples cuarenta semanas desde la fecha de tu última regla (FUR).

La manera de calcularla se remonta a principios del siglo XIX. El obstetra alemán Naegele estableció una fórmula que añadía un año y siete días al primer día de la última regla, y restaba luego tres meses para calcular la semana 40 de embarazo.

Dio por sentado lo siguiente:

- Todas las mujeres tienen ciclos de veintiocho días y ovulan el día 14. Pero sabemos que eso no es así.
- La semana 40 es la fecha media para parir.

EJEMPLO: FUR de 3 de abril 2020 + 1 año y 7 días = 10 abril 2021 – 3 meses = FPP 10 de enero 2021

Cuanto antes, debemos entender que cuarenta semanas es en realidad una fecha improbable de parto. Solo un 5 por ciento de las mujeres dan a luz ese día. En la gestación humana, se considera que el embarazo llega a término entre las semanas 37 y 42.

La semana 40 solo es un punto de referencia. ¡No es una fecha límite! Podrías parir en el amplio abanico de tiempo que va desde la semana 37 hasta la 42. Por tanto, un bebé que nace antes de la semana 40 no se adelanta, y un bebé que nace después de esa fecha no se retrasa ni es que no quiera nacer, porque todas las fechas son normales. ¡No sales de cuentas un día concreto! Además, análisis mucho más actuales muestran que, de media, el primer embarazo tiende a llegar a la semana 40 + 5 o 41 + 2, y los siguientes embarazos a la semana 40 o 41. Aun así, solo son estadísticas.

Existen cinco semanas probables de parto. Eliminar formas de hablar como *estar cumplida*, *pasada* o *salida de cuentas* permite aceptar la variabilidad normal y desechar la sensación de que algo falla.

Si tu entorno se va a agobiar con tu fecha de parto, puedes dar una fecha dos semanas más tarde o ser ambigua: «a finales de, mediados de, principios de...».

¿SABÍAS QUE...? El embarazo se mide en semanas. Es más exacto conocer el desarrollo del embarazo por semanas de gestación que por meses. Normalmente, se cuentan desde el primer día de tu última regla. Medir en semanas aporta mucha más precisión a la hora de saber en qué momento estás.

Hormonas y embarazo

Las hormonas permiten que tu cuerpo nutra a tu bebé y mantenga el embarazo.

A continuación, veremos algunas hormonas importantes.

HCG (gonadotropina coriónica humana)

Se produce solo en el embarazo. Indica al cuerpo lúteo que produzca progesterona. Favorece el desarrollo de la placenta y, junto con la progesterona, dialoga con el sistema inmunitario materno para que acoja al bebé. Es la principal hormona responsable de la aparición de las náuseas. Alcanza su pico máximo en la semana 12, y después disminuye, cuando la placenta toma el mando en la producción de hormonas.

Progesterona

La produce primero el cuerpo lúteo y, a partir de la semana 10 o 12, la placenta. Prepara el endometrio para acoger al embrión y mantiene el embarazo tras la implantación. Causa síntomas como sueño y relaja la musculatura lisa (útero, sistema digestivo...) para evitar contracciones.

Estrógenos

Durante el embarazo, se produce más cantidad de estrógenos que en toda una vida (sin embarazo). Es un estado hiperestrogénico. Los estrógenos regulan la producción de otras hormonas, incluida la progesterona. Además, favorecen la formación de vasos en la placenta y posibilitan la maduración de los órganos fetales.

Prolactina

Junto con los estrógenos y la progesterona, posibilitan el desarrollo de la mama a fin de prepararla para la lactancia.

Lactógeno placentario

Actúa en la regulación del metabolismo materno, propicia el uso de grasa en la mujer con el fin de utilizarse como fuente de energía para madre y bebé, y favorece la resistencia a la insulina propia del embarazo.

Relaxina

Desempeña un papel importante en la implantación del embrión y en la relajación del músculo liso. Favorece un adecuado riego sanguíneo a la placenta y facilita la dilatación cervical y la apertura del pubis para dejar paso al bebé. Está alta durante el primer trimestre, aunque después baja y vuelve a elevarse cerca del parto.

Buscando información

El embarazo despierta inquietud por saber más sobre este proceso, el parto, la lactancia y el cuidado del bebé. Todo el proceso es un camino hacia el posparto, que debes preparar, y la llegada del bebé, ¡la verdadera revolución!

Descubrirás que a veces toca recorrer caminos de deconstrucción de lo establecido y de ideas muy arraigadas, alimentadas por miedos, que no son ciertas. El propio lenguaje impone estas creencias como verdades.

La historia de la obstetricia es triste en muchos aspectos. Antes de la medicina moderna, el conocimiento se transmitía entre mujeres, de madres a hijas. Sin embargo, el curso natural de la historia acabó con la medicina practicada por mujeres y un conocimiento que había sido válido durante mucho tiempo en ese contexto. La nueva medicina solo se permitía a los hombres. La obstetricia retrocedió en muchas cosas y, aunque avanzó en muchas otras, lo hizo sin las mujeres, ya que su experiencia, autonomía y su propia vivencia se consideraban irrelevantes en ese nuevo orden.

> ¿Les has preguntado alguna vez a tu madre o a tu abuela cómo fueron sus partos? Deberías hacerlo, si ellas desean contarlo. El embarazo a veces supone una revolución en la relación con nuestras propias madres.

Actualmente, gracias a la higiene, la nutrición, la asistencia sanitaria, el conocimiento y los recursos de los que disponemos, la asistencia al embarazo y al parto se considera muy segura. Sin embargo, debe integrar, debió hacerlo siempre, la importancia de la experiencia y el derecho de las mujeres a la autonomía sobre su cuerpo, su bebé y sus procesos reproductivos.

La medicina basada en evidencias es relativamente nueva, aunque debe ser la norma. Pretende basarse en las evidencias científicas disponibles a partir de una investigación bien planteada para ofrecer los mejores cuidados a las personas, en este caso, a las mujeres y sus bebés. La hipermedicalización del parto introdujo prácticas que nunca estuvieron avaladas por la ciencia, y siguen sin estarlo, y las normalizó. Hoy sabemos que son inapropiadas y perjudiciales.

No se trata de renunciar a la tecnología, sino que se debe comprender y valorar la fisiología del embarazo y el parto para utilizar los recursos solo cuando es necesario. Desmedicalizar, cuidar lo que funciona, seguir las recomendaciones actualizadas, individualizar y escuchar las decisiones de las mujeres es clave en la buena obstetricia.

Por ello, escoge fuentes de información que vengan de profesionales actualizados, cada uno en su especialidad. Busca aquello que te dé respuestas y tranquilidad. Pregunta siempre sin miedo.

La pareja cuando llega el embarazo

Las relaciones de pareja ¡qué complejas son! Cuando hay amor, respeto y complicidad, la pareja es una fortaleza, pero no puede darse por hecho que todas las parejas se lleven bien. A veces, llega el embarazo a una pareja que arrastra problemas. Si es tu caso, puede que sea un familiar quien esté a tu lado durante el embarazo, o quizá una amiga, alguien que te haga sentir acompañada y escuchada.

Las parejas deben comprender, proteger, acompañar y, por qué no, honrar lo que estás haciendo: gestar a vuestro bebé y traerlo a la vida. ¿Te has parado a pensar en lo alucinante que es? Muchas parejas así lo viven y lo expresan. Cuando se da esa conexión, el camino es más sencillo. Por ello, cuidad la comunicación sin miedo y sin límites; sin comunicación, no hay complicidad. Se aproximan cambios importantes en vuestra vida y, cuanto más se pone en común, más natural es la aceptación de esos cambios.

Es posible que tu pareja tarde más en ser consciente de que tu embarazo es real y vais a tener un bebé. Compartid la información, lo que descubrís, lo que leéis. Tu pareja debe informarse igual que tú. El acompañamiento a las consultas aumenta la conciencia de que esto es un trabajo en equipo, y la preparación al parto es una oportunidad de aprender lo importante que es estar presente y repartir la responsabilidad de la crianza después.

Si necesitas bajar el ritmo, tu pareja debe respetarlo. No estáis embarazados: ¡la que está embarazada eres tú! Puede que necesites cuidados y debe estar a tu lado cuando surjan síntomas y molestias. Después, cuando nazca el bebé, uno de los papeles fundamentales de tu pareja es cuidarte para que puedas cuidar, porque quien pasa por un parto eres tú. La pareja en el posparto es clave en la sociedad que hemos construido, donde apenas tenemos red.

Comparte con tu pareja tus inquietudes, deseos y elecciones acerca de tu embarazo, tu parto y la crianza. Descubrid y poned en común. Es importante que vayáis en el mismo barco. Cuando nazca vuestro bebé, será más llevadero así. En ocasiones, puedes sentirte muy vulnerable ante los demás, en especial durante el posparto, y es importante que tu pareja sepa lidiar con la situación. Y, sobre todo, ¡pide! Si deseas algo de tu pareja, pídeselo. Su apoyo aporta una estabilidad emocional y seguridad indispensables.

Con frecuencia, me hacen la pregunta: ¿Qué libros recomiendas para mi pareja? Mi respuesta siempre es: las mismas que lees tu. Estos libros, aunque dirigidos a la mujer porque es la que gesta, contienen información que ambos debéis conocer y compartir.

Mamá soltera

Ser madre soltera suele ser una decisión meditada y feliz, o quizá no lo hayas planeado así, pero es tu situación por el motivo que sea.

En general, te será de gran ayuda contar con apoyo familiar o de amigos. Eres autónoma para gestar a tu bebé y criarlo, sé que lo sabes, pero es bonito compartirlo con personas que te quieren y se alegran contigo de cada pequeña cosa o te apoyan si surge algún contratiempo. Elige si deseas que alguien te acompañe a las citas médicas y seguimiento de embarazo. Lleva contigo a la preparación al parto a la persona afortunada que vaya a estar junto a ti en tu parto: una madre, una hermana o una amiga. Sobre todo, de cara al posparto es importante saber con qué apoyo contamos y dejarnos cuidar para cuidar.

La Asociación Madres Solteras por Elección aporta recursos para las familias monomarentales, incluida información sobre derechos y permisos.

«Yo fui madre soltera con veinticuatro años por circunstancias de la vida. Disfruté de mi embarazo, de la conexión con mi bebé, del deseo de ser madre. Me sentía capaz, completa y segura. El apoyo de mi familia, mis hermanas y mis amigas lo hizo fácil. Iba sola o con una amiga a mis citas. Mi bebé fue siempre muy feliz, y yo con ella. Me resultaba un alivio no tener que consensuar las decisiones de mi crianza. Nunca dudé de si estaba malcriando a mi bebé por cogerla en brazos o colechar. Fue un embarazo y una maternidad preciosos en todos los sentidos».

Naza

Mamá superviviente

Se estima que, en el mundo, una de cada cuatro mujeres sufre abusos sexuales a lo largo de su vida, en torno a un 15 por ciento durante la infancia, aunque solo se llega a conocer el 2 por ciento de los casos. Parte de las mujeres que darán a luz son supervivientes de abusos y, en los procesos de embarazo, parto y lactancia, a veces toman fuerza los recuerdos y las sensaciones de lo sufrido.

El cuerpo de la mujer cambia durante el embarazo, y lo hace fuera de su control. Exponerse a exploraciones y palpaciones durante embarazo y parto es realmente estresante, incluso insostenible, para muchas supervivientes. Durante el embarazo, el foco se pone sobre la salud del bebé por encima de las propias necesidades de la mujer, y se le dan órdenes de lo que debe hacer, órdenes que continúan en el parto. En general, es un momento de máxima exposición en el que no se protege la intimidad ni se cuida la integridad lo suficiente. Esto puede hacer que estas mujeres revivan lo sucedido durante los abusos. Algunas no lo recuerdan apenas, pero está grabado en su cuerpo. Otras, con el tiempo, han podido verbalizarlo.

Si quien te atiende en embarazo y parto te despierta confianza, podrías idear un plan para que tu parto esté lo más protegido posible. La psicología es una de las herramientas disponibles más importante con las que puedes contar, y parir en casa es una opción para que se respete tu intimidad. Tienes derecho a solicitar y pactar lo que necesites el día de tu parto.

Las personas que aportamos cuidados durante embarazo y parto debemos tener esta realidad presente. Por ti. Por cada superviviente.

«Asistimos el parto en casa de A. Ella había sufrido abusos sexuales en la infancia. Para su parto, necesitaba tener control sobre quién estaría presente y cómo se procedería.

Durante el embarazo, hablamos mucho de las diferentes situaciones y desencadenantes que podrían darse. Hablamos también de la posibilidad siempre presente de necesitar un traslado al hospital en algún momento y cómo gestionarlo.

A. se puso de parto y rompió la bolsa. Nos avisó y fuimos a su casa. Al llegar, por los sonidos nos pareció que estaba de parto.

Necesitó encerrarse en su habitación a solas. Cada 15 minutos llamábamos a la puerta y auscultábamos a su bebé. Después, volvíamos a salir.

Al cabo de unas horas, la oímos empezar a pujar. Nos avisó y pudimos contemplar cómo recibía a su bebé en sus brazos. La ayudamos a desenredar una vuelta de cordón y todo resultó bien para A.

Fue una experiencia única acompañar su embarazo y después su parto. Ojalá todas las supervivientes pudiesen dar a luz en espacios seguros para ellas».

Naza

2.

Cambios físicos del embarazo

La adaptación del cuerpo para acoger un bebé y ser su hogar durante nueve meses es fascinante. Tu bebé crece en el útero, pero el embarazo sucede en todo tu cuerpo, ya que los cambios se dan en todos los sistemas y órganos. Para dar espacio a tu bebé, tu cuerpo se modifica gracias a hormonas y tejidos. El cuerpo funciona como un todo, y lo que sucede en un lugar afectará a otros.

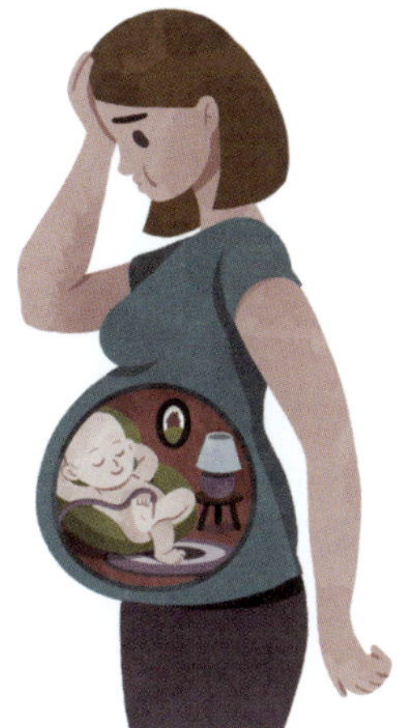

Cuidarse requiere movimiento, ejercicio y buena higiene postural. Si se producen desequilibrios, o llegas ya con ellos, pueden aparecer disfunciones. Sentir dolor o que se te escape el pis no es normal nunca, ni siquiera un poquito: son avisos de tu cuerpo. Encontrar el origen te ayudará a tener un embarazo más saludable, más cómodo y, por ello, ¡más disfrutable! Por no hablar de una mejor recuperación posparto.

En última instancia, tu bebé se coloca en el espacio que le es dado. El equilibrio corporal y un tono muscular adecuado —ni demasiado laxo ni demasiado tenso— facilita al bebé hacer los movimientos que necesita para nacer.

Sistema circulatorio

Para abastecer a la placenta, a tu bebé y a ti misma, tu sistema circulatorio se pone manos a la obra. La pared muscular de las arterias se relaja y baja la tensión arterial, lo que facilita la circulación del volumen de sangre, que empieza a aumentar. Cuando existen alteraciones metabólicas, a veces esto no sucede y la tensión arterial sube en lugar de bajar.

Aumento de tu volumen de sangre

El aumento de volumen de sangre es uno de los hechos más trascendentes e importantes para la placenta durante el embarazo. La mujer tiene de media unos cinco litros de sangre circulando por su cuerpo, pero, en el embarazo, hay que nutrir la placenta para que esta nutra al bebé: ¡necesitas más sangre! El aumento del volumen de sangre comienza desde las primeras semanas y es progresivo hasta la semana 28 o 32, cuando puedes llegar a tener hasta dos litros más de sangre circulando por tu cuerpo.

¿Cómo se produce este aumento y por qué es tan importante? Para la formación de la placenta y su nutrición, es necesario que la sangre le llegue en abundancia desde las arterias uterinas. Durante el embarazo, la hormona aldosterona favorece la retención de sodio (sal) y agua. En algunas mujeres, esto resulta en un estrés metabólico elevado. Digamos que la aldosterona se agota, podría dejar de retener sodio y agua de manera adecuada. El volumen de sangre no aumentaría lo suficiente, pudiendo no llegar en abundancia a la placenta. La sal que consumimos, a través de la dieta, viene en su ayuda para disminuir ese esfuerzo. Su ingesta le facilita el trabajo. ¡No se debe restringir la sal!

La sangre está constituida por plasma y células sanguíneas. El plasma es la parte líquida: agua, sales y proteínas. Las células sanguíneas son las plaquetas, glóbulos rojos y glóbulos blancos. El aumento de volumen de sangre es sobre todo aumento del plasma. Las células sanguíneas también aumentan, pero no en la misma medida. Por ello, se habla de una hemodilución fisiológica de la sangre: menos concentración de células sanguíneas. Esto da lugar a la anemia fisiológica del embarazo. La bajada de hemoglobina entre el primer y segundo trimestre es un buen indicador de que ha habido una adecuada expansión del volumen de sangre. (Si tomas un suplemento grande de hierro, podría no apreciarse la hemodilución). Un adecuado consumo de proteínas es igual de importante para la expansión del plasma. Contribuyen también a retener líquido en el sistema circulatorio.

A la par que aumenta el volumen de sangre, lo hará tu frecuencia cardiaca según avanza el embarazo. A más volumen, más sangre tiene el corazón que hacer circular. Lo consigue aumentando los latidos por minuto: entre diez y veinte latidos más, algo que a veces causa palpitaciones.

Útero

Sin embarazo, el útero tiene la forma y tamaño de una pera, pesa unos treinta gramos y es intrapélvico.

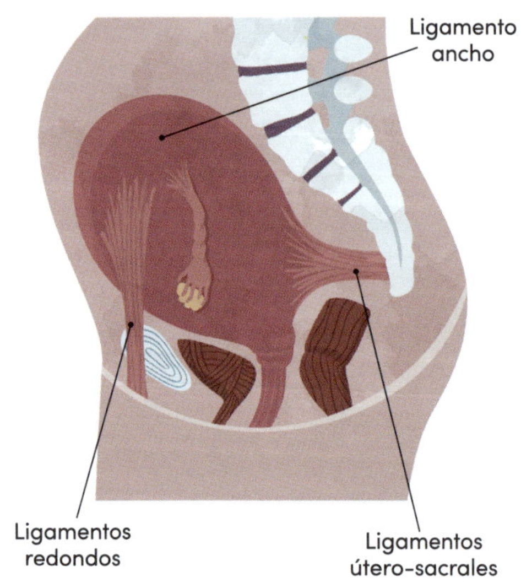

El útero se mantiene en su sitio gracias a los ligamentos que lo sostienen y a la musculatura del suelo pélvico. Tenemos los ligamentos redondos por delante, el ligamento ancho, que envuelve el útero y amortigua su movimiento, y los ligamentos útero-sacrales (del útero al sacro), que favorecen la correcta posición del útero en su espacio.

Con el embarazo, el útero tiende a inclinarse hacia el lado derecho, e incluso puede rotar sobre sí mismo a la derecha levemente.

El canal cervical está cerrado durante el embarazo. El cuello es duro (como la punta de tu nariz) y mide de media entre tres y cuatro centímetros de largo, pero cada mujer es diferente; por tanto, la longitud es diferente de unas mujeres a otras. El cuello apunta hacia atrás, hacia el sacro, por lo que decimos que está posterior. Esta posición te protege del parto prematuro, pues quita el peso del bebé del cuello. El cérvix produce un moco denso que cierra el canal cervical, bloquea la entrada al útero y protege de infecciones y microorganismos. Se trata del tapón mucoso, que se regenera durante todo el embarazo.

A partir de la semana 12, por su crecimiento, el útero se vuelve extrapélvico. Si es tu primer embarazo, empezarás a notar un abultamiento muy leve, que irá en aumento a lo largo de las semanas. Si no es tu primer bebé, a veces la barriguita se marca antes de la semana 12.

¡Quizá sea bonito hacer fotos semanales para ver luego el cambio tan mágico!

Procura escoger ropa holgada, de fibras naturales, que no te apriete y transpire. La ropa premamá cuida sobre todo la cintura y el abdomen, con tejidos suaves y sueltos, que nos envuelven sin apretar.

Las contracciones de Braxton Hicks suelen aparecer en algún momento del segundo trimestre avanzado, aunque pueden hacerlo antes o después, y no todas las mujeres las perciben igual. Son contracciones del útero, el cual, recordemos, es un órgano muscular. Suelen ser breves, esporádicas y ponen la barriga dura. Pueden provocarlas la actividad física, el cansancio a última hora del día, el orgasmo, la vejiga llena o la deshidratación, así que ¡hay que hidratarse! Sin embargo, no desencadenan el parto ni son motivo para acudir a urgencias: entrenan el útero para el día del parto.

Sería recomendable acudir a urgencias si tienes contracciones con dolor que se vuelven regulares e intensas. También podría tratarse de una infección de orina y habría que valorarlo. Las infecciones del tracto urinario irritan el útero y pueden causar contracciones.

Las infecciones del tracto urinario irritan el útero y pueden causar contracciones.

Vulva y vagina

Debido al aumento del riego sanguíneo en la zona pélvica, habitualmente la zona genital estará muy irrigada, esponjosa y turgente. Esto favorece el aumento del flujo vaginal y la sensibilidad en la zona.

El flujo vaginal está compuesto de agua, moco cervical, células muertas y bacterias. Cumple las funciones de humidificar, lubricar en las relaciones sexuales y proteger de infecciones. Mantiene la humedad de la vagina y su pH en equilibrio. El pH vaginal es ácido. De este modo, disminuye el riesgo de infecciones. El tejido dentro de la vagina recibe el nombre de mucosa vaginal. Es un tejido húmedo, colonizado por la microbiota vaginal. Es también un tejido que cambia en función del estado hormonal y por tanto de la edad. Gracias a los estrógenos que producimos durante el ciclo menstrual, se mantiene grueso y debería mantenerse húmedo. Recuerda que está principalmente colonizado por comunidades de lactobacilos. Durante el embarazo, los lactobacilos proliferan y predominan casi en exclusiva por efecto de los estrógenos. Protegen frente a infecciones y su abundancia se relaciona con la prevención de partos prematuros. Esta prevención se debe a que su presencia evita el crecimiento de microorganismos que podría desencadenar infecciones y con ellas ese riesgo de parto prematuro y rotura de bolsa antes de estar a término.

La salida de flujo vaginal es un mecanismo de limpieza y, durante el embarazo, suele aumentar de manera llamativa, en especial en el tercer trimestre. Su color es claro-blanquecino y no huele en exceso.

Las infecciones vaginales suelen cursar con picor, ardor o dolor al orinar o durante las relaciones sexuales. El flujo se puede tornar verde-amarillento o grisáceo y su olor se vuelve muy fuerte. Si sospechas que puedes tener una infección, no dudes en consultar.

La cándida es un hongo que en equilibrio forma parte de nuestra microbiota y defensas contra bacterias y toxinas. Cuando la microbiota se desequilibra, aprovecha y crece en exceso, y entonces aparecen los síntomas de candidiasis.

La candidiasis es una infección relativamente habitual durante el embarazo. Genera un flujo blanco y denso, con apariencia de yogur o requesón, y produce picor y ardor. Si es recurrente y te recetan óvulos, prueba la pauta larga de seis óvulos menos concentrados durante seis noches, en lugar de un único óvulo. Si tienes relaciones con penetración, tu pareja debería tratarse también.

Puedes probar con probióticos para repoblar la mucosa vaginal con lactobacilos y evitar recidivas una vez hayas terminado con el tratamiento. Se recomiendan especialmente las cepas *Lactobacillus rhamnosus GR1 y Lactobacillus reuteri B-54 o Lactobacillus reuteri RC-14.* Se pueden administrar tanto por vía vaginal como por vía oral. A nivel nutricional, se recomienda eliminar de tu dieta el azúcar y los hidratos de carbono refinados. Existen profesionales especializados en este campo que pueden ayudarte de manera individualizada a mejorar y recobrar una microbiota saludable. Nuestra microbiota también depende de nuestro estilo de vida: nutrición, gestión del estrés, ejercicio físico, descanso y exposición a tóxicos ambientales. Recuerda que cuidar los pilares básicos de salud es la mejor manera de cuidar y reestablecer nuestra microbiota.

Algunas infecciones de transmisión sexual, como la clamidia, han vuelto a aumentar entre la población. Son infecciones que deben tratarse adecuadamente con antibióticos, pues pueden causar problemas en el embarazo y al bebé. Las relaciones con parejas no estables precisan utilizar siempre preservativo como método de barrera.

Para el cuidado de la vulva y la vagina, ten en cuenta lo siguiente:

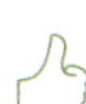

- Utiliza ropa interior de algodón.
- Cámbiate las braguitas si están muy húmedas al menos una vez al día. Puedes llevar una de repuesto en el bolso.
- Evita la ropa ajustada.
- La vulva se lava una vez al día solo con agua y bien entre los pliegues, sin jabón, ya que este altera el pH e irrita la zona.
- No realices nunca duchas vaginales. La salud vaginal depende de su microbiota y se limpia sola. Las duchas vaginales destrozan la microbiota. ¡La vagina no está sucia!

Sistema respiratorio

Desde muy pronto, tu caja respiratoria se empieza a preparar para acomodarse al crecimiento del útero. El diafragma es ese músculo respiratorio con forma de paracaídas bajo las costillas. Con el embarazo, se desplaza hacia arriba. Para dar espacio a los pulmones, tu caja torácica se expande a lo ancho.

Cómoda y recta, con la cabeza erguida, abriendo la caja torácica, toma aire profunda y lentamente: siente cómo baja tu diafragma, el abdomen sale y el suelo pélvico se estira. Al soltar el aire, despacio, frenando, tu diafragma sube, el abdomen se contrae y el suelo pélvico se eleva.

En esta respiración, el músculo más profundo del abdomen, tu transverso abdominal, trabaja y se mantiene en forma. Cuando respiras encorvada y superficialmente, tu transverso acompaña menos y tus pulmones no pueden expandirse igual. El diafragma tiene menos espacio.

Según avanza el embarazo, tu bebé irá ocupando más espacio. Cuando el bebé va creciendo, si no cuidamos la postura, si respiramos encorvadas y superficialmente, el diafragma pierde rango de movimiento. Es decir, apenas se mueve. Esto hace que se contraiga y empeore la falta de espacio para el bebé.

Para evitar el bloqueo del diafragma y la falta de espacio, cuida tu postura. Estira cada día los brazos, las espalda y los costados. Además, realiza durante unos minutos respiración profunda.

Sistema musculoesquelético

Las hormonas del embarazo permiten que los tejidos se estiren para dar espacio al bebé en crecimiento. Sin embargo, no debemos achacar todo a las hormonas. Las molestias y el dolor no son normales. Para prevenir el dolor musculoesquelético, un pilar es el cuidado de la higiene postural; otro, el trabajo físico adecuado e indi-

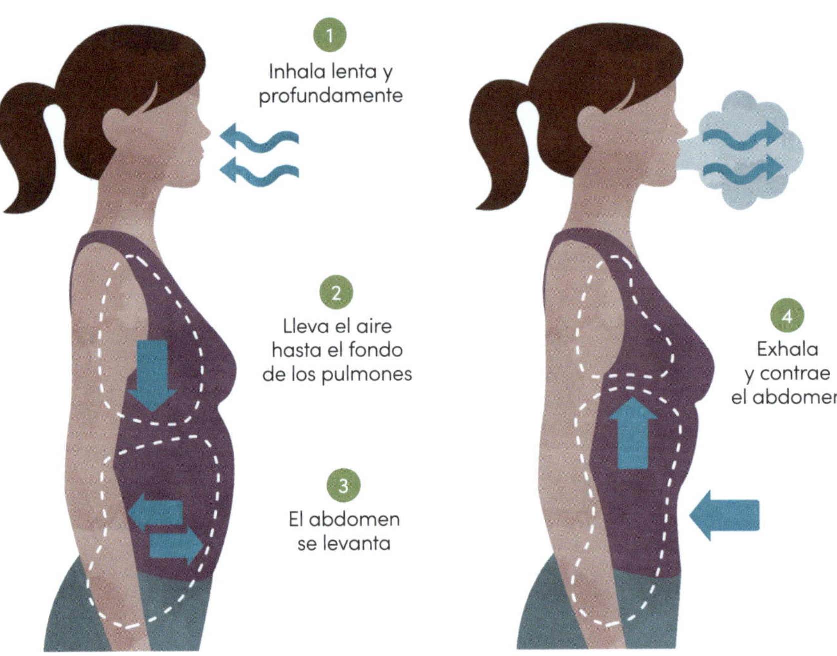

vidualizado para fortalecer o relajar, según cada caso.

¿Cómo es tu postura? Cuanto antes tomes conciencia, mayor prevención. Con el progreso del embarazo, tu centro de gravedad irá cambiando. La barriguita pesa. Tu pelvis puede bascular hacia delante (anteversión) o hacia atrás (retroversión) en función de tu tendencia. Sin embargo, cuando tenemos una espalda y unos glúteos fuertes y un abdomen competente, la postura, incluso embarazada, tiende a estar más equilibrada y menos descompensada. Nunca es tarde para empezar a trabajarlo. Según pasan las semanas de embarazo, trabajar nuestros músculos nos aportará menos molestias y mayor comodidad.

Empecemos cuidando nuestra postura por nuestros pies. Los pies son nuestra base de apoyo. Nos permiten estar de pie, desplazarnos y hacer ejercicio. Dediquemos un momento a pensar en ellos.

Durante el embarazo, muchas mujeres sienten que les crecen los pies. Esto es porque debido al aumento de peso, cambio del centro de gravedad y la presencia de relaxina, el arco plantar cae. Como consecuencia, el pie se alarga y se ensancha.

Ahora pensemos por un momento cómo cuidamos nuestros pies y qué calzado utilizamos: ¿nuestro pie cabe en nuestros zapatos? ¿O más bien se debe amoldar a formas estrechas? Si nuestros pies son la base sobre la que caminamos y estamos de pie, no tiene sentido disminuir esta base con unos zapatos mal diseñados y estrechos. Y menos aún, durante el embarazo.

Busca un calzado ancho, con forma de pie, donde quepan los dedos sin compresión. Nuestro dedo gordo del pie es clave en la estabilidad. Los zapatos que lo desvían y lo comprimen hacia dentro le impiden darnos esta estabilidad. Además, la compresión de los zapatos habituales disminuye el riego en todo el pie. Especialmente los dedos.

Busca también un calzado sin caída, o *drop*, es decir, sin diferencia de altura entre los dedos y el talón. En contra de lo que se ha dicho siempre, el diseño humano no es ir con tacón. Tampoco uno pequeño. Evitar el tacón puede ayudarnos a recuperar longitud en los gemelos y los isquiotibiales. En última instancia, esto favorece una postura más neutra de la pelvis, pudiendo contribuir a una mejor competencia de nuestro suelo pélvico y nuestro abdomen.

Si ya usas calzado descalzo o *barefoot* desde antes del embarazo, tienes mucho ganado. Si nunca te lo habías planteado, quizá puedas optar por un calzado descalzo de transición para evitar lesiones.

Aunque cierta apertura de los pies hacia fuera, por rotación de la cadera, puede considerarse normal en el embarazo, una rotación excesiva también suele deberse a falta de estabilidad y de fuerza para mantenernos en una posición más estable.

Puedes fortalecer poco a poco tus pies pasando tiempo descalza en casa, sobre hierba o en la playa. También puedes activarlos masajeándolos con una pelota desde la posición de pie.

Si tienes antecedentes de lesiones o molestias de forma habitual en los pies, puede venirte bien en el embarazo una consulta con podología.

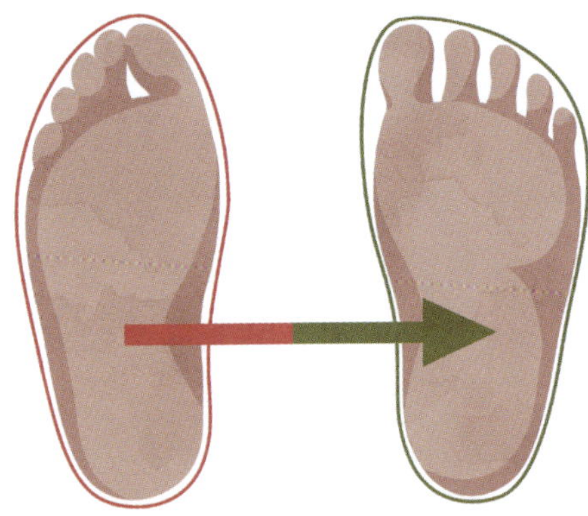

Continuemos analizando nuestra postura por la columna. Cuando la curvatura lumbar es demasiado pronunciada, generalmente quiere decir que nuestra pelvis cae hacia delante, en anteversión. Según avance el embarazo, el peso del bebé irá, seguramente, acentuando más aún esta lordosis. Esto hará no solo que aumente la presión en la zona lumbar, pudiendo generar lumbalgia y ciática, sino que someterá la pared abdominal a un exceso de presión. Es muy importante tomar conciencia y fortalecer nuestros glúteos para que nuestra pelvis no caiga hacia delante. Hacer sentadillas como parte de nuestra rutina de ejercicios. También sería importante fortalecer nuestro abdomen, con ejercicios de activación de transverso. Fortaleciendo nuestro cuerpo, la postura mejorará como consecuencia.

Fíjate en tu postura con frecuencia. Alinea la cabeza con la columna, pelvis y talones. Siente como si crecieses hacia arriba. Juega a bascular tu pelvis hacia delante y hacia atrás para tomar conciencia. ¿Dónde tiende a estar? Regálate momentos de salir de esa posición para compensar.

POSTURA INCORRECTA: Centro de gravedad anteriorizado

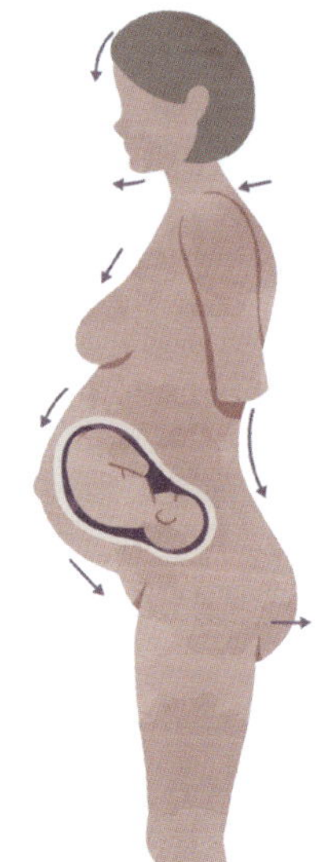

POSTURA CORRECTA: Centro de gravedad equilibrado

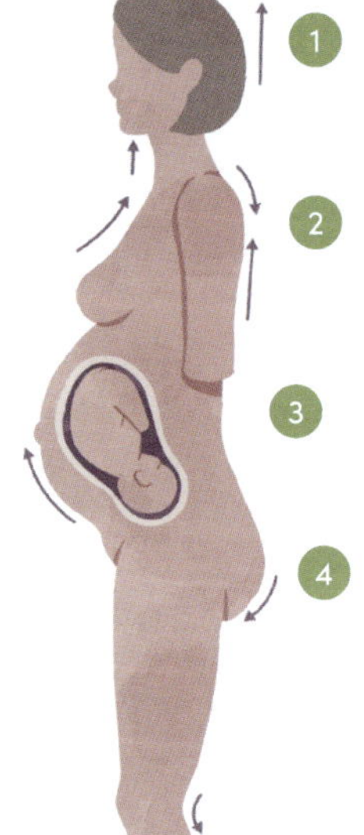

Una postura más equilibrada también protege tus abdominales. Al crecer el bebé, los rectos del abdomen (la tableta de chocolate) se irán separando de manera fisiológica para hacerle sitio. Es una diástasis abdominal fisiológica y ocurre en todos los embarazos. Además, un transverso abdominal saludable aporta contención y facilita el pujo fisiológico durante el parto.

Según avance el embarazo, las vísceras abdominales serán desplazadas. Tu abdomen seguirá trabajando para contener a tu bebé y estabilizar tu postura: cuando no hay equilibrio, puede aparecer una diástasis patológica.

En general, no se recomienda el uso de fajas ni durante el embarazo ni el posparto. El uso de faja hace que tus abdominales dejen de trabajar y se debiliten más: «Ya lo hace la faja por nosotros». Sería una opción, utilizar un cinturón pélvico si necesitas contención: estabiliza la pelvis y alivia cierta presión del abdomen, suelo pélvico y pubis. Especialmente si pasas mucho tiempo de pie.

En casos muy particulares en los que el abdomen pierde su competencia (mujeres que han tenido muchos hijos, embarazos gemelares o no se han rehabilitado de diástasis pronunciadas en embarazos anteriores), especialmente a nivel del transverso, podría ser una opción utilizar algún sostén que nos ayude a contener mejor el útero. Puedes utilizar una faja de embarazo o un fular.

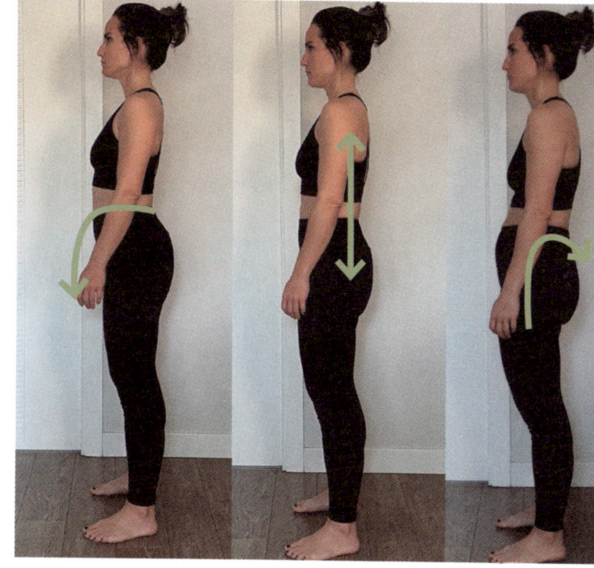

Basculando la pelvis: anteversión, posición neutra y retroversión

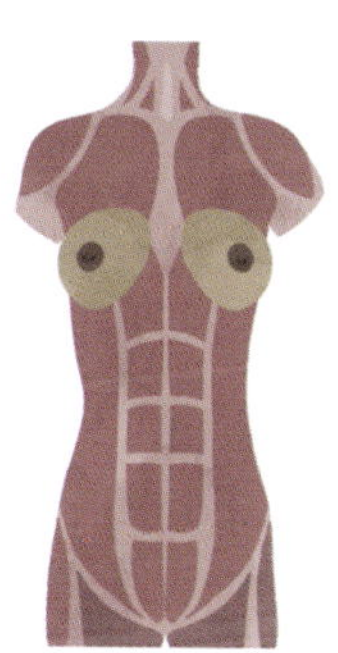

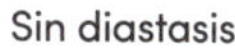

Sin diastasis

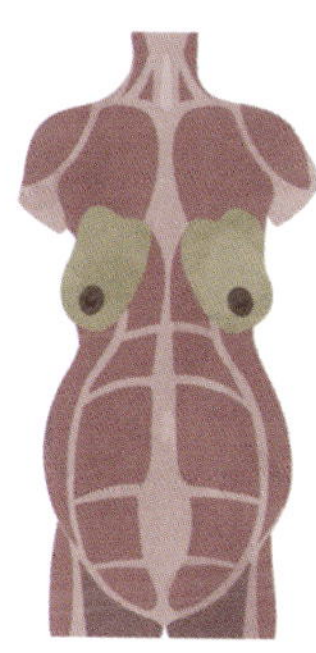

Diastasis durante el embarazo

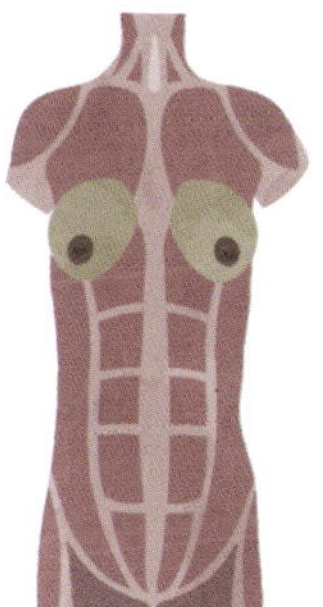

Diastasis después del embarazo

¿SABÍAS QUE...? Tus abdominales ya son una faja. Tu faja natural.

Para colocarlos bien y sentir el alivio de la sujeción, con tus dos manos en la zona del pubis, eleva tu barriguita y, entonces, coloca el fular o la faja, de manera que lo hagan con el útero y tu bebé alineado. En caso de utilizar un fular, debe ser de tejido rígido (algodón), no elástico. El tejido elástico no te dará la sujeción que necesitas. Aunque aun entonces sea importante comprender que lo ideal es trabajar tu faja abdominal, esta sujeción te dará alivio en el día a día y tu calidad de vida puede mejorar mucho. Además, ayudará al bebé a meterse bien en la pelvis cuando estés a término, favoreciendo el inicio del parto espontáneo. Puedes preguntar a tu matrona sobre abdomen pendular si necesitas más apoyo o ayuda. También puedes consultar este vídeo en mi página web:

Al abdomen que no contiene adecuadamente lo llamamos abdomen pendular. Cuelga muy hacia fuera del cuerpo, la piel es muy fina y parece resquebrajada. Será importante trabajar la faja abdominal en este caso.

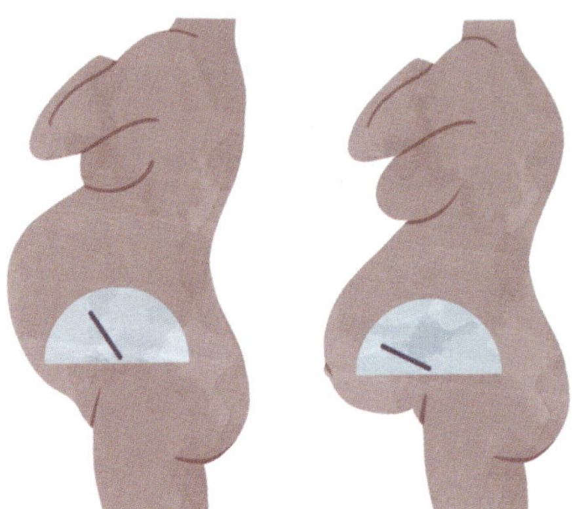

Los ligamentos redondos, el derecho especialmente, pueden causar dolor, similar a un espasmo, en algún momento al crecer el útero y estirarse. Son punzadas o dolor muscular localizado entre el abdomen y la ingle. Suele desencadenarse por un esfuerzo físico o movimientos bruscos. Si te sucede, mantente encogida hasta que vaya pasando; también puedes aplicar calor y darte un masaje suave con aceite en la parte baja y lateral del abdomen para liberarlo.

Suelo pélvico

Cada vez somos más conscientes de nuestro suelo pélvico. Recuerda que el diseño del cuerpo humano es complejo y perfecto. Tu suelo pélvico sí está preparado para el embarazo y el parto. Para lo que no está preparado es para el estilo de vida occidental, la falta de movimiento, los trabajos de oficina, la mala higiene postural o técnicas agresivas durante el parto.

Los músculos del suelo pélvico cierran la pelvis por debajo. En la imagen de la derecha, puedes ver la musculatura desde arriba sin los órganos pélvicos.

Sus principales funciones son las que siguen:

- Sostén: de los órganos pélvicos.
- Esfinteriana: permite la continencia de micción y defecación.
- Sexual: la disfunción del suelo pélvico puede provocar dolor en las relaciones sexuales, pérdida de sensibilidad y dificultad para alcanzar el orgasmo.
- Gestiona las presiones internas: trabaja de manera coordinada con tu diafragma respiratorio, músculos abdominales y lumbares para manejar las presiones de la respiración, la postura o el movimiento
- Parto: facilita la rotación de la cabecita durante el parto y los pujos junto con la musculatura abdominal y la contracción uterina. Para el parto, el suelo pélvico necesita equilibrio, no estar duro ni blando. Necesita la contracción justa para ayudar al bebé a rotar a la vez que puede relajarse y estirarse para permitirle salir.

Si llegas al embarazo con problemas de suelo pélvico, es posible que empeoren si no tomas medidas. Solemos pensar en un suelo pélvico débil asociado a pérdidas de orina y prolapso de órganos, pero también hay mujeres que padecen lo contrario: ¡demasiado tono! Pueden

MUSCULATURA SUELO PELVICO

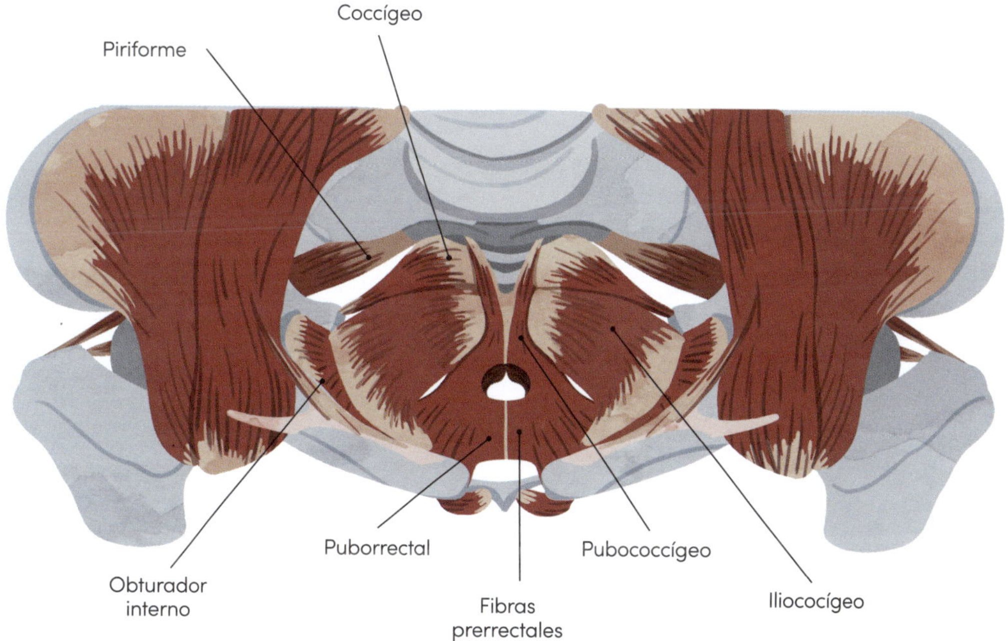

ser síntomas el dolor, molestias en las relaciones o al utilizar tampones o copa menstrual, urgencia para orinar, vaciado incompleto de la vejiga, estreñimiento o dolor lumbo-pélvico. Deberías valorarte. ¡Las pérdidas de orina no son normales en ningún trimestre ni en el posparto, ni al toser, reír o correr!

¿SABÍAS QUE...? A muchas mujeres se les recomienda realizar ejercicios de Kegel sin que nadie haya valorado si es necesario. Los ejercicos de Kegel consisten en la contracción voluntaria del suelo pélvico, hacia dentro. Si bien pueden ser útiles en el fortalecimiento de la musculatura en mujeres que lo necesitan, no se debe indicar a todas. Muchas mujeres ya tienen un tono muy alto en la musculatura y realizar Kegels solo empeora esta tensión. Para el parto, nuestro suelo pélvico debe ser capaz de relajarse: tiene que dejar descender y salir a nuestro bebé. Salvo que una fisio o una matrona te haya valorado e indicado expresamente la conveniencia de realizarlos en tu caso, no es necesario realizarlos. Estamos encontrando con mayor frecuencia cada vez que en clases de yoga y pilates se indica a las mujeres la realización de Kegel. Algunas de ellas con hipertonía de base.

La profesional específica para valorar y tratar disfunciones abdominales y del suelo pélvico es la fisioterapeuta especializada en suelo pélvico. Puedes pedir valoración con ella en cualquier momento del embarazo. Cuanto antes si tienes síntomas o molestias. Algunas matronas también tienen la formación adecuada para valorar y en ocasiones tratar ciertas disfunciones abdomino-pélvicas. En caso de no ser así, te debe derivar a fisioterapia especializada.

Mamas

El desarrollo de la glándula mamaria comienza en la pubertad con la formación de los alveolos, donde se producirá la leche, y también los conductos por donde esta saldrá. Con cada menstruación hasta los treinta y cinco años, los conductos seguirán proliferando gracias a las hormonas producidas durante cada ciclo menstrual.

El tamaño de la mama no determina la capacidad para producir leche. El tamaño depende del tejido adiposo (grasa) que rodea la glándula. Es la glándula la que tiene la capacidad de producción.

Si la glándula mamaria no se desarrolla lo suficiente, hablamos de hipoplasia y el pecho puede adquirir forma tubular. Suelen ser pechos separados entre sí, a veces con un anillo entre aréola y resto del pecho. Durante el embarazo, las mujeres con hipopla-

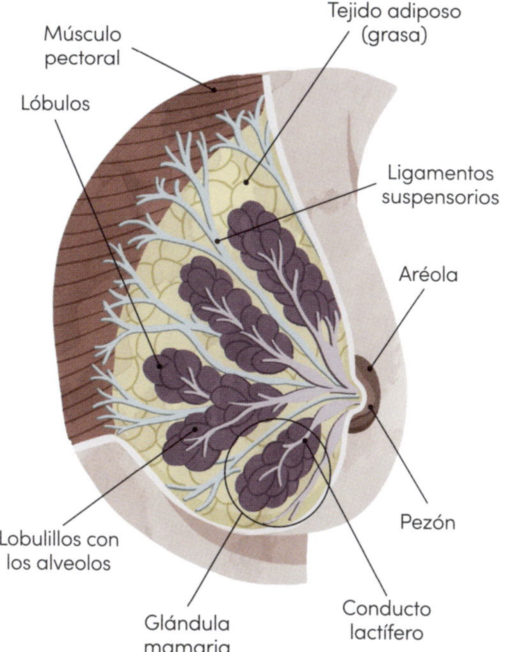

sia refieren no notar cambios ni en la sensibilidad ni en el tamaño. Otras veces sí se perciben cambios, pero son más sutiles que en la mayoría de las mujeres. De cara a la lactancia, sería adecuado tener cerca una consultora por si surgiesen contratiempos.

Consejo: la hipoplasia de la glándula mamaria quiere decir que, al haber menos glándula, la producción de leche podría no ser suficiente. Algunas veces, requerirá ser mixta, y en ocasiones, artificial. Si sospechas de hipoplasia mamaria y tu idea es amamantar, puede ser importante realizar una consulta con una IBCLC antes de que nazca tu bebé. De este modo, tendrás recursos y conocerás los diferentes escenarios que podrían darse.

¿SABÍAS QUE...? Si continuas amamantando a otro hijo durante tu embarazo, es posible que te resulte molesto. La producción de leche en el embarazo suele caer bastante hacia el segundo trimestre. Por ello, cerca de un 60 por ciento de los niños se destetan durante el curso del embarazo. Amamantar es seguro y no es causa de partos prematuros, ni tampoco es malo para el bebé que estás gestando. Es una decisión vuestra que nadie debe juzgar. Muchos profesionales emiten juicios de valor cuando una mujer se queda embarazada y continúa amamantando a otro bebé/niño. Aunque muchas mujeres conocen bien la información y saben que no es perjudicial, estas afirmaciones pueden generar miedo y dudas. Recuerda que para tener formación en lactancia, los profesionales deben haberla buscado por su cuenta y no suele ser el caso. Salvo que te encuentres en una situación de amenaza de parto prematuro, puedes amamantar durante el embarazo mientras así lo desees.

Durante el primer trimestre ¡los pechos están muy sensibles! Desde el principio, aumentará el riego sanguíneo a las mamas. Por acción de estrógenos, progeste-

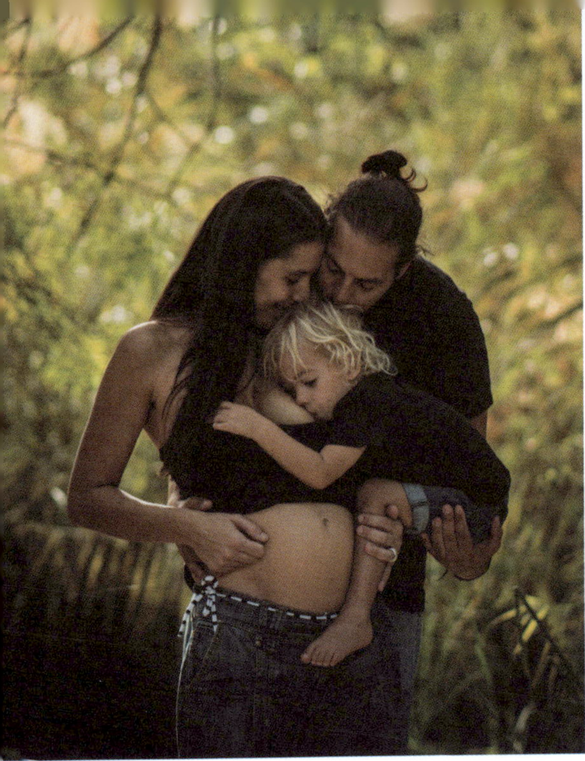

Lactancia durante el embarazo

rona y prolactina, crecen y se preparan. Hacia la semana 16 ya son capaces de producir leche, pero la progesterona frena a la prolactina de hacerlo, hasta que alumbre la placenta. La aréola se oscurece y crece. Las glándulas de Montgomery, pequeños bultitos en la aréola lubrican la piel. No necesitas preparar el pecho para dar de mamar.

Es posible que veas salir del pezón calostro —un líquido amarillento o blanquecino— ya avanzado el segundo trimestre, pero no es necesario que hagas nada. Verlo o no verlo no indica que no vayas a tener leche o a tener mucha. Algunas mujeres lo verán y otras no. ¡Es indiferente!

> **¡IMPORTANTE!** Si utilizas sujetador, que sea adecuado. Cambia de talla según crecen las mamas. La caja torácica se hace más ancha, y un sujetador apretado te limita la respiración. Utiliza tejidos naturales y sujetadores sin aros: comprimen la mama y pueden causar problemas, como bultos y osbtrucciones.

Piel y pelo

Por efecto hormonal, aumenta la melanina en la piel, y esto podría hacer que apareciesen manchas en la cara: cloasma. En este caso, sería conveniente proteger tu cara del sol con un sombrero de paja para que no se queden las manchas. También aparece en el centro del abdomen en sentido vertical la línea negra, que es la línea alba oscurecida. Ambas cosas desaparecen en el posparto, cuando se estabilizan las hormonas.

Hacia el final del segundo trimestre, es posible que se formen estrías en la piel, especialmente en el abdomen por su crecimiento. Las estrías dependen de nuestro tejido, la rapidez con la que crece el abdomen y la hidratación. No siempre se pueden prevenir, ¡ni con la crema más cara del mercado! El estiramiento de la piel alcanza su máximo al final del embarazo y también podría causar picor.

Una buena alimentación, hidratación y actividad física nutren tu piel. Para hidra-

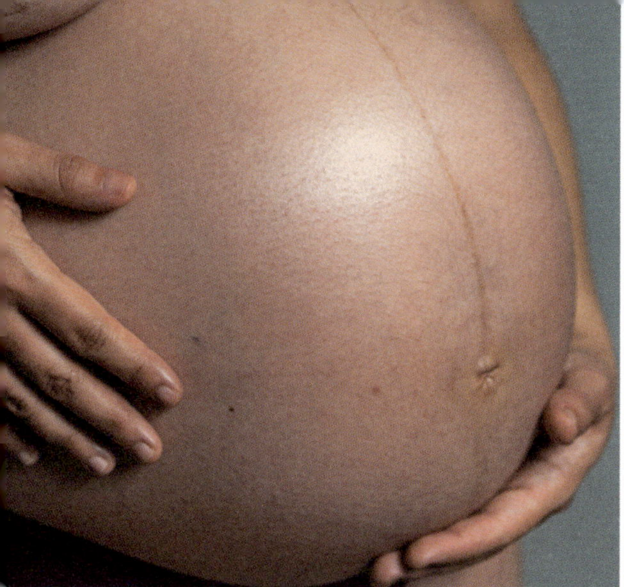

Línea alba

tar, utiliza el producto que prefieras: aceites como almendras o caléndula, manteca de coco o karité; son naturales y suavizan la piel. Aprovecha para mimar tu piel y tu barriguita con un masaje relajante.

En cuanto al pelo, durante el embarazo se detiene su ciclo natural. Deja de caerse, así que este tiende a presentar un aspecto frondoso y muy bonito. Sin embargo, en el posparto, el ciclo se reanuda donde había parado y se cae de golpe todo el pelo que no se había caído meses atrás, ¡a veces de manera escandalosa! Se conoce como efluvio telógeno y ¡es normal! Esta fase puede durar entre tres y seis meses, y no es por la lactancia ni por falta de vitaminas. Sin embargo, si te parece que es demasiado y te preocupa, no dudes en revisar si tienes anemia y cómo está tu tiroides mediante una analítica. Ambas situaciones pueden afectar a la salud del cabello. Asimismo, cuida que tu nutrición sea densa en nutrientes. Es importante obtener suficientes ácidos Omega 3, mediante alimentos como salmón, sardinas o mejillones. También, vitaminas del grupo B, presentes en carnes, pescados y verdura. La vitamina que más estimula el crecimiento del cabello es la biotina. Forma parte del complejo de vitaminas B. Algunos suplementos de posparto la incluyen. Pero recuerda que no es milagrosa y que en estados de salud, el efluvio telógeno es un proceso temporal y normal.

No es recomendable hacerse la depilación láser durante el embarazo, ya que las hormonas interfieren en su eficacia y podría dejar manchas en la piel. Durante la lactancia, no se ha demostrado que sea perjudicial, y en cuanto a eficacia, a partir de 3 meses de posparto, las hormonas han vuelto a valores más estables. Puedes consultar en e-lactancia.org.

LAS ESTRÍAS Y LAS LÍNEAS SON TATUAJES, HUELLAS DE LA MATERNIDAD, Y SÍ, A VECES SON DIFÍCILES DE ACEPTAR. NOS RECUERDAN LOS CAMBIOS QUE HA PASADO NUESTRO CUERPO PARA GESTAR AL BEBÉ.

3.

Estilo de vida durante el embarazo

Nutrición

La nutrición es uno de los principales pilares de un embarazo sano, y no le damos la importancia ni la promoción que se merece. Quien debe ayudarte a revisar tu alimentación y establecer pautas individuales para casos concretos es la nutricionista. Acude a una nutricionista actualizada y especializada en el embarazo, ya que la especialización dentro de las profesiones es imprescindible.

«La clave de un embarazo sano es una placenta sana. Para alimentar la placenta, hay que alimentar a la madre». Gail Hart, matrona.

Como matrona, solo quiero contarte algunas cosas importantes para que tengas en cuenta sobre la relación entre la alimentación y la salud durante el embarazo. Cada una tiene su historia de vida: unos hábitos, costumbres familiares o situaciones de tiempo, trabajo, etc. En general, sabes que debes cuidar de tu alimentación o mejorarla sin sentirte mal. Esto se trata de una toma de conciencia. Además, al estar embarazada, la motivación juega a tu favor para que hagas pequeños cambios, si es que son necesarios. Otras situaciones, como la diabetes gestacional, pueden requerir cambios mayores.

La alimentación durante el embarazo no solo permite el adecuado desarrollo del bebé y previene complicaciones, sino que influye en su salud futura por efecto epigenético: expresión de genes según el ambiente al que es expuesto durante su gestación.

¿Comer por dos?

Sabemos que no es necesario comer por dos. Pero es totalmente cierto y objetivo que los requerimientos de todos los nutrientes estarán aumentados.

No es lo mismo alimentarse, acción de consumir alimentos, que nutrirse: escoger alimentos que cubran las necesidades de los nutrientes esenciales. Esenciales quiere decir que tu cuerpo no es capaz de fabricarlos por sí mismo, y que debemos ingerirlos a través de la dieta

Para nutrirte, tendrás que dar prioridad a alimentos reales: alimentos densos, que aportan una gran cantidad de nutrientes en raciones normales. Los alimentos ultraprocesados no aportan apenas nutrientes. Los alimentos reales se encuentran tal cual en la naturaleza o en su elaboración apenas se añaden dos o tres ingredientes. Por ejemplo, el yogur entero.

En embarazos gemelares, los requerimientos son aún mayores. Y el espacio en el abdomen ¡está ocupado por dos! Una nutrición densa te ayuda a nutrirte suficiente sin tener que tomar mucha comida para aliviar la digestión o molestias como el reflujo.

El peso

Durante al menos dos tercios del embarazo, tu cuerpo creará reservas para este periodo y para la lactancia, ya que las necesita. Esto suele conllevar cierta ganancia de peso. La ganancia de peso es una de las mayores preocupaciones de muchas mujeres; con frecuencia, no tanto por una misma, sino por la sociedad y el miedo a ser reprendida en las consultas de seguimiento.

Es muy importante que tengas claro que nadie debe regañarte nunca, algunas mujeres llegan a salir llorando de las consultas por culpa de la báscula y el profesional. Sin embargo, la relación sanitario-paciente no incluye el derecho a regañar, aunque algunos profesionales, por el motivo que sea, ejercen un trato autoritario e inadecuado que no es aceptable. En cualquier otro ámbito de nuestra vida, no lo permitiríamos, al menos no con tanta indefensión. Esto no debe suceder nunca y, en tal caso, hay que reclamar: el profesional debe saber que te está faltando al respeto y que su comportamiento no es apropiado. Nadie debe recibir jamás un mal trato acerca de su peso o su cuerpo.

> «Vivía con pánico las visitas del embarazo por mi peso. En una de ellas, salí llorando por la bronca que me echaron. En vez de ir con ilusión a ver al bebé, iba y salía con una ansiedad muy grande».
>
> **Natalia**

No es necesario pesarte en cada visita ni a la matrona ni al obstetra, y tampoco tienes que buscar frases para justificarte cada vez que subes a la báscula. La subida de peso en el embarazo suele ser inevitable: hay un bebé creciendo dentro de ti, el útero aumenta de tamaño, están la placenta y líquido amniótico, y el volumen de sangre casi se duplica. El peso inicial se toma como un valor de referencia para saber de dónde se parte, pero la idea de que se debe coger un kilo al mes no se sustenta en prueba alguna. Actualmente, existen tablas que basándose en el índice de masa corporal (peso dividido entre altura elevada al cuadrado) determinan de una manera un poco más amplia, las referencias para la ganancia de peso durante el embarazo. Sin embargo, siguen siendo solo una referencia, pues la composición corporal —agua, músculo o grasa— no la determina tampoco el IMC. Lo que sí es evidente es que, a mayor sobrepeso, menos peso

Peso previo al embarazo	IMC	Ganancia de peso	Gemelares
Bajo peso	<18,5	12-18 kg	23-28 kg
Normopeso	18,5-24,9	11,5-16 kg	16,5-25 kg
Sobrepeso	25-29,9	7-11,5 kg	14-22,5 kg
Obesidad	>30	5-9 kg	2-19 kg

deberíamos coger, a través de una alimentación y actividad física adecuadas. Y esto está lejos de ser «ponerse a dieta». Con una alimentación basada en alimentos reales, no se pasa hambre y no es necesario pesar ni medir los alimentos. Pero sobre todo, nosotras y nuestro bebé, obtendremos todos los nutrientes necesarios.

Debes saber que no es imprescindible pesarse en el embarazo. Es un tema controvertido con el que muchas matronas y obstetras pueden no estar de acuerdo. Afortunadamente, también hay matronas y obstetras que lo tienen claro: no pesan a las embarazadas de forma rutinaria y especialmente si ellas no lo desean.

Con demasiada frecuencia, el número en la báscula se utiliza para dar por sentado cosas acerca de la mujer que tenemos en frente. Se utiliza para regañar, advertir y asustar. A veces, para felicitar «lo poco que engordamos». Sin embargo, este comportamiento no aporta ningún beneficio. No mejora ningún resultado. Pero sí genera estrés, ansiedad, culpa y miedo en las mujeres.

Esto no quiere decir que no sea importante la salud metabólica. Lo es. Pero para aportar beneficio a la misma, deberíamos centrarnos en escuchar y preguntar, sin juicio, sobre sus hábitos y situación personal.

El objetivo de los profesionales no debería ser controlar el peso de nadie. El objetivo debería ser favorecer la salud para cada mujer embarazada de forma individual dentro de sus posibilidades. Lo que se debe priorizar es que las mujeres embarazadas conozcan la importancia de un nutrición densa, que le aporte a ella y a su bebé todo lo que necesitan. Además:

- Nos interesa hablar de ejercicio físico por todo el beneficio que supone, no como un castigo. Entendiendo la situación socioeconómica y familiar de cada mujer. No todo el mundo tiene las mismas posibilidades.
- Nos interesa hablar de estrés y de descanso, porque, con estrés, cuidarse mejor es muy complicado. Igual en lugar de pesar, se debe facilitar la baja laboral lo antes posible a las mujeres que así lo deseen o necesiten. Para cuidarse, cocinar, planear comidas o hacer ejercicio, hace falta tiempo y paz mental.

Por último, los profesionales deben tener presente que a algunas mujeres subirse a una báscula les pone la salud mental del revés. No debemos olvidar que los trastornos de conducta alimentaria están a la orden del día. Debemos cuidar a las mujeres y respetar las necesidades de cada una.

Todos los cuidados y recomendaciones que un profesional quiera hacer pueden hacerse sin pesar a la mujer. Tienes derecho a decidir no pesarte.

¿SABÍAS QUE...? En torno a un 30 por ciento de los trastornos de conducta alimentaria podrían estar relacionados con historia de abusos en la infancia. Los profesionales, el entorno, no alcanzan a veces a ser conscientes de hasta dónde pueden causar dolor al regañar o intentar obligar a una mujer a pesarse. (Astudillo, R. *et al.* (2016). *Child sexual abuse as a risk factor in eating disorders*).

A veces no hay que mirar la báscula ni las tablas, sino a las personas. Por supuesto, en algunos embarazos se coge peso en exceso por el tipo de alimentación y la falta de ejercicio físico. Pero también hay mujeres que pueden coger muchos kilos con una vida perfectamente sana: su cuerpo así lo requiere. Sin estigmatizar ni juzgar el sobrepeso u obesidad, hay que comprender que sí son factores que restan salud y aumentan algunos riesgos durante el embarazo, el parto y el posparto. Por ello, es positivo aprovechar la motivación que se da durante el embarazo para mejorar nuestros hábitos. Lo mismo sucede si no se come suficiente: las mujeres que cogen poco peso también se preocupan. El profesional de salud debe aconsejarte con respeto. En estos casos, igualmente, lo que debemos valorar es que nos alimentamos suficientemente, obteniendo suficientes nutrientes y energía.

«En un embarazo, el aumento de peso depende de muchos factores (genética, estado previo, alimentación, ejercicio, patologías existentes...), por lo que nunca se debería regañar a una mujer embarazada únicamente por lo que marque una báscula durante este proceso. Decirle a una embarazada que está aumentando demasiado peso puede hacerla recurrir a una restricción calórica severa que conlleve una malnutrición para ella y, por lo tanto, para su bebé, motivada por la preocupación de lo que marcará una báscula en su próxima visita. El embarazo es una etapa muy intensa y vulnerable para las mujeres, por lo que este tipo de comentarios, irresponsables y sin fundamento, tanto si vienen por parte de un profesional sanitario como por una familiar o amigo, pueden desembocar en trastornos de la conducta alimentaria graves».

Elena Salcedo, nutricionista.

TENER AGILIDAD Y ENERGÍA ES UN TESORO. ESO NO TE LO DICE UNA BÁSCULA NI LOS KILOS. SENTIRTE ÁGIL EN EL EMBARAZO TE PERMITE MOVERTE. EL MOVIMIENTO APORTA BIENESTAR Y FACILITA EL PARTO, ASÍ COMO UNA MEJOR RECUPERACIÓN POSPARTO.

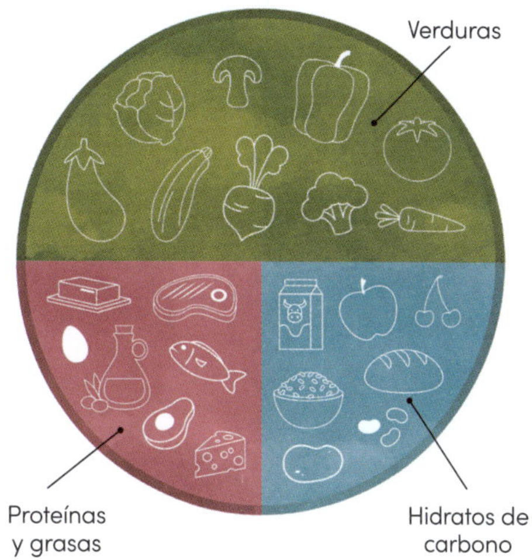

Si me nutro yo, nutro la placenta

De entrada, ten en cuenta estos consejos básicos:

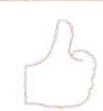

- No tienes que pasar hambre. Cuanto más densa es tu alimentación, más sensación de saciedad al nutrirte.
- Organiza las comidas teniendo en cuenta los grupos de alimentos.
- Puedes usar el método del plato como referencia de proporciones de los distintos grupos de alimentos.

Hidratación

Es importante hidratarse bien a lo largo del día. Generalmente, siguiendo las señales de sed de nuestro cuerpo y fijándonos en que nuestra orina es amarilla clara. Puesto que mantenerse hidratada depende también de obtener sales minerales, es una opción introducir en casa jarras que filtran el agua de metales y otras sustancias, a la vez que remineralizan el agua. En la medida de lo posible reduce o elimina el consumo de agua embotellada por el efecto nocivo de los microplásticos que contienen y actúan como disruptores endocrinos en nuestro cuerpo.

Proteínas

Las proteínas cumplen muchas funciones en nuestro organismo: son los ladrillos de los tejidos, forman parte de enzimas y hormonas, son transportadoras de sustancias y forman parte del sistema inmune. Están formadas por veinte aminoácidos diferentes. Nueve de esos aminoácidos son esenciales. Recuerda que esto quiere decir que debemos obtenerlos a través de la alimentación, pues tu cuerpo no puede fabricarlos.

Aunque los otros 11 aminoácidos no se consideren esenciales, siguen siendo indispensables y obtenerlos a través de la dieta es igualmente importante. Pongamos por ejemplo el aminoácido taurina. Se considera no esencial, sin embargo, es un aminoácido vital en procesos de fertilidad y para el desarrollo del cerebro fetal durante el embarazo. El consumo de alimentos que contengan taurina, por tanto, es vital. Se encuentra casi exclusivamente en alimentos de origen animal como moluscos, carne y, en menor medida, huevos y lácteos.

En el embarazo sería adecuado aumentar el consumo de proteínas para cubrir tus necesidades y proveer a tu bebé suficientemente. Son necesarias para cada célula nueva que fabrica el cuerpo de tu bebé en desarrollo. Recomendaciones actualizadas consideran, para una mujer de talla media, un consumo de unos 80 g de proteínas diarias durante primer trimestre y en torno a 100 g diarios hacia el tercer trimestre. Nos referimos a gramos netos. Por ejemplo, una pechuga de pollo contiene unos 25 g de proteína por cada 100 gramos de pechuga.

Las proteínas propician el aumento de volumen de sangre que nutre la placenta y, junto con las grasas, favorecen la estabilización de la glucosa. Su déficit puede favorecer el desarrollo de preeclampsia y un crecimiento intrauterino retardado (CIR).

Los alimentos que contienen los 9 aminoácidos esenciales en buena proporción son fundamentalmente de origen animal: carne, huevos, lácteos y pescado. Estos, a su vez, son densos en otras vitaminas y minerales, y la absorción de sus aminoácidos es mayor que en alimentos de origen vegetal. Existen alimentos de origen vegetal, como la soja o los garbanzos, que también contienen todos los aminoácidos esenciales en buenas proporciones.

En general, las proteínas de origen vegetal son incompletas. Quiere decir que no contienen los 9 aminoácidos esenciales y es necesario combinar diferentes fuentes para obtenerlos todos. Por ejemplo, combinar arroz con legumbres. También, requerirán un consumo de mayor cantidad de alimento para cubrir las necesidades diarias.

Algunos alimentos proteicos son carnes, pollo, aves, pescado, órganos, caldo de hueso, huevos, queso, yogur, yogur griego, frutos secos y legumbres.

Grasas saludables

Las grasas naturalmente presentes en los alimentos de verdad son saludables y ¡esenciales! La grasa tiene muy mala prensa en la historia moderna, ya que se le achaca provocar enfermedades cuyo origen hoy sabemos que está en el azúcar. La ciencia rectifica, pero a veces demasiado despacio, aunque cada vez es más fácil encontrar nutricionistas y otros profesionales que hacen una labor divulgativa y en consulta imprescindible, dando así la vuelta a esta idea equivocada.

Durante décadas la grasa ha sido demonizada como un macronutriente perjudicial. Sin embargo, la grasa naturalmente presente en muchos alimentos es fundamental para la salud humana. Hormonas como progesterona y estrógenos necesitan colesterol para poder ser fabricadas. Sin grasas, no hay vida. Las dietas bajas en grasas saludables y colesterol disminuyen la producción de estrógenos y progesterona y disminuyen los ciclos ovulatorios, propiciando más ciclos anovulatorios.

De los tipos de grasas, saturadas, monoinsaturadas y poliinsaturadas, las saturadas se llevan la peor fama, pero forman parte de la nutrición humana desde siempre. No es hasta la era moderna, de dietas ricas en azúcares, productos ultraprocesados y consumo masivo de aceites vegetales (maíz, soja, girasol, canola...), cuando las enfermedades metabólicas y cardiovasculares se han disparado y van en aumento sin que podamos detenerlo.

El consumo de grasa saturada presente en carne, productos lácteos o aceites como coco y cacao se relaciona en muchos estudios con mejor calidad ovocitaria, disminución de síndrome premenstrual, menor riesgo de aborto y mejores resultados en embarazos mediante FIV.

En cuanto a las grasas monoinsaturadas, presentes en aceite de oliva, aguacate, avellanas, almendras o nueces, se relaciona también con mayores tasas de consecución de embarazos sanos.

¿SABÍAS QUE...? Las grasas presentes en los alimentos de verdad son fundamentales para el desarrollo neurológico de tu bebé y protegen su sistema nervioso de la inflamación. Hasta un 60 por ciento del cerebro está constituido por grasa, y el cerebro de tu bebé se está formando, por lo que necesita colesterol y ácidos grasos poliinsaturados: omega 3 DHA (ácido docosahexaenoico) y EPA (ácido eicosapentaenoico), los cuales dependen de tu ingesta.

Algunas fuentes de omega 3 DHA son las siguientes:

- Pescados como salmón, trucha, sardinas, arenques, caballa, mejillones y algunas microalgas. El pescado salvaje contiene más cantidad que el de piscifactoría.
- Carnes de animales que pastan (de mayor calidad, pero inalcanzable para muchos bolsillos) y huevos de gallinas criadas en libertad.
- Las fuentes vegetales contienen omega 3 ALA (ácido alfa-linolénico Pequeñas cantidades pueden convertirse en DHA, pero son cantidades insuficientes durante el embarazo, y es fundamental evitar el exceso de omega 6 para optimizar esa conversión. Es el caso de nueces, chía y semillas y aceite de lino.

Los ácidos grasos omega 6 también son esenciales, pero se consumen en cantidades elevadas y este exceso genera inflamación. Los alimentos ultraprocesados contienen demasiados, y su exceso entorpece el aprovechamiento de omega 3. Por ello, es importante eliminar el consumo de aceites vegetales de semillas (maíz, girasol, soja...) y margarinas, que son proinflamatorios. Una cantidad adecuada de omega 6 se obtiene de alimentos de verdad, como carne, huevos, aceite de oliva, aguacate, lácteos o frutos secos.

Por su parte, el colesterol aumenta de manera fisiológica durante el embarazo: es prioritario para el desarrollo de tu bebé y las altas demandas de tu propio cuerpo. No debes preocuparte por ver niveles elevados hacia el tercer trimestre, ya que el colesterol forma parte de cada una de las membranas celulares, tuyas y de tu bebé. Recuerda que tu bebé se está formando y creando células constantemente. El colesterol también es imprescindible en la creación de hormonas para ambos.

Tanto la progesterona como los estrógenos, elevados e imprescindibles para mantener un embarazo sano, derivan del colesterol. El colesterol es esencial también para ciclos menstruales saludables donde cada mes, debemos producir suficientes estrógenos en la fase folicular, y suficiente progesterona en la fase lútea. Por tanto, es importante cambiar ideas desactualizadas sobre el consumo de ciertos alimentos. Sin olvidar, que muchos alimentos ricos en colesterol lo son también en otros nutrientes indispensables como la colina. Serían un claro ejemplo los huevos y el hígado.

Las grasas son saciantes y densas en nutrientes, una gran opción en el tercer trimestre, cuando el estómago tolera menos cantidades de alimentos. Si comes lácteos, que sean enteros, dado que los desnatados tienen menos nutrientes y más azúcar. Fuentes de grasas saludables son carnes, lácteos enteros, aceite de oliva, aceite de coco, aguacate, mantequilla, frutos secos, huevos y, por supuesto, pescado.

¿SABÍAS QUE...? La leche materna es rica en grasas saturadas y colesterol, una composición parecida a la mantequilla, la cual no es mala. Añadirla a las verduras favorece la absorción de nutrientes. También puedes probar con aceite de coco.

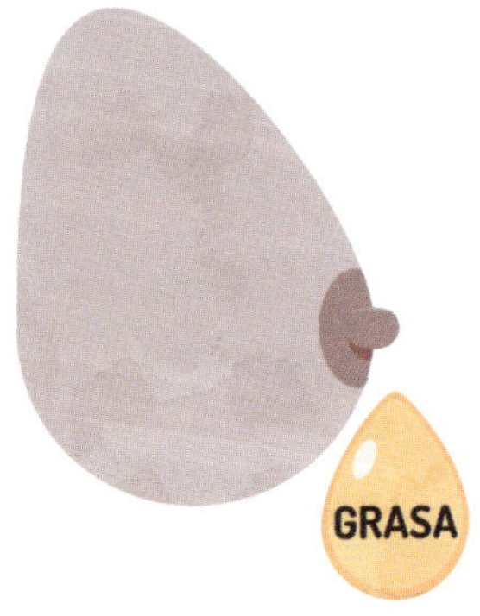

Hidratos de carbono

Los hidratos de carbono proporcionan fibra, energía, minerales y vitaminas. Se encuentran presentes en verduras, legumbres (ricas en hidratos y proteínas), leche y yogur, cereales, tubérculos y frutas.

Simples

Se presentan como azúcares o combinación de azúcares. Generalmente, darán lugar a una elevación muy rápida de la glucosa en sangre y, por tanto, también de insulina como respuesta. El cuerpo la puede utilizar como energía inmediata o para rellenar los depósitos de glucógeno en hígado y músculos. Pero si estos ya están llenos, la almacenará en forma de grasa. Pueden estar formados también por una combinación de azúcares:

- Glucosa.
- Fructosa: azúcar de las frutas.
- Galactosa: principalmente presente en leche.
- Maltosa: glucosa + glucosa. Presente en la miel y, en menor cantidad, en frutas, verduras y cereales.
- Sacarosa: glucosa + fructosa, azúcar de mesa convencional.
- Lactosa: azúcar de la leche. Formada por glucosa + galactosa.

Complejos

Están formados por cadenas largas de hidratos simples y por ello, requieren más tiempo para ser digeridos. En general su absorción es más lenta y gradual. Se encuentran en harinas integrales (no procesadas), legumbres, verduras y frutas. Incluyen almidón y fibra.

- El almidón es un hidrato de carbono complejo presente en cereales y tubérculos. Está formado por cadenas largos de azúcares. Su descomposición mediante la digestión dará lugar a glucosa.
- La fibra es un hidrato de carbono presente en verduras, frutas, legumbres, cereales y frutos secos. Nuestro cuerpo no la puede digerir. Puede ayudar a aumentar la masa fecal y el tránsito intestinal. También fermenta para nutrir la microbiota intestinal. Nos referimos especialmente a la fibra presente en vegetales y frutas. Su exceso también puede ser contraproducente, aumentando gases y estreñimiento.

Refinados

Son alimentos ultraprocesados. Carecen de nutrientes y solo aportan glucosa en última instancia. Son harinas blancas y todo lo que se fabrica con ella: pan, galletas, cereales de caja o pasta. Y también dulces, golosinas o bebidas azucaradas.

Almidón retrógrado o tipo 3

Es un almidón que se obtiene al enfriar alimentos previamente cocinados como la patata, la batata o el arroz. Tras cocinar estos alimentos, se deben enfriar entre 10 y 24 horas en la nevera. Se deben consumir fríos o calentados muy brevemente y poco. El almidón tipo 3 resiste la digestión y llega al intestino grueso, donde alimenta la microbiota favoreciendo la producción de ácidos grasos de cadena corta como el ácido butírico. Este ácido graso protege de la inflamación y cuida del intestino y la microbiota intestinal. También podemos obtenerlo de alimentos como mantequilla. Además, el almidón tipo tres, evita picos de glucosa al ser un almidón resistente a la digestión.

En el mundo moderno occidental se da un abuso de hidratos de carbono refinados. Se relacionan con enfermedades como diabetes, hipertensión, obesidad y resistencia a la insulina. Estos hidratos de carbono son los alimentos con mayor capacidad de elevar la glucosa. Su consumo es totalmente prescindible. El ser humano no los necesita. El consumo de azúcar debería ser algo reservado a momentos especiales, pero sin formar parte de nuestro día a día. Lo cierto es que culturalmente lo tenemos muy integrado y no siempre es fácil restringirlo.

Los zumos tampoco son saludables, aunque sean hechos en casa. Sin la fibra de la fruta entera, se convierten en una bebida azucarada que dispara la glucosa y la insulina.

Nuestra principal fuente de hidratos deben ser las verduras y tubérculos. También en forma de almidón tipo 3 o retrógrado. Los cereales, aunque en sus formas integrales son mejor opción pues contienen fibra y nutrientes, contienen también antinutrientes que pueden comprometer la absorción de minerales como el hierro, zinc, magnesio o calcio. Cereales como el trigo han ido sufriendo muchos cambios debidos a la industrialización y los pesticidas. La realidad es que cada vez más personas presentan problemas de intolerancias, malas digestiones o enfermedades autoinmunes. En general, podríamos decir que es una recomendación adecuada, simplemente moderar su consumo. De este modo, también dejamos más espacio para proteínas y grasas.

Para el pan, y como alternativa, podemos optar por panes de trigo sarraceno o panes elaborados con masa madre cuya digestión es más sencilla para nuestro cuerpo.

La combinación de los alimentos también es interesante. Combinar los hidratos con proteínas y grasas disminuye el pico de glucosa que pueden causar. Combinar a lo largo del día legumbres y cereales (por ejemplo: lentejas y arroz) aporta los aminoácidos esenciales que por separado estos alimentos no proporcionan en cantidades suficientes.

Las mujeres diabéticas, tanto tipo 1, como tipo 2, se beneficiarían de investigar sobre dieta baja en hidratos o moderadamente baja, de la mano de nutricionistas y profesionales que individualicen cada caso. Estabiliza la glucosa, reduce la necesidad de insulina y mejora a la larga la salud global, disminuyendo las complicaciones asociadas a la diabetes.

Asimismo, las dietas bajas en hidratos, especialmente refinados, podrían disminuir la hipertensión o revertirla, aumentar la energía y mejorar trastornos hormonales, problemas autoinmunes y síndromes metabólicos.

¿SABÍAS QUE...? Para consumir legumbres, se recomienda ponerlas en remojo al menos durante 24 horas. Durante este tiempo, es importante cambiar el agua varias veces. Es la mejor manera de eliminar los antinutrientes presentes en las mismas y hacer su digestión un poco más ligera.

Algunos mitos

Sal

La mayoría de los profesionales ya no recomiendan dejar de consumir sal en el embarazo, dado que es crucial para mantener el aumento del volumen de sangre, además de favorecer la absorción de nutrientes (por su presencia en el ácido gástrico) y ser esencial para la transmisión del impulso nervioso.

La sal forma parte esencial del cuerpo humano. El plasma de la sangre contiene sal. Los músculos necesitan sal para contraerse. El corazón para funcionar. Las lágrimas son saladas. El líquido amniótico también.

Para estar hidratadas, necesitamos sal. En el hospital se hidrata con suero salino a las personas. Nunca con agua intravenosa.

El riñón cumple la función de equilibrar la sal en nuestro cuerpo, reteniéndola o eliminándola según sea necesario. Si el consumo es bajo, sentiremos sed y hambre. El riñón intentará retener la sal, desencadenando la producción de determinadas sustancias en cadena que en última instancia, aumentarán la tensión arterial.

Un estudio reciente, (Messerli *et al.*, «Sodium Intake, Life Expectancy and All-Cause mortality», 2021) analizó el consumo de sal en 181 países del planeta, y encontró que un consumo de sal diario de entre 10 y 12 gramos, aumenta la esperanza de vida y disminuye el riesgo cardiovascular.

El origen de la hipertensión debemos buscarlo en el daño del endotelio: la pared interna de nuestros vasos sanguíneos. Un endotelio sano es capaz de adaptarse al cambio del volumen sanguíneo, al ejercicio físico y demandas de nuestro cuerpo.

Sin embargo, el endotelio dañado pierde elasticidad. Los vasos sanguíneos se vuelven duros y esto hace que aumente la tensión arterial. Una de las principales causas de este daño endotelial es la resistencia a la insulina. La resistencia a la insulina supone una inflamación crónica que afecta a la salud del endotelio. Por ello, la hipertensión se considera un estado prediabético.

A su vez, la baja ingesta de sal se relaciona con mayor resistencia a la insulina. Tenemos estudios que nos muestran que, en el embarazo, la sal contribuye a bajar la tensión arterial y la incidencia de preeclampsia. Las dietas bajas en sal o sin sal se relacionan con un aumento de complicaciones, como preeclampsia, bebés de bajo peso y CIR, e incluso muerte intrauterina (Sakuyama *et al.*, *Journal of Biomedical Science*, 2016). La retención de líquidos típica del embarazo se debe a factores del retorno venoso mecánico, a falta de ejercicio físico y bajo consumo de proteínas especialmente. Pero no al consumo de sal. Una buena opción sería escoger sal marina sin refinar. De esta manera, la sal contiene todos los minerales que la sal refinada de mesa ha perdido. Si además es yodada, mucho mejor.

Si tienes problemas de tensión arterial, evita los alimentos ultraprocesados, ya que contienen fructosa que favorece y empeora la hipertensión.

En resumen, eliminar el consumo de azúcares e hidratos de carbono refinados es una mejor estrategia para cuidar la tensión arterial, y no tanto la restricción de sal. El ejercicio físico también forma parte del cuidado cardiovascular. Si tu dieta es rica en ultraprocesados, entonces sí es adecuado moderar el consumo de sal pues estos alimentos, ya la contienen en grandes cantidades.

Huevos

Los huevos son alimentos altamente nutritivos, recomendables durante el embarazo, y no existe restricción en cuanto a su consumo. ¡No la hay! Contienen proteínas de alto valor biológico y omega 3 DHA si son de gallinas criadas en libertad, el colesterol tan necesario durante el embarazo, así como vitaminas A, E y D, y vitaminas del grupo B, entre ellas colina, un nutriente tan importante como el ácido fólico. Se deben consumir con las yemas, donde están gran parte de estos nutrientes.

¡Los huevos son muy versátiles!, perfectos como desayuno y aperitivo, y van genial para la diabetes gestacional. Además, el riesgo de que un huevo esté contaminado por salmonella está entre uno por cada doce mil y treinta mil, más bajo que en otros alimentos, como las verduras.

Colina

Si preconcepcionalmente hablábamos de una recomendación de ingesta diaria de en torno a 400 mg de colina, durante el embarazo sería de entre 500 y 900 mg.

Huevos, hígado, carnes y pescados, son los alimentos con mayor concentración de colina por 100 gramos. También está presente en menor concentración en setas shiitake, legumbres, frutos secos, y verduras como el brócoli. Pero para igualar el contenido de un solo huevo, harían falta unos 300 gramos de brócoli.

Algunos polivitamínicos de embarazo incluyen colina, pero la mayoría, aún no. Por tanto, es importante que obtengas colina principalmente a través de la dieta. Si no consumes alimentos como hígado o huevos, suplementar podría ser una opción. Consulta con una nutricionista especialista de embarazo para ajustar y escoger la suplementación que más te convenga.

Hemos hablado de la importancia de la colina en el correcto cierre del tubo neural. Pero también será importante en la prevención del cierre adecuado del paladar y del labio: en todo lo que se refiere a la línea media del bebé en desarrollo.

Por otro lado, la colina es importante en la formación de los vasos sanguíneos de la placenta. Varios estudios sugieren que la suplementación con colina podría favorecer la adecuada creación de los vasos (angiogénesis) en el proceso de placentación. Por ello, una ingesta adecuada y suficiente de colina se asocia con menor riesgo de hipertensión y preeclampsia durante el embarazo.

Hígado

¿Se puede consumir? La respuesta es sí. ¿Y la toxicidad de la vitamina A? Se debe a casos de hipervitaminosis con suplementos a altas concentraciones. Lejos de tener exceso de vitamina A, muchas mujeres no la consumen lo suficiente. Este déficit tiene impacto en el aumento de hernia diafragmática congénita. El retinol es la forma que contiene la de origen animal, de mayor absorción que los carotenos de las frutas y verduras.

Puedes comer hígado bien cocinado, si te gusta, una o dos veces a la semana. Es uno de los alimentos más ricos en hierro, colina y vitaminas del grupo B que existe.

Para más información, puedes consultar en la web de la Agencia Española de Seguridad Alimentaria y Nutricional.

Higiene alimentaria y embarazo

Una de las cosas que más preocupa a las mujeres embarazadas son todas las recomendaciones sobre alimentos a evitar durante el embarazo por posibles riesgos, y también los cuidados a tener en cuenta con la preparación y almacenamiento de alimentos. Es cierto que en ocasiones esta información puede generar sensación de ansiedad y aumentar el miedo durante el embarazo. Por suerte, en nuestro medio la seguridad alimentaria es bastante alta. Siguiendo unas medidas adecuadas de higiene, el riesgo se minimiza totalmente.

Medidas básicas de higiene:

- Lavado de manos siempre antes y después de manipular alimentos.
- Lavado adecuado de las superficies y utensilios empleados.
- Separación de los alimentos crudos de los cocinados: los alimentos crudos pueden contener microorganismos patógenos. Por ello, tampoco utilizaremos el mismo cuchillo o tabla de cortar sin lavar previamente para alimentos crudos y cocinados. Con ello, prevenimos la contaminación cruzada de unos alimentos a otros.
- Debemos cocinar completamente los alimentos. Especialmente carne, pescado y huevos. De este modo, nos aseguraremos eliminar microorganismos perjudiciales si estuviesen presentes, como *Toxoplasma gondii y Listeria monocytogenes.*
- Se recomienda conservar a temperaturas adecuadas los alimentos cocinados, refrigerándolos los antes posible. También es preferible descongelar los alimentos en la nevera o procediendo a cocinarlos. De esta forma, reducimos la posibilidad de que posibles microorganismos puedan proliferar a temperatura ambiente.
- Se debe realizar un lavado adecuado de frutas y verduras, especialmente si se comen crudas. Es importante pelar bien los alimentos que lo requieran y lavar abundantemente. También es posible utilizar productos desinfectantes para verduras. Recuerda también lavar las bolsas de ensaladas.
- No se recomienda el consumo de pescado crudo, aunque haya sido congelado previamente. El congelado elimina el parásito Anisakis, pero no elimina la posible presencia de Listeria. El pescado tipo salmón ahumado y marinado, también es crudo por lo que no debería consumirse. ¡Pueden llevarte sushi al hospital después del parto si es tu mayor antojo!
- Se recomienda no consumir pescados grandes por contener mayores cantidades de mercurio que los pequeños. Esto incluye: pez espada, emperador, tiburón, lucio y atún rojo. ¿Puedo consumir entonces bonito del norte o atún blanco? Estos peces, al ser más pequeños tienen un contenido medio de mercurio. Por tanto, puedes consumirlos con moderación. ¿Y enlatado? Se puede consumir, pero la realidad es que es preferible la conserva en botes de cristal para evitar mayor consumo de posibles disruptores endocrinos procedentes de las latas. Comprueba que la conserva es de pescado cocinado.

- Se recomienda, a ser posible, evitar los productos cárnicos loncheados como jamón cocido. Esto es porque al ser loncheados y manipulados, aumenta el riesgo de contaminación por listeria. Recuerda que la listeria sobrevive a la refrigeración y el congelado. Ahora bien, puedes cocinarlos (como en una pizza) y consumirlos. También puedes comprar piezas y elaborar tu propio embutido con pechuga de pollo, pavo, lomo o jamón.
- Se recomienda no consumir productos cárnicos crudos curados como chorizo, salchichón, o jamón si no tenemos inmunidad frente al toxoplasma. Es cierto que existe controversia respecto al jamón, pues parece que un jamón curado entre 18 y 24 meses es poco probable que esté contaminado, pero es prudente evitarlo.
- Derivados lácteos elaborados con leche cruda o sin pasteurizar. Los quesos sin pasteurizar tienen mayor riesgo de contaminación también por listeria. La buena noticia es que la cantidad de quesos pasteurizados disponibles es infinita.

Sobre Toxoplasma gondii

La toxoplasmosis es una enfermedad parasitaria ocasionada por el protozoo *Toxoplasma gondii*. Se puede transmitir por el consumo de los quistes del parásito presentes en carne cruda, embutidos, verduras o agua contaminada. Durante el embarazo, podría transmitirse por vía vertical, de la madre, al bebé.

Se previene con una buena higiene en la manipulación de alimentos, cocinando los alimentos por completo al menos a 70 grados, y pelando y lavando bien las frutas y verduras. En muchas comunidades autónomas se criba en la serología del primer trimestre por lo que podrás conocer si ya eres inmune o por el contrario no lo eres. Se estima que en torno a un 20 por ciento de la población tiene inmunidad.

Sobre *Listeria monocytogenes*

El consumo de alimentos crudos como quesos de pasta blanda, pescados, fiambres o verduras crudas se ha asociado a la enfermedad listeriosis. Es muy poco frecuente, pero es grave. Es una enfermedad transmitida de animales a humanos asociada al consumo de alimentos contaminados. En el embarazo, puede transmitirse por vía vertical, a través de la placenta.

Listeria monocytogenes resiste al congelado y, de hecho, prolifera bien bajo refrigeración. Por eso, los alimentos con con una larga vida útil como pueden ser los fiambres también tienen riesgo de contaminación. Para su prevención, seguiremos las recomendaciones básicas de higiene alimentaria descritas anteriormente. Y, sobre todo, tener en cuenta que, aunque la congelación puede matar el parásito Anisakis, o el toxoplasma, no sucede así con la listeria. Por tanto, optaremos por cocinar y lavar adecuadamente los alimentos.

Infusiones y cafeína

En cuanto al consumo de café y cafeína, dosis de 200 mg al día parecen ser seguras: una o dos tazas (dependiendo de su concentración).

Ten en cuenta que el té y el chocolate también cuentan como fuente de cafeína. Por ejemplo, una onza (28 g) de chocolate al 70 por ciento contiene aproximadamente, 40 mg de cafeína. Un café solo contiene en torno a 100 mg. Un café con leche contiene también en torno a 100 mg, mientras que un cortado, ronda los 75 mg.

No se recomienda superar la cantidad de 200 mg. Esta dosis es segura. Sin embargo, mayores dosis podrían estar relacionadas con disminución del riego placentario y los efectos que derivan del mismo, como retraso del crecimiento fetal.

Recuerda también que interfiere en la absorción del hierro. Procura separar la ingesta de café del suplemento de hierro y de las comidas. El descafeinado es una buena opción si necesitas tomar más café por costumbre o deseo.

Respecto a las infusiones, existen muchas que se pueden tomar. Algunas de ellas son:

- Té negro, verde o blanco (teniendo en cuenta que contiene cafeína).
- Infusiones de jengibre, hojas de menta, hojas de hierbabuena y rooibos.
- Té de limón, tomillo, manzanilla, tila o frutas.

Las infusiones que hay que evitar serían:

- Valeriana, eucalipto, menta, poleo, hierbaluisa, regaliza, anís, salvia y diente de león.

Dietas vegetarianas y veganas

Una dieta vegana u ovolactovegetariana adecuadamente planteada puede ser apropiada durante el embarazo. En cualquier mujer embarazada habría que valorar si consume suficientes nutrientes, sea omnívora, vegetariana o vegana. Las personas vegetarianas o veganas suelen tener mucho conocimiento sobre alimentación y controlan las fuentes de los distintos nutrientes, por lo que en estas dietas es posible encontrar casi todos los esenciales. Un nutricionista especializado en dieta vegetariana puede repasar contigo tu nutrición de cara al embarazo. Sin embargo, dado que a veces es difícil llegar a los requerimientos del embarazo, algunos nutrientes sería interesante suplementarlos.

Es cierto que la densidad en nutrientes de las fuentes vegetales suele ser inferior a la de alimentos de origen animal, y en algunos casos su absorción también, por lo que en el embarazo es importante hacer elecciones y modificaciones nutricionales en ese sentido. Cuídate de priorizar buenas fuentes de proteína, ya que tus necesidades aumentan sustancialmente. Los huevos, en especial de gallinas libres, son una fuente excelente de proteínas y muchos otros nutrientes.

Además, recuerda que son uno de los alimentos con mayor cantidad de colina. Las mujeres veganas quizá puedan plantearse incluir huevos de gallinas criadas en libertad durante el periodo de embarazo y lactancia. Con todo el respeto hacia la parte ética de la alimentación vegana, el embarazo es un periodo crucial para el bebé en desarrollo.

Es fundamental el suplemento de vitamina B12 toda la vida, en ambos grupos. Aunque algunas personas vegetarianas consideran que no es necesario, la evidencia respalda la necesidad de suplementar B12 también en ovolactovegetarianas. En el embarazo esto es realmente importante. La experta en nutrición vegetariana Lucía Martínez realiza una gran divulgación en redes y sus libros sobre este punto.

Podría ser interesante tomar un suplemento de omega 3 a base de algas, tanto para estos grupos de mujeres como para aquellas que no consuman pescado o fuentes adecuadas de manera regular.

Si bien es cierto que las mujeres vegetarianas o veganas no suelen tener mayor tasa de anemia que la población general, es posible que la ferritina sí esté más baja. Por tanto, se debe valorar si es necesario suplementarla y vigilar si se produce anemia en el posparto.

Suplementos

¿Multivitamínicos? La dieta es siempre la primera y principal fuente de nutrientes, pero no toda la población tiene una nutrición lo bastante completa por un lado. Por otro, los alimentos que consumimos por la manera en que se producen pueden no aportar todos esos nutrientes tampoco en cantidades suficientes.

Obtener la dosis diaria recomendada de algunos nutrientes no se consigue siempre y en el embarazo es especialmente necesario. Es entonces cuando se vuelve interesante un multivitamínico. Escoge aquellos que incluyen formas más biodisponibles de los componentes, ya que las formas sintéticas abaratan el producto, pero no aportan el mismo beneficio.

Hierro

No es necesario suplementar hierro de manera universal a todas las mujeres embarazadas, sino en función de su analítica. En general, se indica suplementación con hemoglobina de 11 g/dl o inferior en el primer y tercer trimestre, y 10,5 g/dl en el segundo. La ferritina también importa: son las reservas de hierro que tienes disponibles. Son ideales valores de ferritina mayores de 50 ng/ml. En embarazo debemos mantenerlo como mínimo en 30. Si están por debajo, sería también adecuada la suplementación. Si tu hemoglobina está en 11, pero la ferritina está bien, el margen es mayor: ya sabes que hay una hemodilución.

La necesidad de hierro se sitúa en 30 mg al día, y 60 mg al día en embarazos gemelares. Lo primero siempre es reforzar una dieta más rica en hierro: marisco (bien cocinado), hígado, carne, pollo, huevos, pescado, verduras de hoja verde, legumbres y frutos secos. Combínalos con limones, tomates o pimientos para obtener vitamina C, que mejora la absorción del hierro.

El suplemento de hierro convencional de farmacia suele causar molestias gastrointestinales, dolor abdominal y estreñimiento, y que las heces se vuelvan negras. Además, su biodisponibilidad suele ser baja y por ello se suplementa a dosis más altas. Como alternativa, existen diferentes preparados comerciales con mejor absorción y menos efectos secundarios gastrointestinales. Entre ellos, encontramos:

- bisgliscinato de hierro
- hierro quelado
- hierro liposomado

A veces, es más fácil encontrarlo en casas dedicadas a los suplementos que en farmacias.

Folatos, «ácido fólico»

En el capítulo de preconcepción hablamos de la importancia de una adecuada suplementación de vitamina B9, comunmente conocida como ácido fólico, y la superioridad de hacerlo en su forma activa.

Antes del embarazo, se recomienda tomar 400 mcg de L-metilfolato diarios, y durante el mismo, entre 600 y 800 mcg diarios, o 1.000 mcg en embarazos gemelares. Además, es necesario que se suplemente en conjunto con vitamina B12 y B6, en forma de polivitamínico, pues estas vitaminas, necesitan las unas de las otras para poder cumplir bien todas sus funciones.

Igualmente, no olvidemos que la dieta sigue siendo la base de la obtención de nutrientes. Alimentos ricos en folatos son hígado, yemas de huevo, legumbres, brócoli, aguacates, espárragos, semillas de girasol, hojas verdes y frutos secos.

Yodo

Se recomienda el consumo de alimentos ricos en yodo, como lácteos, pescado, marisco o huevos, y el uso de sal yodada para suplementarlo; esta debe guardarse con cuidado si vivimos en ambientes húmedos para que no pierda la concentración de yodo.

La ingesta de unos 3-4 g de sal yodada diaria cubre las necesidades de yodo. Sin embargo, en algunas zonas, España sigue siendo un país con deficiencia de yodo, y el uso de sal yodada no es general. Por ello, se recomienda un suplemento de 200 mcg al día durante el embarazo y la lactancia, ya que la fuente de yodo de tu bebé es tu leche. Si estás segura de consumir diariamente alimentos ricos en yodo y utilizas sal yodada, quizá no lo necesites.

Vitamina D

Recordemos que la vitamina D es realmente una hormona. Se conoce por su importancia en la absorción del calcio, por regular otros sistemas hormonales, mantener la microbiota intestinal y optimizar el sistema inmune. También mejora la resistencia a la insulina e interfiere en la ovulación, promoviendo la maduración adecuada de los folículos ováricos. Asimismo, tiene un papel importante en la implantación, favoreciendo la aceptación a nivel inmunológico del embrión por el endometrio materno.

La vitamina D se sintetiza a partir de precursores de colesterol cuando nos exponemos al sol, que como vimos anteriormente, proporciona hasta el 90 por ciento de la vitamina D que necesitamos: a más superficie de piel expuesta, mayor absorción y en menos tiempo. Sin embargo, en nuestra capacidad de asimilación de la vitamina D interfieren factores como la obesidad, la inflamación crónica, el magnesio, la hora del día, la estación del año, el lugar del planeta donde estemos y el color de nuestra piel. Asimismo, el estilo de vida entre paredes y el uso de protección solar contribuyen a que el nivel de vitamina D sea bajo en la población, siendo la dieta insuficiente para cubrir nuestras necesidades. A través de algunos alimentos, podemos obtener hasta un 10 por ciento de la vitamina D que necesitamos, como es el caso de algunos pescados (arenques, caballa, sardinas o salmón), la yema de huevo, setas, champiñones o alimentos enriquecidos.

> Existen aplicaciones como Dminder que sopesan estos factores y te recomiendan cuánto tiempo exponerte con seguridad al sol.

El déficit de vitamina D durante el embarazo se asocia con abortos de repetición, el aumento del riesgo de preeclampsia, bebés de bajo peso y tres veces más posibilidades de tener diabetes gestacional. Idealmente, deberíamos tratar el déficit de vitamina D antes del embarazo, o en su defecto, en el primer trimestre. Valores mínimos son por encima de 30 ng/ml, y valores óptimos, entre 50 y 70 ng/ml. Hablamos de insuficiencia por debajo de 30 ng/ml y de deficiencia por debajo de 20 ng/ml. La toxicidad son niveles por encima de 120-150 ng/ml.

Algunos profesionales sanitarios se empeñan en considerar valores de 20 ng/ml como valores normales. Esto es porque desconocen la implicación que tiene en la salud de la mujer embarazada y su bebé.

¡Necesitamos la luz del sol! Sería ideal exponernos al sol cada día de manera correcta. Sin llegar a quemarnos, pero obteniendo suficiente luz para sintetizar serotonina y vitamina D, así como sincronizar el reloj de nuestras células con la luz ambiental. En caso de deficiencia, se recomiendan dosis de al menos 4.000 UI (unidades internacionales) con total seguridad en embarazo y 6.500 UI durante la lactancia hasta alcanzar niveles suficientes. La dosis de 600 UI diarias, habitual en los polivitamínicos, es insuficiente para niveles bajos de vitamina D. Sería la dosis mínima para toda mujer embarazada con unos niveles adecuados de partida en el embarazo. Idealmente, debería medirse cada cuatro o seis meses para ajustar las dosis. Recuerda que la mejor forma de suplementar es en forma de D3 o colecalciferol.

Magnesio

Existe también un gran déficit de magnesio entre la población. Durante el embarazo, el magnesio disminuye las náuseas, regula la insulina, estabiliza la glucosa y disminuye el riesgo de hipertensión y preeclampsia, además de calmar el sistema nervioso, mejorar el sueño y cuidar el tiroides. Por ello, es adecuado un suplemento de entre 300 y 400 mg al día en forma activa de bisglicinato de magnesio o citrato (formas que mejor se absorben) y de al menos 400 mg en gemelares. Se recomienda tomarlo por las noches por su efecto calmante. El citrato va mejor en caso de estreñimiento, pues favorece la evacuación.

El magnesio alivia también los calambres musculares y disminuye las contracciones en casos de útero irritable (ver más adelante).

A partir del segundo trimestre por aumento de pérdidas en el filtrado del riñón, es muy recomendable incluirlo como suplemento. Intenta buscar formas que contengan solo bisglicinato o citrato, para evitar confusiones sobre su adecuación en embarazo.

Alimentos ricos en magnesio son los aguacates, frutos secos, hojas verdes, chocolate negro o semillas de chía. Sin embargo, por el uso de fertilizantes y agotamiento de los suelos, los alimentos cada vez son más pobres en magnesio.

Alcohol y tabaco

Ninguna cantidad de alcohol se considera segura para el bebé durante el embarazo y se debe evitar su consumo al cien por cien, pues atraviesa la placenta en cuanto entra en la sangre materna y puede producir alteraciones físicas, mentales y motoras en el bebé. Su consumo debe ser cero. A mayor consumo, mayores son los efectos. Si antes de saber que estabas embarazada bebiste alcohol de manera puntual, no te preocupes. Lo importante es que no lo hagas más.

En cuanto el tabaco, fumar durante el embarazo es un factor de riesgo importante para ti y para tu bebé. No es cierto que sea mejor fumar un poco que la ansiedad por no fumar. Siempre es mejor no fumar nada. Si no puedes evitarlo, por supuesto es menos dañino fumar lo mínimo posible. El embarazo es un momento motivador para dejar de fumar y, si tu pareja fuma, plantéale también que lo deje para evitar que vuestro bebé sea fumador pasivo al nacer. Pide ayuda si la necesitas.

El consumo de tabaco en el embarazo aumenta el riesgo de:

- bajo peso del bebé al nacer y parto prematuro
- problemas placentarios
- muerte intrauterina
- aborto espontáneo
- malformaciones en el bebé
- muerte súbita del lactante

Actividad y ejercicio físico

Alcanzar una salud óptima y disfrutar de ella pasa por que nos acerquemos lo máximo posible al diseño que la naturaleza ideó para nosotras: el equilibrio corporal. Esto requiere que te mantengas activa. La actividad física es la que realizamos en el quehacer de la vida diaria. En lugar de cazar, recolectar, salir en busca de agua y comida o subir a los árboles, ahora vivimos en casas, no nos da el sol, caminamos sobre asfalto, nos movemos en coche y trabajamos muchas horas sentadas o de pie. Hay movimientos que ya ni hacemos, como estirar los brazos, porque no lo necesitamos, y tampoco nos sentamos en el suelo ni utilizamos la posición de descanso natural, en cuclillas, sino que usamos sillas y sillones, y nos sentamos encorvadas.

Al no movernos y mantener las mismas posturas cada día, nuestros músculos, ligamentos y articulaciones se resienten, se acortan o pierden tono. Perdemos agilidad y rangos de movimiento, lo que puede generar disfunciones y dolor, y a veces incluso afectar a la posición del bebé para el parto. Muévete más y mejor en las actividades de tu vida diaria:

- Estira los brazos y la espalda en el marco de la puerta.
- Intenta sentarte mejor y a ser posible menos. Incorpora las cuclillas sentándote en banquitos o pelotas pequeñas. Recupera rangos de movimiento.
- Levántate de tu puesto de trabajo cada hora y camina cinco minutos.
- Dedica cinco minutos cada día a una respiración consciente.
- Evita sentarte en el sofá bocarriba de manera continuada.

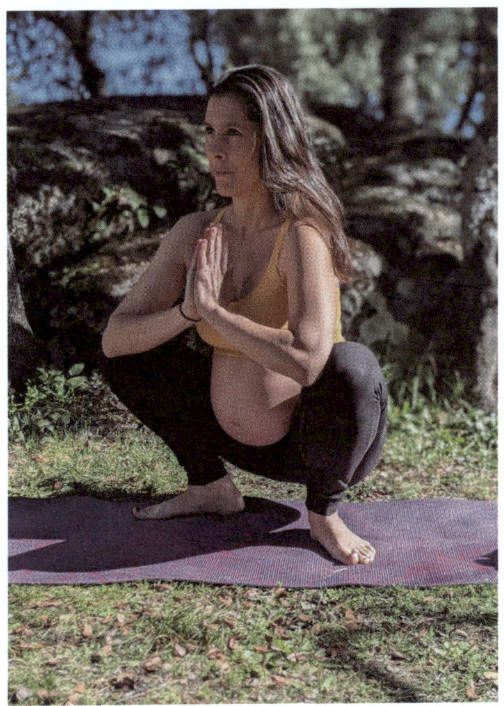

Posición de cuclillas

El ejercicio nos permite mejorar la condición física, nos acerca a ese diseño original: músculos fuertes, sistema circulatorio sano, capacidad respiratoria adecuada, agilidad, fuerza y flexibilidad.

¿En qué te beneficia concretamente el ejercicio físico durante el embarazo?

- Favorece el adecuado desarrollo de la placenta, así como la formación de vasos sanguíneos fuertes y una circulación suficiente.
- Disminuye el riesgo de diabetes gestacional y mejora su control en caso de diagnóstico: el músculo utiliza la glucosa y la estabiliza a lo largo del día.
- Reduce el riesgo de hipertensión y preeclampsia: la placenta está bien irrigada parar desarrollarse y funcionar adecuadamente.
- Evita la ganancia excesiva de peso.
- Previene el riesgo de tener bebés muy grandes o pequeños.
- Disminuye las molestias físicas en el embarazo, junto con una buena higiene postural y actividad física.
- Reduce (no elimina) el riesgo de cesárea y partos instrumentales.
- Favorece la recuperación posparto porque los tejidos están nutridos y sanos.

Y, sobre todo, ten en cuenta que no aumenta el riesgo de aborto en el primer trimestre por realizar ejercicio físico. Si ya hacías ejercicio antes de quedarte embarazada, no hay problema en seguir entrenando, solo deberás adaptarte al progreso del embarazo y tus sensaciones. Por tanto, no debes dejar de hacer ejercicio salvo que las molestias y cansancio del primer trimestre te lo impidan. Escucha a tu cuerpo y dale el descanso que pide.

Puedes y debes hacer ejercicio de fuerza en el embarazo: el músculo es salud. Si realizas mucho ejercicio de fuerza muscular, compénsalo con estiramientos y relajación: el exceso de tono también descompensa el equilibrio corporal. No se recomienda el deporte de contacto ni con riesgo de caída o ejercicio de alto impacto, como saltar a la comba. También debes evitar los abdominales clásicos, pues favorecen la diástasis, al aumentar la presión abdominal y en el suelo pélvico. En su lugar, trabaja con la respiración y con ejercicios como abrazo al bebé: aquellos que ejercitan el músculo profundo del abdomen, tu transverso abdominal. El abrazo al bebé consiste en activar el transverso en la espiración. Coges aire profundamente y, al dejarlo salir, despacio, tu ombligo viene hacia dentro y hacia arriba, metiendo tu abdomen, tu bebé, hacia dentro, más cerca de ti.

Puedes entrenar en el agua durante todo el embarazo, ¡hasta el día del parto si quieres! Es un medio maravilloso al quitarnos peso por la inmersión y proporcionar un medio sin riesgo de caídas o golpes. Las clases de AIPAP impartidas por matronas en el agua, son una opción muy interesante.

Busca algo que te guste y te sea factible. Poco siempre es mejor que nada. ¡Hay tanto donde escoger! Asesórate con profesionales formados y especializados en ejercicio físico durante el embarazo, tanto si eres muy activa y atlética como si nunca has practicado ejercicio.

Si nunca has realizado ejercicio, el embarazo también es un buen momento para empezar. Apúntate a clases de embarazadas o busca una entrenadora personal especializada en embarazo que te acompañe.

Si hacías crossfit y te preguntas si puedes seguir, la respuesta es sí, adaptando las cargas y el movimiento. Existen entrenadoras personales especializadas en crossfit y embarazo. No dudes en pedir asesoramiento.

Si corrías y te preguntas si puedes seguir corriendo, la respuesta también es sí. Deberás ir adaptando de forma progresiva el tiempo y la intensidad, controlando las pulsaciones de manera que no sobrepasen el 80 por ciento de las pulsaciones máximas, ajustadas según la edad.

Se recomienda a todas las embarazadas realizar al menos 150 minutos de ejercicio físico a la semana.

Sexualidad

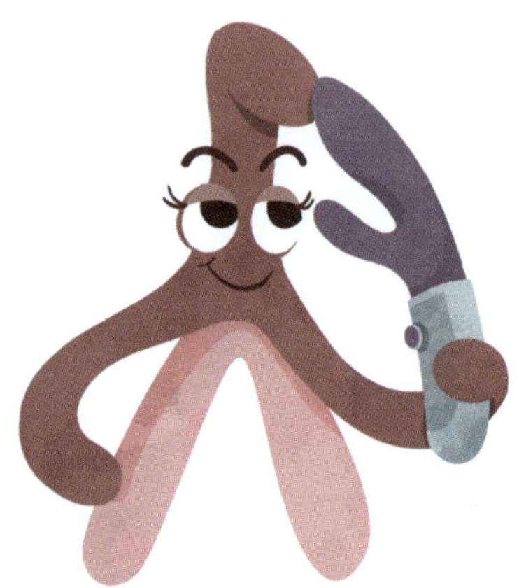

El sexo, con pareja o sin ella, es seguro durante el embarazo, salvo en situaciones concretas y aisladas. Cuando hablamos de sexo, por supuesto, no nos referimos solo al coito: las relaciones con penetración no son más que una opción más de la vida sexual. Lo que algunas personas llaman preliminares son relaciones sexuales tan completas como el coito.

¿SABÍAS QUE...? Las relaciones sexuales placenteras aumentan la producción de oxitocina y dopamina. Ambas hormonas producen vasodilatación, aumentando el riego a la placenta y a tu bebé. Y, sobre todo, recuerda que el orgasmo no provoca el parto.

En lo referente al sexo, existen muchas falsas creencias y temores que no se sustentan. En el primer trimestre, muchas veces hay cierto miedo, sobre todo a las pérdidas (en especial si se ha sufrido alguna con anterioridad). En otras ocasiones, las náuseas y el cansancio no ayudan, y es normal. No pasa nada. Sigue siempre tus deseos. Si no te apetece, fenomenal; tu pareja debe entenderlo y respetarlo. Otras veces te apetecerá a ti, pero no a tu pareja. ¡El autoplacer está a tu servicio! Además, ten en cuenta que tu capacidad para el placer está aumentada. ¡Aprovéchala!

- Existe aumento de sensibilidad en la zona genital: la mucosa se engrosa, está más turgente; por ello, a muchas mujeres les resulta más fácil alcanzar el orgasmo.
- Excepcionalmente, algunas mujeres, pueden tener sequedad durante el embarazo. Sería importante descartar cándida, y cuidar la nutrición y la hidratación. Puedes también utilizar hidratantes vaginales de base acuosa, una vez descartada la presencia de infecciones, para aliviar los síntomas.
- El clítoris, como el resto de la vulva, está más hinchado, más sensible y reactivo. Es habitual y muy normal que las mujeres sientan un aumento del deseo sexual.
- También aumenta la sensibilidad en las mamas y la piel: disfruta a través del tacto. No te asustes si tras un orgasmo la barriga se pone dura: es una contracción normal.

El segundo trimestre suele ser el mejor, porque los miedos del primero desaparecen y estás más ágil que en el tercero. Juega y descubre nuevas posturas, es un buen momento para salir de la rutina (si es que eres de rutina). No te preocupes: puedes tener sexo hasta el mismo día del parto, así como utilizar vibradores y otros juguetes; eso sí, escoge productos hechos con silicona médica y lávalos bien en cada uso. La vibración es segura, ya que es menor que, por ejemplo, la que se siente al ir en coche. Además, los vibradores, aplicados en la entrada a la vagina y la zona externa favorecen la elasticidad del periné de cara al parto; la penetración, también.

Situaciones que contraindican el sexo son sangrados, amenaza de parto prematuro, penetración en caso de bolsa rota, placenta previa sintomática o algún otro caso concreto por el que se te haya desaconsejado.

No os preocupéis, no es posible darle al bebé en la cabeza durante la penetración. Muchas parejas hombres piensan que con el pene van a llegar a darle al bebé. Ni el pene es tan grande ni el bebé está en la vagina, está dentro del útero protegido por su bolsa.

4.

Primer trimestre de embarazo

(de la semana 1 a la 12)

¡Bienvenida al primer trimestre! En tu cuerpo están sucediendo muchas cosas, por lo que es posible que a veces te sientas revuelta física y emocionalmente. ¡Hay un bebé creciendo dentro de ti!

Cambios emocionales

¿Cómo te sientes? La noticia del embarazo suele ir acompañada de muchas emociones distintas, a veces ambivalentes. Generalmente, el embarazo es deseado y, por ello, suele predominar la alegría y la ilusión, pero también es normal tener miedo; algunas mujeres incluso pueden sentir cierto rechazo. Cada una, en función de su momento vital, sentirá unas cosas u otras.

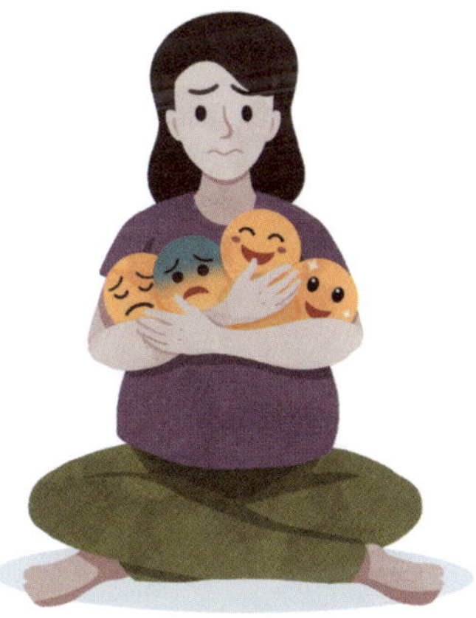

El miedo es una emoción universal, frecuentemente presente durante el embarazo. Algunas mujeres sienten miedo por todo, y otras no lo tienen. El embarazo conlleva cierta incertidumbre, aunque lo habitual es que las cosas salgan bien, así que permítete disfrutar de las pequeñas cosas, los cambios y la evolución de tu embarazo. Si surgen situaciones inesperadas, solo entonces te tocará lidiar con ellas. El apoyo del entorno, familiar y profesional, será en ese momento clave. Mientras tanto, deja que el embarazo siga su curso sin preocuparte de más.

El miedo es también una emoción de protección. ¿Qué es lo que te da miedo en este momento?, ¿qué puedes hacer para canalizarlo? A veces está bien escuchar nuestro miedo, razonarlo y dejarlo ir. Otras veces, este nos impulsa a buscar recursos o la información que necesitamos. Sin embargo, si el miedo te paraliza, la psicología perinatal puede ayudarte a trabajarlo con acompañamiento profesional. Ten en cuenta que el miedo que no te corresponde gestionar es el de los demás, ni de amistades o familiares, ni tampoco el de los profesionales.

Por otro lado, no te preocupes si a ratos crees que no estás preparada para ser madre o te sientes culpable por pensar así. La culpa es una de las emociones más presentes durante la maternidad, pero es socialmente aprendida y se debe a lo que pensamos que deberíamos sentir o ser. La idea abstracta de la buena madre, del embarazo ideal, el parto orgásmico o de la crianza perfecta genera un nivel de autoexigencia insoportable. No tienes que cumplir expectativas sociales. ¡Vive y disfruta tu propia realidad! Eres la mejor madre del mundo para tu bebé, no lo dudes ni un momento.

No te exijas. Recógete si te sientes sensible o cansada. Ve despacio. Quedan nueve meses por delante. El milagro de la gestación está sucediendo.

> Igual te apetece escribir un diario de embarazo, con fotos, dibujos, emociones, sensaciones, descubrimientos, hitos. Será un libro lleno de emoción.

Seguimiento del embarazo

Tu embarazo es tuyo

Con el positivo, entras en el sistema sanitario de atención al embarazo y el parto. El modelo de atención vive en constante cambio, pero aún bebe de una relación paciente-profesional paternalista. Sin embargo, el embarazo por lo general es una expresión de salud, por lo que su seguimiento debería ir encaminado a fomentarla. A la vez, sirve para detectar, prevenir e intervenir en los casos donde surgen problemas de la mejor manera posible para mamá y bebé. De todos modos, el seguimiento no supone renunciar a tu autonomía. Las pruebas no son obligatorias, sino recomendables, y algunas tienen alternativas. ¡No lo olvides!

Es importante que tú estés bien y te sientas segura. Una relación de corresponsabilidad con los profesionales, en lugar de pasiva, ofrece la oportunidad de que te veas más capaz. Quien va a gestar, parir y criar a tu bebé eres tú. La responsabilidad compartida solo implica que recibas información actualizada y completa, en términos comprensibles, para decidir lo mejor para ti. Tu elección siempre es la buena. Un trato humano, empático y de respeto mutuo posibilita este tipo de relación.

Las mujeres cada vez están más informadas, son pacientes que saben, y los profesionales no deben ofenderse por ello. Es legítimo formar parte de la asistencia y decidir sobre ella.

Sin embargo, muchas veces puede que en lugar de encontrar profesionales empáticos y respetuosos deis con profesionales poco actualizados que os dan un trato condescendiente y a veces incluso, inapropiado. Si te es posible, puedes intentar cambiar de profesional. Es una pena que en ocasiones sean los profesionales sanitarios los que hacen del embarazo un evento estresante.

Tu matrona

¿Conoces la figura de la matrona? Yo soy matrona, y creo que todo el mundo sabe qué hacemos, pero en ocasiones compruebo que no es así.

«La matrona es una profesional especializada y reconocida internacionalmente en los sistemas sanitarios. Es considerada una figura esencial en el ámbito tan importante que es la maternidad y la atención integral durante el ciclo vital de la mujer en todas sus fases: salud reproductiva, climaterio y sexualidad». BOE Orden SAS/1349/2009, de 6 de mayo.

Hay matronas especializadas en cada uno de los campos del ciclo vital de las mujeres. En embarazo, parto y posparto, lo que nos ocupa en este libro, las matronas somos profesionales de referencia, pues hacemos seguimiento y acompañamiento de todas estas etapas. Aportamos información, recursos y sostén, nos ocupamos de la preparación al parto, proporcionamos cuidados e intervenciones de salud y, cuando es preciso, derivamos a otros profesionales. En el centro de salud, alternamos con las consultas de obstetricia.

Las matronas somos la profesional experta y más formada en el parto normal, y lo asistimos de manera autónoma de principio a fin. De hecho, la evidencia muestra mejores resultados perinatales en el modelo de asistencia basado en matronas en comparación con otros modelos asistenciales: (Sandall J., *et al.*, «Midwife-led continuity models versus other models of care for childbearing women», *Cochrane Database of Systematic Reviews*, 2016).

- Menor riesgo de intervenciones: episiotomías, rotura artificial de la bolsa, menor necesidad de analgesia epidural, menor tasa de parto instrumental.
- Las mujeres refirieron mayor satisfacción son sus procesos de parto.
- No aumentó los resultados adversos en madres o bebés.

Por tanto, lo habitual es que no veas a la ginecóloga durante el proceso de parto, salvo que algo se desvíe de la normalidad. Aunque gran parte de la población sigue pensando que los partos deben ser asistidos por médicos, esto no es así. El parto normal es competencia de las matronas. Nos formamos y especializamos en fisiología y nuestras competencias legales nos avalan. La ginecóloga interviene en caso de patologías y situaciones de riesgo. Esto es porque matronas y ginecólogos tenemos competencias diferentes, y ambos somos necesarios: somos compañeros.

Lo habitual es que los ginecólogos intervengan en el parto cuando este se desvía de la normalidad y es avisado por la matrona. Son expertos en partos complicados y su papel es el de resolver mediante parto instrumental o cesárea, según sea necesario en cada situación. También lideran las emergencias obstétricas en el ámbito hospitalario, actuando todos en equipo: matronas y ginecólogos.

En casas de partos y partos en casa, las matronas resuelven estas situaciones de forma autónoma pues también estamos formadas en emergencias obstétricas.

Los mejores paritorios son aquellos donde matronas y ginecólogos trabajan en equipo, respetando las competencias de cada una y haciendo lo mejor para la mujer y su familia. No hay nada más satisfactorio que trabajar así, y los resultados en estos centros de referencia hablan por sí solos. Resultan en beneficio de las mujeres. Es importante que se respete y se valore la autonomía de las matronas.

> Existen matronas privadas que hacen seguimiento del embarazo, preparación al parto y asistencia al parto en casa, así como visitas posparto y de lactancia, de manera exquisita e individualizada. ¡Es una buena idea si alguien no sabe qué regalarte! En las redes sociales puedes seguir a muchas matronas que aportan información y recursos de gran calidad.

En la asistencia privada, no suele ofrecerse seguimiento con una matrona a las mujeres, y el parto lo asiste el o la ginecóloga. Esto es debido a las aseguradoras y la forma en que se cobran los partos en la sanidad privada. Aunque existen modelos diferentes, por norma general, cada parto asistido, supone una ganancia individual. En la sanidad pública, se asisten los partos que toquen en cada guardia, sin que ningún profesional cobre más por el número de partos atendidos. Objetivamente, las estadísticas sobre resultados de inducciones, cesáreas o episiotomías en asistencias al parto son llamativamente mayores en los centros privados año tras año, aunque, por supuesto, se debe considerar de manera individual cada centro y a sus profesionales. Uno de los mayores problemas de la asistencia al parto en sanidad privada es que no existen protocolos basados en evidencia para todos. Cada profesional hace las cosas a su gusto o conveniencia. Con demasiada frecuencia, esto resulta en detrimento de las mujeres y sus bebés. Se programan muchas inducciones sin una indicación clara y se acortan los tiempos de parto a conveniencia de horarios. Esto aumenta enormemente las tasas de partos medicalizados, instrumentales y cesáreas. Es un triste secreto a voces. Por otro lado, hay clínicas privadas que proporcionan una asistencia excelente y hospitales públicos con mucho por mejorar. No dudes en pedir estadísticas a los centros. Su disponibilidad es señal de transparencia.

Pruebas de embarazo

Cuando se confirma tu embarazo, seguro que quieres tener una cita lo antes posible, pero las primeras semanas solo puedes dejar que todo siga su curso de manera natural. El embarazo es un máster acelerado en paciencia para lo que está por venir. Lo que sí puedes hacer mientras tanto es cuidar tu alimentación, evitar el estrés, cuidar el descanso y continuar con el ejercicio físico, hasta donde los síntomas iniciales del embarazo te lo permitan.

A través de tu matrona, o del médico de familia en algunas zonas, se iniciará el seguimiento de tu embarazo hacia la semana 8-10. Si ha habido reproducción asistida o determinados antecedentes obstétricos, el seguimiento será precoz por razones obvias y algunas mujeres tendrán pautada heparina, progesterona u otros medicamentos previamente.

Para la mayoría de las mujeres, el seguimiento estándar es el más indicado. Como sociedad lo ponemos todo en manos de la tecnología y cada vez buscamos más inmediatez, pero poco podemos hacer aparte de esperar a que el complejo y mágico mecanismo de implantación y desarrollo embrionario suceda.

El seguimiento que te cuento a continuación es el habitual y recomendado, basado en guías de buena práctica clínica, aunque puede variar de un sitio a otro. En clínicas privadas, suelen hacerse más pruebas por cuestiones económicas, pero no es necesario ni aconsejable doblar por rutina pruebas en centros públicos y privados, salvo cuando necesites una segunda opinión. Más no es siempre mejor: el exceso de pruebas en el embarazo normal puede conllevar sobrediagnósticos e intervenciones innecesarias.

Bajo riesgo y alto riesgo

El lenguaje a veces estigmatiza: no te asustes por las etiquetas. El embarazo de bajo riesgo es el que no requiere de mayores cuidados que los habituales. ¡No significa que no esté bien atendido! Si surge cualquier problema, se hará el seguimiento necesario.

Por otro lado, el embarazo de alto riesgo es el que, por cualquier motivo, tanto materno como fetal, requiere de un seguimiento más estrecho. No significa que una esté en peligro en todo momento, simplemente se realiza un seguimiento más de cerca para prevenir complicaciones o intervenir a tiempo. Muchas mujeres que se consideran grupo de alto riesgo tienen embarazos normales y partos fisiológicos sin ninguna complicación.

¿SABÍAS QUE...? Aunque algunos embarazos se siguen como alto riesgo, al llegar a término, si todo es normal y ningún riesgo se ha manifestado finalmente, no es necesario inducir y es posible tener un parto espontáneo y normal. Por ejemplo: cuando se diagnostica a una mujer con riesgo de preeclampsia, si esta no aparece nunca (que es lo más frecuente) su parto es un proceso totalmente normal.

Analítica del primer trimestre

Se hace entre la semana 10 y 11 de gestación. Además de valorar los resultados del hemograma, como presencia de anemia, el análisis de orina o la coagulación, se estudia lo siguiente:

- Grupo sanguíneo y Rh: si eres Rh– y tu pareja (o donante) Rh+, tu bebé podría ser Rh+. Si tu cuerpo entrase en contacto con la sangre de tu bebé, podría crear anticuerpos frente a ese Rh+ desconocido para ti. Generalmente esto podría suceder durante el parto. De suceder, en un futuro embarazo, si el siguiente bebé también fuese Rh+, esos anticuerpos podrían atacar sus glóbulos rojos o rechazar el embarazo. Por ello, en torno a la semana 28 de gestación, por precaución, se administra la vacuna anti-D. La anti-D, es una inmunoglobulina que contiene anticuerpos contra el antígeno D. Evita que la madre con Rh-, pueda crear anticuerpos contra los glóbulos rojos con Rh +, de serlo su bebé. Cuando nazca tu bebé, si se confirma que es Rh+, te pondrán una segunda dosis en las primeras 72 horas. Si es Rh–, no es necesario repetir. En casos de aborto o técnicas invasivas, como amniocentesis, también se recomienda la vacunación. Si tu pareja es Rh– (con cien por cien de seguridad), no es necesaria la vacuna, pues no es posible tener un bebé con Rh + cuando ambos son Rh negativo. También debes saber que se puede conocer el Rh del bebé a través de las pruebas no invasivas de ADN fetal en sangre materna.
- Tiroides: el embarazo supone más trabajo para tu tiroides, ya que debe cubrir tus necesidades y las de tu bebé. Hacia la semana 16, el bebé empieza a producir sus propias hormonas tiroideas, pero necesita de las que le aportas tú hasta finales del embarazo; es absolutamente esencial para su desarrollo. La necesidad de yodo para fabricar hormonas tiroideas también aumenta. En caso de que te diagnostiquen hipotiroidismo, te pautarán levotiroxina y te harán controles cada 4-6 semanas para ajustar la dosis. Pero, además, recuerda lo importante que es el estilo de vida: gestión del estrés, descanso, consumo suficiente de yodo, selenio y hierro, exponerte al sol para obtener vitamina D y realizar ejercicio físico.

- Serologías: se valora inmunidad frente a infecciones, y también se descarta la presencia de las mismas. Es el caso de: sífilis, rubeola, toxoplasmosis, hepatitis y VIH. De forma individualizada, es posible que se hagan pruebas de otras infecciones como Chagas y Zika a mujeres embarazadas que hayan nacido o estado en zonas endémicas o afectadas.
- Cribado combinado de cromosomopatías: se miden en sangre, las hormonas PAPP-A y fracción β libre de HCG . Estos valores se combinan con la ecografía de la semana 12 y la edad materna.

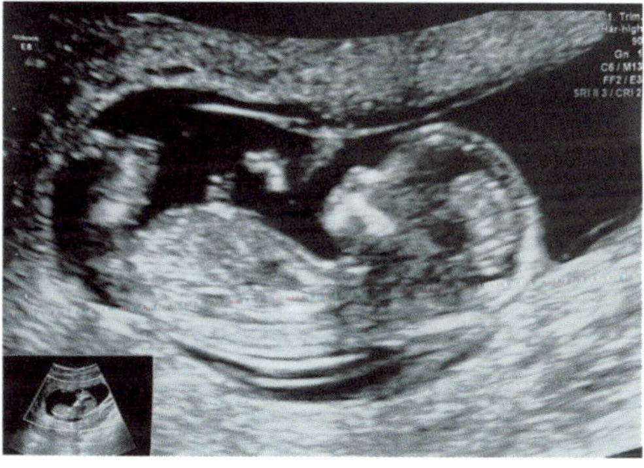

Ecografía del primer trimestre

En algunos centros, es posible que se haga una ecografía en torno a la semana 8-9 para datar la edad gestacional y verificar el embarazo en el útero. Se hace también si hay antecedentes de pérdidas gestacionales o embarazo ectópico.

La ecografía del primer trimestre se realiza entre las semanas 11 y 13+6, y sirve para lo siguiente:

- Datar la edad gestacional. Recuerda que la fecha (im)probable de parto según tu última regla se calcula dando por hecho que todas las mujeres ovulan el día 14 y tienen ciclos de veintiocho días. Como esto no es así, se considera que la edad gestacional más exacta es la que se obtiene midiendo al embrión por ecografía. En las primeras semanas, el desarrollo embrionario es similar en todos los bebés. Si hay mucha discordancia entre la fecha de tu última regla y la ecografía, podrían cambiarte la fecha. Si esto sucede, y no estás convencida, pide que te lo expliquen. Además, recuerda que puedes pedir siempre una segunda opinión.
- Saber el número de bebés. ¿Te llevaste la sorpresa de un embarazo gemelar?
- Realizar un cribado de cromosomopatías, combinado con la analítica y edad materna. Su objetivo es descartar trisomía 21, o síndrome de Down esencialmente. Pero también nos permite descartar las cromosomopatías 13 (Patau) y 18 (Edwards). A través de la ecografía, se tiene en cuenta la translucencia nucal (medición del pliegue de la nuca) y la presencia de hueso nasal. La combinación de las pruebas y los datos nos dará un índice de riesgo. Si ese riesgo es bajo, no es necesario hacer nada más, pero si el riesgo es medio o alto, tu obstetra te informará de las posibilidades. Si existe un riesgo moderado, suele recomendarse test de ADN

no invasivo, por el que se obtienen fragmentos de ADN del bebé en sangre materna. La prueba de ADN fetal no supone ningún peligro ni para ti ni para tu bebé. En muchos servicios públicos, se cubre si está indicada por el riesgo del cribado, aunque se puede hacer de manera particular. En caso de resultar positiva, debe confirmarse con una prueba diagnóstica invasiva. Si el riesgo es alto, es posible que directamente se indique una técnica más invasiva, como la amniocentesis.

Otros cribados

Citomegalovirus (CMV)

El citomegalovirus es un virus que pertenece a la familia de los herpes virus. Puede transmitirse en el embarazo al bebé si la madre adquiere la infección. Muchas mujeres lo han pasado previo al embarazo. La reactivación del virus apenas da lugar a la transmisión vertical: de la madre al bebé en útero. Es la primera infección la que causa un mayor índice de contagios. El mayor riesgo es durante el primer trimestre. Aunque la transmisión es baja, las consecuencias pueden ser más graves. En el segundo y tercer trimestre, aunque la tasa de contagio es mayor, las secuelas para el bebé son mínimas o ninguna. La mayoría de las sociedades científicas aún no recomiendan el cribado universal por las consecuencias negativas que podría tener: ansiedad en la madre e interrupciones innecesarias del embarazo. Sin embargo, estas recomendaciones están cambiando, pues la administración de antivirales Valaciclovir ha demostrado ser un tratamiento eficaz para disminuir la transmisión al bebé, sobre todo de manera precoz. Algunos centros y expertos recomiendan realizar cribado en primer trimestre. Se considera que el 65 por ciento de las mujeres embarazadas ya están inmunizadas por haberlo pasado en algún momento. Estas mujeres no tienen que vivir con miedo a besar a sus hijos pequeños. Al otro 35 por ciento no inmunizado se les debe dar información sobre cómo prevenir la infección. En la web Familias CMV, puedes encontrar información actualizada y fiable sobre citomegalovirus y sus implicaciones en el embarazo: https://familiascmv.org/que-es-el-cmv/

El citomegalovirus se transmite por saliva, orina, secreciones vaginales o semen. Los menores de tres años son los principales transmisores, ya que eliminan el virus por la saliva y la orina. Por ello, debes saber que, tras cambiar el pañal, darles de comer o tocar sus juguetes, lavarse las manos con agua y jabón es una medida de prevención suficiente y eficaz, así como evitar darles besos en la boca o compartir cubiertos.

Cribado de preeclampsia en primer trimestre

La preeclampsia es una enfermedad que solo sucede en el embarazo con la placenta. La placenta es un órgano que se crea a partir de las mismas células que el bebé. Durante las primeras semanas tras la fecundación, parte de las células formarán el embrión y otras la placenta. Es un órgano materno-fetal con una vida finita: al nacer el bebé, la placenta termina de cumplir la función maestra de nutrir y cuidar al bebé.

La placenta da lugar al sistema fetoplacentario la circulación del bebé es extracorpórea y sale a través de los vasos del cordón umbilical hacia la placenta, donde recibe nutrientes, hormonas y oxígeno. También, cede a través de la placenta y hacia la circulación materna, los desechos de su metabolismo.

Llamamos placentación al desarrollo de la placenta. Si este proceso no se da adecuadamente, existe mayor riesgo de que aparezca una insuficiencia placentaria a lo largo del embarazo.

Cuando el embrión se implanta, comienza la placentación. Las células que dan lugar a la placenta deben invadir el endometrio materno para llegar a conectar con los vasos sanguíneos de la madre. Se considera que, sobre las 8 semanas de gestación, se alcanzan las arterias maternas pequeñas que nutren el útero. Hacia las 14-16 semanas, se alcanzan arterias mayores y por tanto un mayor flujo de sangre. Es entonces cuando se establece un auténtico intercambio de sustancias entre la mamá y el bebé.

Recuerda que la sangre de la madre y la del bebé no se mezclan. La placenta separa a través de una membrana ambas circulaciones. La que circula en la cara fetal y el cordón umbilical es sangre del bebé.

Si durante el proceso de invasión de la placenta, los vasos sanguíneos que se forman no son suficientes, o son más pequeños y rígidos, nos encontraremos ante ese riesgo de insuficiencia placentaria en algún momento del embarazo. Esto quiere decir que costará más que la sangre llegue con buen flujo y sin exceso de presión. Por tanto, la preeclampsia tiene que ver, en esencia, con el daño endotelial: la pared interna de los vasos sanguíneos recién formados.

Hasta hace relativamente poco no se conocían medidas de prevención y cuando aparecía la preeclampsia, el único tratamiento era finalizar el embarazo, a veces en etapas de alta inmadurez fetal.

La deficiencia de los vasos sanguíneos placentarios, aumenta la resistencia de la circulación en la placenta y puede producir en la madre:

- Hipertensión
- Daño renal y hepático con aumento de las proteínas en orina, destrucción de plaquetas, aumento de enzimas hepáticas y en casos más graves, un cuadro de eclampsia (convulsiones y edema cerebral).

En el bebé podría llegar a producir restricción del crecimiento y parto prematuro. Pero, además, el bebé que se gesta bajo un clima de bajo riego sanguíneo expresará epigenéticamente ciertas características. Su metabolismo se vuelve ahorrador, pues debe salir adelante con menos aporte. Por ello, a lo largo de su futura vida y en un ambiente de abundancia, tienen más probabilidad de desarrollar enfermedades metabólicas.

Si la preeclampsia aparece antes de la semana 34, es una preeclampsia precoz, menos frecuente, pero más grave por la prematuridad para el bebé. Su origen suele estar en esa placentación deficiente. Si aparece después de la semana 34, es una preeclampsia tardía y está más relacionada con el estrés metabólico del embarazo sobre la madre. El embarazo supone un estrés metabólico que normalmente tu cuerpo realiza sin ningún problema, pero hay veces que supone demasiada sobrecarga o existen otros factores de salud subyacentes. Estrés metabólico se refiere al gran esfuerzo energético y necesidad de recursos de tu cuerpo para posibilitar la gestación.

Todo esto puede despertar miedo, pero es importante conocer esta información pues la buena noticia es que desde 2017 (antes de ayer) existe un cribado de preeclampsia en primer trimestre y tratamiento para disminuir el riesgo de que aparezca. Pero no solo eso, sino que existen cuidados que, desde antes del embarazo y durante el mismo, pueden disminuir (no evitar al cien por cien), también la probabilidad de que aparezca un cuadro de preeclampsia. Y, por último, conocer la información nos ayuda a comprender también la gravedad cuando se presenta y por qué será necesario inducir el parto si aparece el cuadro.

El cribado de preeclampsia consiste en unir diferentes parámetros para obtener un riesgo, como sucede con el cribado de cromosomopatías. En concreto tendrá en cuenta:

- Factores de riesgo maternos como edad, obesidad, tabaquismo, diabetes, preeclampsia previa, trastornos de la coagulación y otras enfermedades. Como puedes apreciar, son situaciones que suponen de base una inflamación crónica de bajo grado y pueden trabajarse y mejorarse de manera preconcepcional.
- Tensión arterial materna. Para medir bien la tensión arterial, se recomienda:
    - Evitar el consumo de café y tabaco 30 o 60 minutos antes de la medición.
    - Vaciar la vejiga antes.
    - Hacerlo cuando estemos tranquilas y relajadas, evitando hablar durante la toma de la misma.
    - Realizar la toma de tensión en posi-

ción sentada y cómoda con los pies bien apoyados en el suelo.
  - Colocar el brazo relajado.
  - Utilizar un manguito con tamaño adecuado a nuestro brazo: si es demasiado pequeño o demasiado grande, puede falsear el resultado. El manguito debe quedar colocado por encima de la flexura del codo.

- Doppler de arterias uterinas: mide el flujo de sangre a través de estas arterias y la presión a la que circula. Permite saber si es normal o está aumentada.
- Analítica de factores pro-angiogénicos (PIGF) vs anti-angiogénicos (sFlt-1). En la placentación normal predominan los factores pro-angiogénicos, esto es, los que favorecen el crecimiento y formación de nuevos vasos sanguíneos.

Mediante la combinación de todos estos parámetros se obtendrá el riesgo para cada mujer. Se considera que al menos 9 de cada 10 mujeres diagnosticadas con riesgo de preeclampsia estarán bien diagnosticadas y, por tanto, el cribado se considera eficaz y con mayor beneficio que riesgo. Si el riesgo es elevado, se te propondrá el tratamiento con aspirina a dosis de 150 mg diarios.

La aspirina ha demostrado ser una medida eficaz para prevenir la preeclampsia precoz. Tiene capacidad de aumentar la formación de vasos sanguíneos, favorecer una adecuada placentación, produce vasodilatación disminuyendo la presión en el riego sanguíneo, y además tiene propiedades también antiinflamatorias. Se pautará a partir de semana 12 (debiendo iniciarse idealmente antes de la 16). Como efectos secundarios, puede aumentar el riesgo de sangrados. Habitualmente, se suspende en la semana 36 de embarazo. Sin embargo, según un estudio llevado a cabo en el Hospital de Vall D'Hebron en Barcelona, *(Mendoza M. et al. Aspirin Discontinuation at 24 to 28 Weeks' Gestation in Pregnancies at High Risk of Preterm Preeclampsia: A Randomized Clinical Trial. JAMA. 2023)*, el tratamiento puede suspenderse antes, en la semana 28 sin aumento del riesgo, realizando nuevamente una analítica de factores angiogénicos (sFlt-1/PIGF). Si su resultado es normal, podría suspenderse el tratamiento sin empeoramiento de los resultados.

Ahora bien, tenemos mucho más que trabajar además de la pauta de aspirina. Y hemos hablado mucho de ello en los capítulos anteriores. Nos referimos a los pilares básicos de salud. Trabajando sobre ellos, especialmente antes del embarazo, podemos reducir las tasas de preeclampsia. Evitando un ambiente inflamatorio, bien nutrido, es más probable que la placenta se desarrolle con normalidad.

- Mantengamos una nutrición densa en nutrientes antes y durante el embarazo. Toda nuestra vida. Incluye suficientes proteínas para una adecuada expansión del volumen sanguíneo, sal suficiente y grasas saludables. En especial Omega 3 DHA por su gran efecto antiinflamatorio. Evita los azúcares e hidratos de carbono refinados. Trabajemos sobre la resistencia a la insulina por su alto efecto proinflamatorio. Incluye alimentos ricos en B9 y colina, altamente implicadas en la formación de la placenta. Controlemos los valores de homocisteína. Suplementemos vitamina D para alcanzar niveles óptimos y también magnesio. Cuidemos incluir alimentos ricos en zinc, selenio y suficiente calcio.
- Realicemos ejercicio físico antes de quedarnos embarazadas para fortalecer nuestros vasos sanguíneos y mejorar nuestra circulación general. ¿Te has fijado alguna vez en las venas en los brazos de las personas que realizan ejercicio de fuerza y aeróbico? Son vasos grandes, fuertes. Lo mismo sucede con todos los vasos internos que no vemos. La pared muscular de los vasos sanguíneos también se ejercita.
- Cuida tu microbiota pues se relaciona estrechamente con la placentación.
- Respeta al máximo los ritmos circadianos. Nos ayudará a mantener niveles de estrés normales y disminuir la inflamación.
- Trabaja sobre el estrés: pide la baja laboral. El estrés es un factor de riesgo para preeclampsia. Tienes derecho a cuidar tu salud y la de tu bebé.
- Realiza un buen seguimiento si tienes diabetes y estás embarazada o te diagnostican de diabetes gestacional. Diabetes y preeclampsia se favorecen entre sí.

Por último, debes saber que el cribado de preeclampsia se utiliza para prevenir y disminuir la aparición de riesgos. Si la preeclampsia no aparece nunca, tu embarazo no es de riesgo y no es necesario inducirlo antes.

Cribado de diabetes gestacional en el primer trimestre

Se propone realizar en el primer trimestre en las siguientes situaciones:

- Edad ≥ 35 años.
- Índice de masa corporal ≥ 30.
- Diabetes gestacional previa.
- Antecedente de diabetes en familiares de primer grado.

- Partos previos de bebés considerados grandes.

Más adelante, en el capítulo 5, hablaremos de alternativas.

Anticoagulación

El embarazo supone un estado de hipercoagulabilidad, esto es, una mayor facilidad para formar trombos a causa del incremento de factores de la coagulación; aumenta el «estancamiento» de la sangre venosa en las extremidades inferiores (las piernas) por la presión del útero, y favorece que la progesterona disminuya el tono muscular de la pared de las venas. Para la mayoría de las mujeres sanas, esto es fisiológico La hipercoagulabilidad nos protege de hemorragia en el posparto. La prevención siempre está en el estilo de vida: nutrición e hidratación adecuadas y actividad y ejercicio físico para movilizar la sangre y mantener músculos y paredes de los vasos sanguíneos fuertes.

Debido a este mayor riesgo de trombosis, existen diversas situaciones en las que te recetarán fármacos antiagregantes como el ácido acetilsalicílico o anticoagulantes como la heparina de bajo peso molecular (HBPM). Algunas situaciones en las que se suelen pautar por prevención son: trombofilias, antecedentes de trombosis venosa, síndrome antifosfolípido y abortos de repetición.

Las HBPM son fármacos seguros durante el embarazo, tanto para la madre como para el bebé. Son de elección para la prevención de la trombosis venosa y no atraviesan la barrera placentaria. Es lógico tener reticencias respecto a su administración y punción en el abdomen. Debes saber que no hay riesgo de atravesar la pared placentaria. Pero también, se pueden emplear sitios alternativos como la cara externa de los brazos y los muslos. Para su administración:

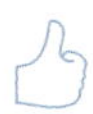

- Recuerda lavarte las manos y desinfectar la zona.
- Pincha a unos 5 cm alejada del ombligo, pues en esta zona, se producen más hematomas, y rota cada día el lado de punción.
- Coge un buen pellizco de piel y pincha con la aguja en perpendicular a la piel sin soltar el pellizco. Si eres muy delgada, pincha con un ángulo de 45°.
- Recuerda no quitar la burbuja de aire de la jeringa precargada. Se hace para evitar que se pierda parte de la dosis.

El seguimiento suele hacerse entre obstetricia y hematología. Antes del parto, te darán instrucciones sobre cuándo dejar la aspirina o la heparina. ¡No te preocupes! En contados casos puede interferir a la hora de utilizar la epidural si no ha pasado tiempo suficiente entre su administración y la petición de la epidural.

5.

Segundo trimestre de embarazo

(de la semana 13 a la 28)

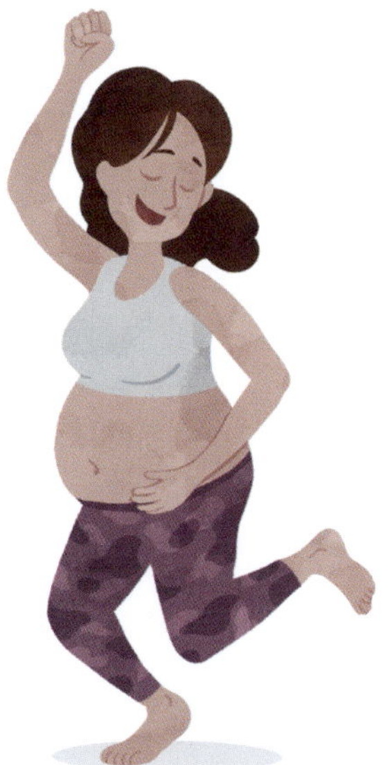

El segundo trimestre, en general, suele ser el más pletórico. Las náuseas van pasando, el sueño mejora y te sientes con más energía. ¡Los cambios más visibles están por llegar!

Cambios emocionales

Al pasar el primer trimestre, algunos miedos se disipan y te encontrarás más confiada. Además, cuando ha habido técnicas de reproducción asistida o pérdidas perinatales anteriores, pasar la semana 12 permite reducir la ansiedad.

La mayoría de las mujeres están deseando tener barriguita para lucirla, acariciarla y presumir de ella, mientras que, para otras, los cambios en la imagen corporal no son tan esperados. De todos modos, el cuerpo de una embarazada es siempre precioso, y el rostro y la mirada, especiales. ¡No es verdad que una niña afee y un niño te ponga guapa! Durante unos meses, mucha gente te sonreirá al cruzarse contigo por la calle.

Sácate fotos. No te arrepentirás de haberlas hecho, pero sí de no tenerlas.

¿Sientes conexión con tu bebé? A veces sale de manera natural, y otras no. ¿Sabes que puedes buscar actividades para conectar con tu bebé? Existen meditaciones y visualizaciones que nos regalan momentos muy especiales. ¡O canta!, a tu bebé le encanta tu voz y la vibración que produce, que llega hasta el útero.

Cuando no es nuestro primer bebé y tenemos otros hijos, muchas mujeres sienten que no tienen tiempo de conectar o pararse a pensar en este bebé o el embarazo. Es muy habitual que esto nos pase. Y es que los segundos embarazos suelen ser muy diferentes a los primeros. Aprovecha por las noches al iniciar el descanso para poner la mano sobre tu vientre y sentir a este bebé.

En mi web, en la sección de descargas (https://comadronaenlaola.com/descargas), tienes una meditación en forma de audio para escuchar cuando te apetezca. También te recomiendo buscar música que despierte esta conexión con tu bebé, como *Al otro lado de la piel*, de Tànit Navarro: es pura magia.

Algunas mujeres con problemas de depresión o ansiedad previos al embarazo no saben bien cómo va a evolucionar su situación. Mejor que nadie ya conocéis consejos de cuidados como tomar el sol, pasear en la naturaleza, descansar bien o practicar la meditación y la respiración. Contar con apoyo psicológico es seguramente la mejor medida posible. Aunque en el embarazo debe minimizarse la medicación, existen fármacos compatibles para algunas de estas situaciones si fuese necesario. Dependiendo de la situación, deberás valorar con el profesional adecuado qué es lo mejor para ti.

Las psiquiatras actualizadas saben que es importante continuar con la medicación en cuadros de ansiedad y depresión durante el embarazo pues evita el empeoramiento del cuadro. Lo importante es realizar cambios en la medicación por opciones compatibles si fuese necesario. También es posible iniciar mediación en los mismos términos si lo necesitas.

Asimismo, si pasas por algún evento vital que genere ansiedad, tristeza o estrés, no te agobies por tu bebé. Habla con él y explícale por qué te sientes así. Las personas somos resilientes. No necesitas añadir a lo que estás viviendo culpa por sentirte así.

Estrés laboral

¿Cómo llevas el trabajo? Dependiendo de tu puesto, con el paso de las semanas, se puede empezar a hacer cuesta arriba. Aunque algunas veces sí cursa con enfermedad, como una hiperémesis incapacitante, el embarazo no es una enfermedad, pero sí un estado excepcional y especial. ¡Hay que protegerlo y, a ser posible, disfrutarlo! Conlleva potentes cambios tangibles que requieren adaptaciones físicas y emocionales.

Los puestos laborales deberían adaptarse u ofrecerte la baja si no te sientes con fuerzas para continuar, desplazarte hasta el lugar de trabajo o pasarte ocho horas sentada o de pie, ya sea por el estrés que supone el cargo o por el riesgo que conlleve el puesto. Nadie debería opinar o burlarse de ti por pedir la baja, ya que no son vacaciones. Es un cambio de ritmo, un tiempo para cuidarte y preparar lo que está por venir. No debes sentirte culpable por desear la baja o pedirla. Esto pasa una o dos veces en la vida para la mayoría de las mujeres. No tienes nada que demostrar a nadie. Si tienes la posibilidad de descansar, lo necesitas y quieres, no dudes en hacerlo.

> «En mi primer embarazo, tuve que estar de baja desde la semana 10 por riesgo de aborto. Sentía culpa por ello, sobre todo tras haber visto a mi jefa dar a luz a las cuatro horas después de salir de trabajar. Durante mi segundo embarazo, me leí una y mil veces mis derechos como trabajadora. En la semana 20, me vieron el cuello del útero un poco corto, así que fui a la mutua y solicité mi baja. Siento que es lo mejor que pude hacer por mí, por mi hija y por mi familia. Lo que hacemos las mujeres siempre se cuestiona».
>
> **Tania**

Si una mujer con ciática, lumbalgia, pubalgia, náuseas, vómitos, bajadas y subidas de tensión, estrés, contracciones o ansiedad mejora cuando puede descansar, es incomprensible no cuidarla dándole la baja. Forzarla a trabajar hasta el día del parto y ponerlo como ejemplo es muestra de una sociedad deshumanizada que no cree en los cuidados ni protege la maternidad. Está demostrado que el estrés es una de las causas asociadas a partos pretérmino. Las mutuas y los médicos de cabecera deben realizar un esfuerzo en aplicar un enfoque más humanizado y menos basado en una sociedad que solo valora la producción económica y nada los cuidados. No es de extrañar que los pospartos sean tan duros: un día trabajas y esa misma noche tienes que centrarte en el bebé que acabas de tener y aceptar que nada es como antes.

Es de vital importancia plantear la baja laboral cuando existen cuadros como diabetes gestacional, riesgo de preeclampsia, riesgo de parto prematuro o restricciones del crecimiento en el bebé. El estrés es un factor directamente implicado en estas situaciones. Por otro lado, el cuidado del embarazo requiere que la mujer tenga tiempo. Tiempo para hacer ejercicio (y energía que no hay siempre después de la jornada laboral).Tiempo para cuidar la alimentación. Tiempo para poder adaptarse a ritmos mas circadianos. Y paz mental para trabajar sobre el estrés que pueda haber en su vida. No es cuestión de opiniones sino cuestión de salud.

Aun en mujeres sin complicaciones en el embarazo, la baja en torno a la semana 20 sería adecuada para poder igualmente, bajar ritmo y dedicar tiempo al ejercicio físico y prepararse para la llegada de su bebé.

Por otro lado, por supuesto, si lo deseas y te apetece, puedes seguir trabajando, ¡hasta cuando tú decidas!

HAY QUE ESCUCHAR, INDIVIDUALIZAR Y PROTEGER LA GESTACIÓN. DESCONECTAR PARA CONECTAR.

El sexo puede verse antes, aunque suele confirmarse en la segunda ecografía. La mayoría de las mujeres quieren saberlo, pero otras deciden esperar al día del parto. ¡Es importante avisar de que no quieres saberlo nada más entrar!

Seguimiento del embarazo

Ecografía del segundo trimestre o morfológica

Normalmente, tu segunda ecografía se hace entre las semanas 18 y 22 de embarazo. Se llama también ecografía morfológica y es muy importante, ya que se valoran todos los sistemas y órganos del bebé. Se realiza también ecografía Doppler para valorar el flujo de la sangre en diferentes órganos.

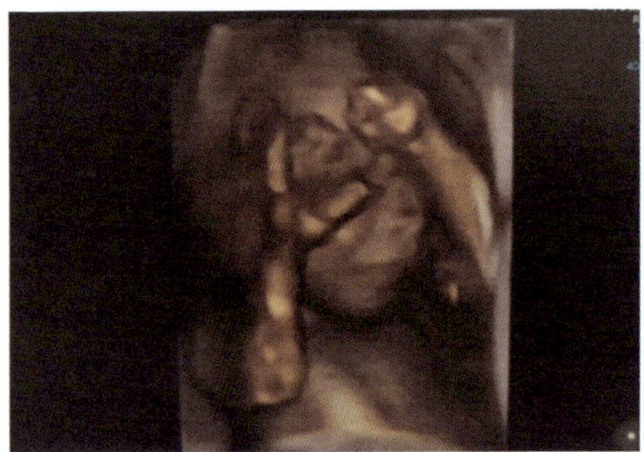

Ecografía del segundo trimestre

Se llama biometría a la medición y combinación de la circunferencia de la cabeza, el diámetro biparietal, la circunferencia abdominal y la longitud del fémur del bebé. De su combinación, se obtiene un peso fetal estimado (PFE). Recuerda: es estimado. Así se calculan los percentiles. Un percentil simplemente indica cómo es tu bebé en relación con el resto. Por ejemplo, si tu bebé tiene un percentil 30, quiere decir que el 70 por ciento de los bebés son más grandes y un 30 por ciento más pequeños, cada uno según su genética. No somos todos iguales ni del mismo tamaño.

En esta ecografía, suele medirse también la longitud del cuello uterino. Se considera que, si mide menos de 25 mm, existe mayor riesgo de parto prematuro, aunque no hay evidencia clara al respecto y no parecen mejorar los resultados cuando no existen señales de parto prematuro, por lo que puede generar ansiedad y preocupación infundada. Sin embargo, si existen síntomas de parto pretérmino, sí es útil para diagnosticarlo y manejar dicha situación.

A veces, cuando lees el informe al salir, te das cuenta de que no concuerdan las mismas semanas de gestación en el tamaño de la cabeza o el fémur: esto es normal. Las ecografías solo estiman y se basan en medidas estándar. Tu bebé puede ser más o menos largo. Su cabeza puede corresponder a las medidas estándar de 20 semanas, y el fémur corresponder a 21. No es nada raro ni malo. También lees que la placenta tiene un grado II o III; los grados de la placenta solo valoran hallazgos ecográficos de madurez normales: tu placenta está bien. Siempre que se encuentre algo relevante te lo van a comunicar durante la consulta.

En ese caso, no dejes de preguntar todo lo que necesitas antes de irte para salir bien informada. Si el profesional no es accesible, recuerda que tienes derecho a una segunda opinión. Buscar en internet al salir de la consulta seguramente solo contribuya a aumentar los miedos y la incertidumbre. Tampoco los profesionales que divulgan en redes sociales pueden darte una opinión pues no tienen acceso a tu historia clínica y no es adecuado.

¿Placenta previa o baja?

La placenta previa es la que está implantada encima del cérvix, tapando el canal cervical. Es oclusiva si lo tapa y baja si está insertada a 1 o 2 cm del cuello. No existen ejercicios para hacer que la placenta suba, ya que no puede despegarse y reimplantarse. En la mayoría de los casos, la placenta baja asciende con el útero cuando este crece y se estira, y así se aleja del cérvix. Imagina un globo deshinchado al que dibujas un punto cerca de la boquilla; si lo inflas, ese punto se aleja de la boquilla. Esta situación es una de esas en las que no podemos hacer nada más que esperar.

El parto vaginal es viable si la placenta está al menos a 1 o 2 cm del cuello, pero, si la placenta es previa, será necesaria una cesárea programada. Se suele determinar en la semana 32.

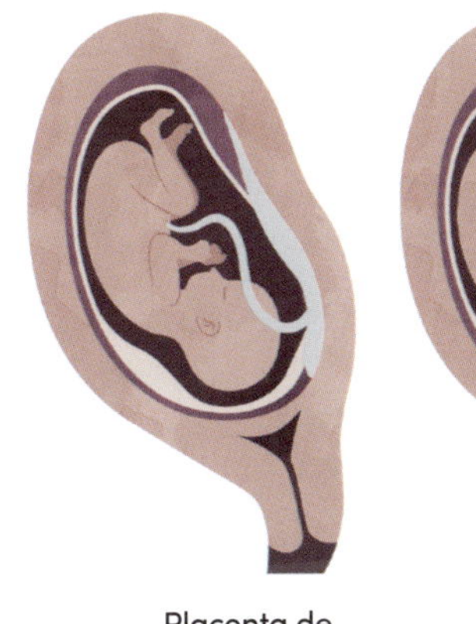

Placenta de inserción baja

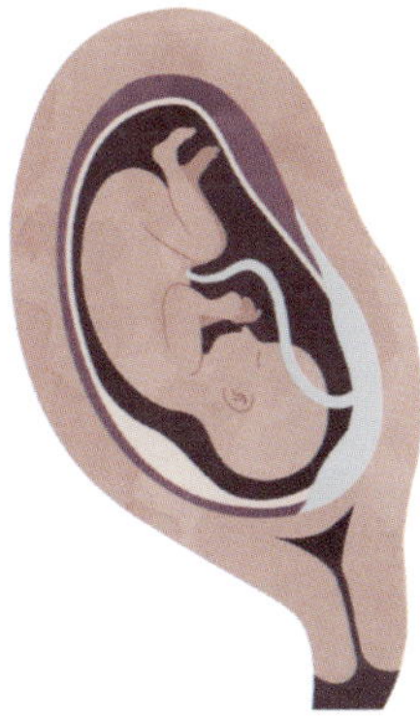

Placenta marginal

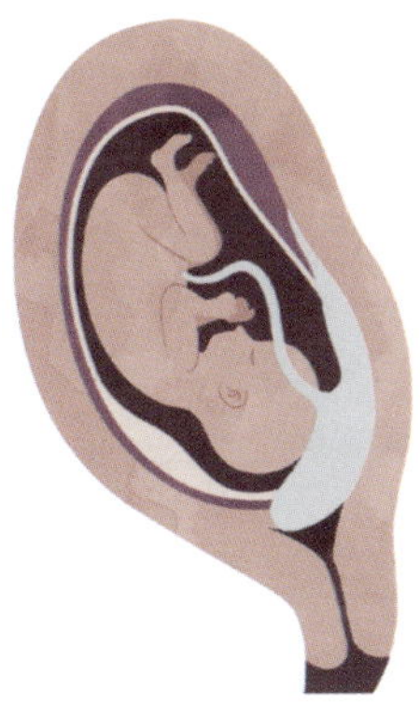

Placenta previa parcial

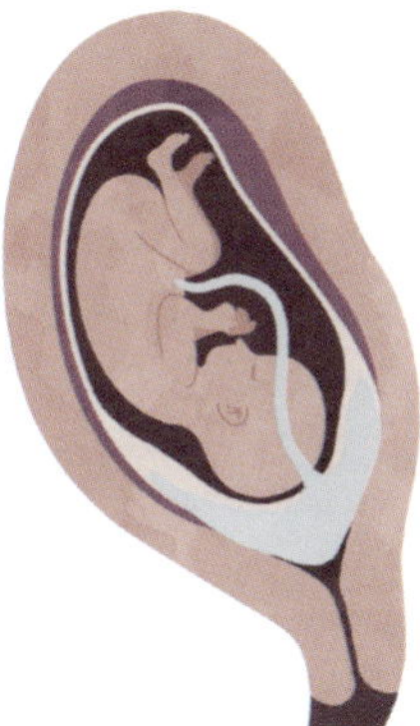

Placenta previa total

Si la placenta previa sangra en el segundo o tercer trimestre, se hará una valoración individual, normalmente mediante ingreso y observación.

Analítica del segundo trimestre

La analítica del segundo trimestre suele hacerse coincidir con el cribado de diabetes gestacional. Por ello, se realiza entre la semana 24 y 28 de gestación.

Diabetes gestacional

La glucemia hace referencia a los niveles de glucosa (azúcar) en sangre. La diabetes gestacional se define como glucosa elevada en sangre, detectada en el embarazo o detectada por primera vez durante el mismo. Su correcto diagnóstico es importante, y comprender qué es puede ayudarte a cambiar lo necesario para manejarla con más autonomía, aunque en algunas ocasiones llegue a ser necesaria la insulina a pesar de todo.

En el embarazo se produce una resistencia a la insulina fisiológica. Se produce un aumento de insulina, pero hay menos respuesta por parte de tu cuerpo a una de sus funciones: bajar la glucosa en sangre. Tiene sentido si entendemos que, originalmente, el ser humano no disponía de tanta comida como hoy en día, podía pasar hambre o días sin comer. La resistencia a la insulina evitaba que la madre se quedase con todos los nutrientes, para permitir que llegasen al bebé.

En realidad, la mayoría de las mujeres compensan bien esta resistencia. Y muchas otras haciendo pequeños cambios también. El problema es cuando los valores de glucosa se mantienen elevados de forma constante.

Riesgos asociados a la diabetes gestacional

La hiperglucemia (glucosa elevada en sangre) mantenida favorece el aumento de ciertos riesgos para ti y para tu bebé durante el embarazo y el parto, pero además, no olvidemos el largo plazo, por la huella epigenética:

- Bebé más grande de lo que su genética le marca, dado que acumula grasa de manera no fisiológica por el exceso de glucosa que le llega a través de la placenta.
- Hipoglucemia al nacimiento.
- Cambios en el páncreas del bebé: se vuelve más grande para una mayor producción de insulina, lo que podría favorecer en la vida adulta el desarrollo de diabetes, resistencia a la insulina y obesidad.
- Pulmones menos desarrollados.
- Más posibilidad de ingresar en unidades de neonatos al nacer.
- Daño perineal materno.

- Parto prematuro.
- Preeclampsia.
- Colestasis.
- Diabetes tipo II en el posparto.

Tener diabetes gestacional no significa que vaya a pasar todo esto. Y estos riesgos disminuyen o desaparecen cuando los niveles de glucosa se mantienen en valores normales a pesar del diagnóstico. El manejo consiste en una nutrición apropiada, actividad física, control del estrés, suplementación y, en casos en los que sea necesario, el uso de insulina.

No te asustes ni te angusties si te diagnostican con diabetes. Conocer en qué consiste y qué puedes hacer, es una oportunidad de conocer tu cuerpo, cómo reacciona a los alimentos, al ejercicio, al estrés o al descanso. Cada una hará hasta donde pueda. A veces será sencillo y otras muy duro. Dado que el estrés añadido no ayuda en nada, si tu caso es más complejo, no te agobies. La insulina está para ayudar.

O'Sullivan o «curva corta»

Es una prueba de cribado consistente en tomar 50 g de glucosa y medir la glucemia a la hora. En España se realiza de manera universal a todas las embarazadas entre las semanas 24-28 de gestación: cuando comienza a elevarse la resistencia a la insulina. También se haría en el primer trimestre si se considera que existen factores predisponentes. Para algunas mujeres puede ser una prueba desagradable mientras que para otras, no lo es tanto. Es posible que te deje mareada el resto del día por el pico de glucosa y consiguiente caída. No necesitas ir en ayunas, pero se suele hacer así porque coincide con la analítica del segundo trimestre.

Truco: la bebida es tan dulce que puedes probar a llevar medio limón para chuparlo después de tomarla.

Curva larga o sobrecarga oral de glucosa

Si el O'Sullivan da positivo (> 140), se suele indicar realizar la curva larga, que consiste en la administración oral de 100 g de glucosa. Se mide la glucosa en ayunas, a la hora, a las dos y a las tres horas. Esta prueba sí es diagnóstica. Se considera positiva con dos de los cuatro valores alterados. Con uno solo de ellos, se suele repetir pasadas tres o cuatro semanas.

Ayunas	>105 mg/dl
1 hora:	190 mg/dl
2 horas:	165 mg/dl
3 horas:	145 mg/d

Para algunas mujeres es imposible hacer estas pruebas, y mucho menos repetirlas, ya que vomitan y se quedan con mal cuerpo durante varios días: estas cantidades de glucosa son auténticas bombas para cualquiera. Por ello, deben ofrecerse alternativas siempre. No la repitas si no quieres. En especial si te generan malestar o la vomitas. En algunos centros se realiza una única prueba con 75 g de glucosa que se considera directamente diagnóstica.

Como ves, existen diferentes criterios de diagnóstico. La prueba de 75 g aumenta los diagnósticos de diabetes gestacional al tener puntos de corte muy estrictos. Sin embargo, no ha demostrado mejorar los resultados obstétricos por lo que algunas sociedades científicas no la ven adecuada. (Rudolf W., *et al., Diabetes Care*, 2021;44:858–864)

Actualmente, a muchas mujeres no se les ofrecen alternativas a las curvas de glucosa. Se insinúa que son obligatorias y algunas mujeres se ven en situaciones donde repiten la curva larga hasta 4 y 5 veces. Esto es inconcebible. Ninguna prueba es obligatoria. No estás obligada a pasar por la curva una y otra vez. Aunque el único medio diagnóstico validado y por tanto estandarizado sea la curva larga, existen alternativas que nos pueden decir si nuestras glucemias son normales o están en valores elevados. El único objetivo de hacer pruebas para diabetes gestacional es mejorar las glucemias. Y esto, si podemos hacerlo sin pasar por las curvas. Tienes derecho a decidir.

Un falso positivo es obtener un resultado alto en alguna de las pruebas, porque tu cuerpo no puede gestionar esa cantidad de azúcar de golpe. Los falsos positivos suelen ser puntuaciones cerca del punto de corte. Podría suceder, por ejemplo, en mujeres que de manera habitual no consumen azúcar ni grandes cantidades de hidratos de carbono farináceos. Sin embargo, en su día a día, sus niveles de glucosa son normales. Por el contrario, también se dan falsos negativos: el resultado descarta la diabetes, pero en nuestro día a día, por diferentes motivos, la glucosa podría estar elevada. También es posible descartar la diabetes gestacional en este momento, pero desarrollarla más adelante en el embarazo.

Para evitar un falso positivo, si habitualmente no tomas hidratos simples, aumenta su consumo los tres días previos (unos 150 g diarios). Si tu páncreas no está habituado al azúcar, es normal que no sea capaz de lidiar con tanto de golpe.

Alternativas a las curvas

En algunos países solo se realiza este cribado a mujeres con factores de riesgo. En España se realiza de manera universal a todas las mujeres. Como todas las pruebas, no es obligatoria. Algunas mujeres deciden no realizarla. Sin embargo, podría ser interesante considerar de alguna manera nuestros valores de glucosa, a modo de información para una misma.

Se detecta diabetes gestacional en mujeres sin ningún factor de riesgo también. En cualquier caso, con la información de tu parte, puedes tomar tu propia decisión.

HbA1c (analítica de hemoglobina glicosilada en sangre)

Si en tu caso estuviese recomendado hacer el cribado en el primer trimestre, se puede realizar una analítica de hemoglobina glicosilada en sangre (HbA1c), que aporta datos sobre la glucosa media en sangre de los últimos tres meses.

Se consideraría un valor óptimo una cifra por debajo de 5,2 por ciento. Entre 5,2 y 5,6 por ciento puedes valorar quizá, realizar unos perfiles de glucemia o realizar el O'Sullivan. Además, no olvides tus suplementos de magnesio, vitamina D y mioinositol. Un resultado de 5,7 por ciento se considera el valor límite, y más de un 5,9 por ciento predice con alta fiabilidad el 98 por ciento de las diabetes gestacionales. Esto es porque mostraría un estado prediabético de antes del embarazo. Si fuese tu resultado, puedes optar por el test O'Sullivan o comenzar a controlar la glucosa en casa y hacer cambios nutricionales y ejercicio directamente. Esto te permite mucho más tiempo para hacer cambios que cuando se detecta la diabetes en el segundo trimestre. En caso de que los valores sean normales, puedes ahorrarte pasar por el O'Sullivan en el primer trimestre. La HbA1c no sería igual de fiable en el segundo y tercer trimestre. Por un lado, los glóbulos rojos viven menos durante el embarazo (hay un mayor recambio), por lo que están menos tiempo expuestos a la glucosa. Por otro, tanto una anemia como la hemodilución fisiológica de la sangre también podrían alterar ese resultado a la baja.

Medición con glucómetro o perfiles de glucosa

Muchos profesionales puestos en el tema no tienen ningún inconveniente con esta alternativa, y no deberían. Consiste en medir en casa los valores de glucosa con un glucómetro en tu día a día habitual.

¿Cómo y cuándo se mide?

- En ayunas: glucosa basal.
- Antes de las comidas.
- Tras las comidas: una o dos horas después (más o menos desde que empiezas a comer). La idea es detectar el pico mayor de glucosa tras comer.
- Las mediciones deben realizarse entre siete a catorce días para obtener un buen perfil de cómo se están comportando en tu cuerpo la glucosa y la insulina. Sería interesante apuntar qué comes con las mediciones.

Si los valores obtenidos están por debajo de los marcados para la diabetes gestacional, este método es correcto para descartar. Si los valores son elevados, puedes hacer lo siguiente:

- Una prueba diagnóstica.
- Seguir el control en casa y comenzar los cambios para estabilizar la glucosa.

Para algunos profesionales es complicado aceptar los perfiles porque su valoración no está estandarizada. Es comprensible, pero, por un lado, es importante actualizarse y abrir horizontes, ya que sí puede ser una manera alternativa de valorar las glucemias, y por otro, no perder de vista el objetivo final, que no es etiquetar de diabetes a las mujeres embarazadas, sino favorecer valores óptimos de glucosa en sangre por su salud y la de sus bebés.

> Si te ponen pegas, piensa que, si la curva larga da positivo, llegas a este mismo punto: ¡medir en casa con un glucómetro! No estás haciendo nada malo. Al contrario, estás optando por una vía alternativa que te va a aportar mucha información.

Los resultados de los perfiles se interpretan igual que cuando una mujer diagnosticada de diabetes mediante la curva aporta sus mediciones en el seguimiento de embarazo. El objetivo es mantenerlos en rango.

GLUCEMIAS EN EMBARAZO		
	Valores óptimos de glucemia	**Con diabetes gestacional**
Ayunas	70-93 mg/dl	<93 mg/dl
1 hora después de comer	80-129 mg/dl	<140 mg/dl (ideal 130)
2 horas después de comer	80-102 mg/dl	<120 mg/dl

> «La diabetes gestacional supuso un jarro de agua fría para mí. Estaba embarazada de solo diez semanas y las mediciones me salían por las nubes. Las obsoletas recomendaciones del hospital no ayudaban nada, así que tuve que buscar información por mi cuenta, empoderarme y luchar contra el sistema. Al final, investigando, leyendo y escuchando a mi cuerpo, conseguí llegar al final de mi embarazo sin insulina. Con recomendaciones totalmente diferentes a las que me ofrecía el sistema. ¡La información es poder!».
>
> **Clara**

Si te da fuerzas, puedes consultar el protocolo del Hospital Clínic de Barcelona donde sí se contempla esta alternativa:

Bajo la columna «valores óptimos de glucemia» están las cifras de glucemias normales cuando no hay diabetes. Serían nuestra referencia para descartar diabetes.

Bajo la columna diabetes gestacional, están los valores que debemos mantener para un buen control de la diabetes gestacional.

Si tus perfiles de glucemia se sitúan entre ambas columnas, simplemente puedes optar por seguir midiendo y empezar a experimentar con pequeños cambios para optimizar tus valores.

Si tus perfiles están en valores límite o superiores a la segunda columna, puedes analizar tus comidas. Quizá solo hay que reajustar los alimentos. O podría ser diabetes gestacional y te aportará mucho seguir leyendo este capítulo.

Recuerda: tener la etiqueta o no, no es importante. El objetivo es mejorar la situación mediante cambios en el estilo de vida.

Abordaje nutricional

De entrada, te doy consejos básicos para llevarlo a cabo:

- Planes individualizados, y no dietas convencionales de cajón iguales para todas.
- Acudir a un nutricionista especializado en el embarazo.
- Asegurar una nutrición densa para ti y para tu bebé. Esto es importante: ¡no debes pasar hambre! Estás gestando.
- Suplementar con vitaminas y minerales concretos si es necesario.
- Realiza desayunos basados en proteína y grasa, evitando todo tipo de dulces o exceso de hidratos. Te ayudará a estabilizar tu glucosa el resto del día. Prueba a desayunar huevos, queso, aguacate, pollo, yogur griego, frutos secos, cremas de frutos secos, pan proteico, frutos rojos, o tortitas de harina de almendra. Si tu tolerancia es buena prueba con tostadas de pan de trigo sarraceno o pan de masa madre.

Dietas convencionales de cajón

Algunas de las dietas que entregan actualmente en los hospitales son perjudiciales, ya que su enfoque es obsoleto. No solo no te ayudan a manejar la diabetes, sino que contienen exceso de hidratos farináceos, alimentos ultraprocesados y son bajas en nutrientes. Las mujeres pasan hambre y no se nutren lo suficiente, y algunas acabáis comiendo cada vez menos por miedo a que los valores sigan mal. Esto puede acabar afectando al crecimiento de tu bebé.

No sigas las dietas que pautan lo siguiente:

- Incluir hidratos de carbono simples y ultraprocesados: galletas, pan y arroz blanco, cereales o zumos. No nutren, elevan la glucosa y no sacian.
- Incluir aceites vegetales de semillas.
- Incluir lácteos desnatados: pierden proteínas, grasas y vitaminas, y en cambio llevan más glucosa.
- Restringir la sal, pues esto empeora la resistencia a la insulina.
- Restringir el consumo de huevos: son de elección sin límite.
- Prohibir los frutos secos: son de elección.
- Restringir el uso de aceite de oliva o alimentos como los aguacates: aportan nutrientes y no elevan la glucosa.

Un abordaje más apropiado contempla una mayor cantidad de proteínas y grasas saludables, especialmente en el desayuno. Con una nutrición densa, si hay sobrepeso, puedes perderlo por efecto colateral, pero estarás a tope de nutrientes sin pasar hambre. No es peligroso. Hacer cambios apropiados en la dieta disminuye la necesidad de insulina, lo que evita la medicalización durante el embarazo y el parto.

Es fundamental que comprendamos que la diabetes gestacional se debe manejar de forma individualizada. Algunas mujeres en realidad ni siquiera tienen diabetes, sino que la resistencia a la insulina fisiológica requería hacer pequeños ajustes en su dieta y día a día. Otras mujeres probablemente vengan de estados de resistencia a la insulina previos al embarazo y es posible que cueste un poco más empezar a normalizar la glucosa.

Por eso es importante tener claro que algunas mujeres podrán ingerir hidratos de carbono tipo pan, arroz o pasta, con mayor tolerancia, mientras que para otras estos alimentos conllevarán el descontrol de la glucosa. Estos alimentos no son imprescindibles. Culturalmente los vemos imprescindibles, pero solo aportan energía en forma de glucosa. Por el contrario, otros alimentos como aguacates, huevos, pescados o quesos aportan energía en forma de grasa, además de muchos otros nutrientes. Esa grasa no se convierte en grasa, se utiliza de energía.

A algunos profesionales no les parece apropiado restringir determinados hidratos de carbono. De alguna manera, se transmite a la población la idea de que esto es un castigo. No lo es en absoluto. Se están sustituyendo por alimentos nutricionalmente más interesantes. Y por otro lado, cuando hablamos de dietas bajas en hidratos de carbono, o moderadamente bajas, no estamos eliminando este grupo de alimentos. Estamos escogiendo entre los mismos. Se trata de hacer mejores elecciones y ajustar la cantidad al caso individual de cada mujer. Existe una extensa bibliografía científica que avala las dietas bajas en determinados hidratos de carbono para el manejo de la diabetes. Resulta en mejora de todos los parámetros de salud para estas personas. Son planteamientos altamente nutritivos y saciantes.

Entendiendo que la diabetes equivale a intolerancia a la glucosa y que el carbohidrato es el macronutriente que más eleva la glucosa, es de sentido común aumentar grasas y proteínas disminuyendo carbohidratos.

Cetosis nutricional

En una dieta adecuada en proteínas y grasas con menos hidratos simples, el cuerpo utiliza la grasa para obtener energía sin que haya carencia de nutrientes. Durante el embarazo entras y sales de cetosis nutricional con y sin diabetes gestacional entre otros motivos por la acción del lactógeno placentario. Las cetonas son moléculas que se obtienen de utilizar grasa como energía. De la que comemos o de la que tenemos almacenada. Que haya cetonas en la orina quiere decir que nuestro cuerpo utiliza grasa para obtener la energía que necesita: produce cetonas que sirven como combustible eficiente a nuestro cerebro y al del bebé. Le permiten fabricar grasas esenciales para su cerebro.

¿SABÍAS QUE...? La lactancia materna favorece la cetosis nutricional en bebés.

La cetosis nutricional es fisiológica. No es lo mismo ni se parece a la cetoacidosis diabética, que sí es un cuadro grave que sucede cuando no hay insulina, en diabetes tipo I, con valores de glucosa superiores a 250-300 mg/dl durante varios días. Las cetonas en sangre están desmesuradamente elevadas. Por tanto, no tiene absolutamente nada que ver con la cetosis nutricional, que es una vía fisiológica en el ser humano para mantener unos niveles de glucosa y energía estables. Así era antes de los ultraprocesados y el exceso de hidratos. Las cetonas en orina no se corresponden con cetonas en sangre. ¡No se recomienda usar tiras de orina ni comer más hidratos!

Nutrición densa y suficiente: glucosa más estable, mamá y bebé nutridos.

Comida real

Escoge alimentos reales. Prueba a hacer tres comidas y tomar dos o tres aperitivos al día, el último de recena. Los hidratos que mejor te sentarán son verduras, yogures enteros y frutos secos. La cantidad que puedas comer del resto de hidratos, como panes integrales, legumbres, arroz integral o patatas, dependerá de tu actividad física y la respuesta o tolerancia a los mismos según tus valores con el glucómetro. Esto, también dependerá de cómo los combines.

Puedes llevar un diario para identificar cómo te sientan los alimentos y su combinación.

Las mujeres con diabetes tipo I pregestacional se beneficiarán si buscan un nutricionista especializado que reajuste su alimentación buscando una más baja en hidratos y más rica en grasas y proteínas.

Alimentos que elevan la glucosa	Alimentos que elevan menos la glucosa, sacian y nutren
Granos y harinas refinadas: pasta, pan, bollería, galletas, cereales. El grano integral eleva menos la glucosa (prueba con panes de masa madre integrales), pero valora qué cantidades te mantienen estable y combina siempre con grasas y proteínas, tu principal fuente de nutrientes. También existen en el mercado pastas protéicas y recetas de espaguetis de calabacín.	Lácteos enteros: yogur, queso, mantequilla y nata
	Frutos secos: prueba la crema de almendra sin azúcar ni aditivos
	Huevos
	Pescado
	Aguacate
	Carne y vísceras, como hígado (además altamente nutritivos en hierro, zinc, B12 y proteínas), pollo y pavo
	Verduras como principal hidrato de carbono en abundancia
Patatas, maíz, arroz. Prueba a tomarlos en forma de almidón resistente. Escoge versiones de arroz como basmati con una carga de glucosa levemente más baja. También puedes probar a hacer arroz de coliflor.	Setas
Algunas frutas. Escoge las menos dulces como fresas y arándanos y prueba a combinarlas con alimentos proteicos o grasos, como crema de almendra o queso. Valora con el glucómetro.	Harina de almendra o coco para tus postres o panes
	Endulzantes: estevia o eritritol sin abusar
	Cacao cien por cien sin azúcar para bebidas o postres
	Frutos del bosque
Alimentos procesados, zumos y dulces	Legumbres, por su alto contenido en fibra y proteínas, aunque también son ricas en hidratos. Valora con el glucómetro qué cantidad toleras.

Disminuir o sustituir hidratos de carbono simples por los alimentos de la segunda columna de la tabla supone una mayor densidad nutricional y un mejor control de la glucosa. Si tienes hambre, aumenta grasa y proteína, saciantes y nutritivas.

En general, el método plato que mencionamos antes es una buena forma de distribuir tus comidas.

> «Como mujer con diabetes tipo I desde los veintiséis años, a causa de la nutrición convencional que se recomienda, mi primer embarazo fue un despropósito: glucemias descontroladas, bebé en percentiles límite y exceso de líquido amniótico; todo esto aumenta los riesgos de los embarazos con diabetes tipo I. En el segundo embarazo, mi matrona me dio información sobre una dieta baja en hidratos y me recomendó un nutricionista especializado. Con su asesoramiento, he cambiado mi manera de comer durante los últimos diez años. Dejé hidratos farináceos y toda el azúcar, aumenté el consumo de grasas y proteínas, me suplementé el magnesio y la vitamina D, que tenía bajísima, y combiné los alimentos de otra manera. Mis glucemias estuvieron a raya todo el embarazo, aunque en ocasiones, por cansancio o estrés, subían puntualmente. Sin embargo, necesité menos insulina que antes de estar embarazada, no tuve exceso de líquido amniótico y mi bebé se mantuvo en el percentil 60. Es mi nueva forma de vida».
>
> **Lara**

El orden en que se ingieren los alimentos también cambia el resultado de la glucosa, así que experimenta con tu glucómetro. Come primero grasas y proteínas; después, el hidrato, o ambos a la vez, pero nunca el hidrato antes. Debes pensar en los hidratos farináceos como guarnición, y no como base de las comidas. Añadir vinagre de manzana a las comidas y las ensaladas puede contribuir a un mejor control de la glucosa tras las comidas. Y un paseo de 10-15 minutos al terminar de comer, también.

El nivel de glucosa en ayunas es el que más puede costar mantener en rango en algunos casos. Esto es porque no depende tanto de la comida y el ejercicio, aunque lo que hacemos a lo largo del día influirá en parte. La glucosa en ayunas está muy relacionada con el descanso nocturno, la exposición a luz artificial por la noche y el estrés de las personas. Siempre habrá casos en los que, a pesar de hacer los cambios adecuados, se requiera insulina. ¡En el embarazo vamos contrarreloj! Apenas hay tiempo para experimentar y trabajar. Intentar normalizar la glucosa en ayunas a veces añade mucho estrés a tu día a día. Respira. Suelta. No pasa nada. La insulina está para ayudar a normalizar esos valores y ayudarte a ti y a tu bebé. De todos modos, se puede reducir la cantidad de insulina necesaria. Si tu glucosa en ayunas está elevada, debes revisar lo siguiente:

- Exceso de hidratos a lo largo del día.
- Elegir un aperitivo adecuado antes de ir a dormir.
- Falta de sueño o ejercicio.
- Acostarte muy tarde apagando la luz tarde.
- Exceso de estrés mantenido

¿Y qué puedes hacer?

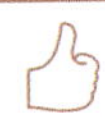

- Cenar 2 o 3 horas antes de irte a dormir. No te quedes ni con hambre ni muy llena.
- Recena de grasas y proteína.
- No dejes pasar más de diez horas entre recena y medición en ayunas.
- Más ejercicio.
- Dormir adecuadamente respetando en lo posible el ciclo circadiano. Intentar que te dé todos los días la luz del sol. Es la mejor forma de poner en hora las hormonas. Incluido el cortisol, y la melatonina, relacionados con el control de la glucosa.
- Suplementar con magnesio y vitamina D. Suplementar con 4 g diarios de Mioinositol. Trabaja conjuntamente con vitamina D y magensio aumentando la sensibilidad a la insulina. Reduce la necesidad de insulina y mejora el control de la diabetes, así como el riesgo de parto prematuro. Es seguro durante el embarazo.
- Añadir vinagre de manzana a la cena o la recena.

Gestión del estrés

El estrés es un factor determinante en el control de la glucemia. Cuando estamos estresadas, nuestro cuerpo segrega cortisol. Cuando el cortisol aumenta o se mantiene elevado, hace entender a tu cuerpo que está amenazado. El cortisol eleva la glucosa en la sangre para ayudarte a enfrentar esa amenaza.

El diagnóstico de diabetes gestacional con mucha frecuencia conlleva elevación del estrés. De todas las medidas y consejos en este libro o que te den en otros espacios, adopta aquellas que no te hagan sentir en alerta.

Por favor, piensa en solicitar la baja laboral. El trabajo en este momento es un estrés añadido. Y aunque no lo fuese en tu caso, poder planificar comidas, descansar y hacer ejercicio requiere tiempo. Estás embarazada y gestando un bebé. Mereces anteponer tu salud.

Descanso nocturno y luz artificial

Cuando en casa encendemos las luces al atardecer, nuestro ojo capta el espectro de luz azul que forma parte de la luz de las bombillas. Esta luz indica a tu cerebro y a las células de tu cuerpo que aún es de día. A nivel hormonal, puede señalizar que se siga produciendo cortisol en lugar de comenzar con la secreción de melatonina.

Si tu glucosa en ayunas se resiste, intenta cambiar las luces blancas por luces anaranjadas suaves e incluso rojas al caer el sol. Asegúrate de instalar un filtro de luz roja en la pantalla del móvil e intenta irte a dormir a una hora prudente, que cuide el ritmo circadiano de tu cuerpo.

Por último, te recomiendo diferenciar si tu glucosa nocturna se se mantiene alta toda la noche (por encima de 95) o simplemente se eleva al amanecer. Para ello, mídete la glucosa de madrugada desde la cama si te despiertas o si necesitas ir al baño. Hazlo durante varios días a diferentes horas.

Si tu glucosa nocturna está en valores adecuados, la glucosa elevada en ayunas se debe al ritmo circadiano del cortisol: se eleva al amanecer para darte energía. Si el percentil de tu bebé se mantiene en rangos normales, no te preocupes más por este tema.

Si, por el contrario, tu glucosa se mantiene elevada toda la noche, es importante valorar el uso de insulina para evitar la exposición de tu organismo y la de tu bebé, a valores elevados de glucosa de forma mantenida.

Metformina

En algunos centros y en otros países, se utiliza la metformina para el tratamiento de la diabetes y en especial por valores en ayunas difíciles de controlar. La metformina es un antidiabético oral muy utilizado y conocido en manejo de la diabetes tipo II. Utilizado en diabetes gestacional, parece tener una eficacia parecida a la insulina en cuanto al control de la glucosa. A su favor, la metformina no causa hipoglucemias en la mujer, parece contribuir a mantener un peso equilibrado en la madre y el recién nacido, y algunos estudios señalan que disminuye el riesgo de hipertensión añadida a la diabetes. También parece disminuir el riesgo de hipoglucemia en los recién nacidos.

Visto así, y teniendo en cuenta que es oral y no hay que inyectarlo como la insulina, parece una alternativa atractiva. Sin embargo, su uso no es generalizado porque no se conocen bien los efectos que pueda tener a largo plazo en los bebés, ya que sí atraviesa la placenta. Algunos estudios lo relacionan con riesgo de sobrepeso en los niños expuestos a metformina.

Por tanto, es un fármaco que podría ser interesante sobre todo en situaciones en las que una mujer no quiere utilizar insulina o le resulta muy difícil seguir el tratamiento. Pero de momento no es generalizado a la espera de conocer más sobre sus efectos a largo plazo.

Monitores continuos de glucosa

Como alternativa al uso de un glucómetro, algunas mujeres prefieren utilizar un monitor continuo de glucosa. Consiste en un sensor de tamaño pequeño que se coloca generalmente en el brazo. Lo utilizan sobre todo personas con diabetes tipo I y II. Habitualmente, no lo cubrirá la seguridad social como cribado de diabetes gestacional. Quizá algún día podamos canjear el gasto en el brebaje de glucosa y las analíticas por un sensor. Sí suele cubrirse en personas con diabetes fuera del embarazo.

Su precio oscila en torno a 60 euros y puede comprarse libremente online. Vienen preparados para su colocación y necesitan que descarguemos una aplicación en el móvil para obtener nuestros valores de glucosa. Los más nuevos miden la glucosa de forma constante sin que tengas que escanear el sensor. Transmiten la información por bluetooth a tu teléfono.

Debido a que la resistencia a la insulina va en aumento en la población, muchas personas los utilizan para analizar su estado de salud, puesto que puede aportar una información muy interesante, no solo relacionado con la comida, sino con el ejercicio, el estrés, el descanso, o la glucosa nocturna.

Puedes colocarlo en la cara externa del brazo o en su cara interna. Te recomiendo cubrirlo con un esparadrapo o parche específico para el sensor. Aunque el adhesivo se adhiere perfectamente, si se te engancha en la ropa o el bolso, pierdes los 60 euros porque no puede volver a colocarse. Dentro de tu piel queda un filamento flexible, no una aguja.

El sensor dura 14 días. Puedes utilizarlo como alternativa a los perfiles de glucómetro si no quieres hacerte las curvas. O, una vez diagnosticada de diabetes gestacional, para empezar a experimentar con las comidas, los paseos después de comer, o valorar cómo afecta a tu glucosa el cansancio o un disgusto.

Ten en cuenta, que podrás ver tu curva de glucosa 24 horas al día. Esto puede ser interesante, curioso y útil. Pero también puede generar ansiedad y más estrés si nos sorprenden los valores. Por tanto, sopesa, según tu forma de ser, si puede ayudarte o, por el contrario, empeorar tu estado de ánimo.

No olvides que el ejercicio físico formará parte esencial del abordaje de la diabetes gestacional, en especial el trabajo de fuerza, ya que el músculo es un órgano regulador de la glucosa. La gasta y la almacena en forma de glucógeno. Por ello, cuando hacemos ejercicio de fuerza, favorece su estabilización para el resto del día.

La actividad física es otro de los factores que determinan que unas mujeres toleren más carbohidratos y otras menos.

Explora recetas en la cocina Keto, ¡aptas y nutritivas para tu embarazo! Te sorprenderá la cantidad de recetas nutritivas y deliciosas que se pueden hacer y que no elevan la glucosa. Tanto dulces como saladas. Para endulzar se utilizan edulcorantes como estevia y eritritrol. Son aptos para embarazo pero no se debe abusar de ellos pues alteran la microbiota.

Para buscar recetas, te recomiendo perfiles como:

Keto con Laura
Soy cetogénica
Lily Nichols

Pero existen infinitos recursos online.

6.

Tercer trimestre de embarazo (de la semana 29 a la 40, ¡ejem!)

La recta final. Seguir cuidándote te acerca al parto y el posparto en las mejores condiciones físicas y emocionales. El tercer trimestre es la etapa en la que más te centras en el parto, en cómo será, pero ¡no pierdas de vista el posparto!

Cambios emocionales

Ya queda poco para que llegue tu bebé. ¿Cómo te sientes? ¿Y tu pareja, si la hay? ¿Compartís inquietudes?

Si no estás aún de baja, quizá sea el momento de plantearla. Sin un tiempo de transición hasta el nacimiento de tu bebé, el cambio de escenario puede ser demasiado brusco. Ahora tu bebé te acompaña a todas partes fácilmente, pero, cuando nazca, será dependiente sobre todo de ti: eso es una realidad biológica que hay que abrazar. Sin pararse a pensar en cómo organizar el día a día, a qué cosas dar prioridad, la frustración aparecerá con demasiada frecuencia.

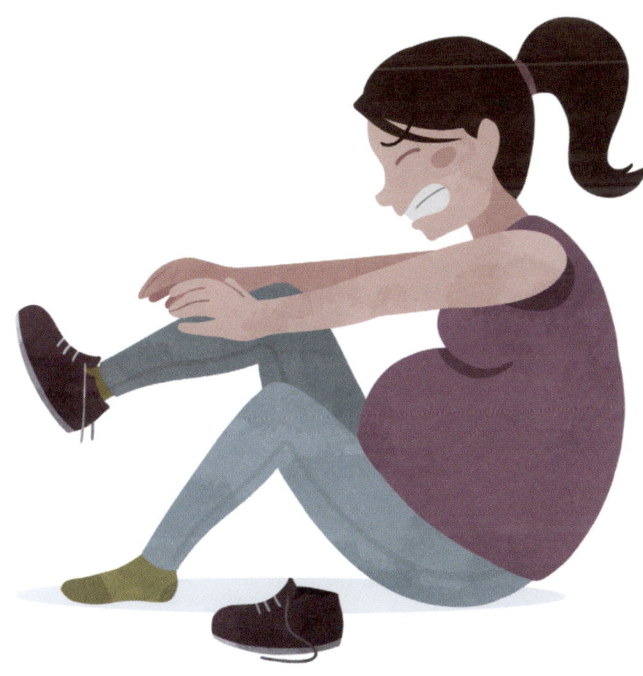

Debéis elaborar, con todo lo que se os ocurra, un plan de posparto:

- Qué visitas queréis y cuáles no.
- Limpieza de casa (el mejor regalo que os pueden hacer).
- Comidas y compra: nevera llena de túpers.
- Colaboración de amigos y familia.
- Priorizar el descanso de la madre y el bebé.

¿Qué expectativas tienes sobre tu bebé?, ¿son realistas? Un bebé es una cría humana inmadura. Para sobrevivir, necesita contacto físico 24/7, cercanía y brazos a fin de sentirse segura. Si hasta ahora tu idea era la de un bebé en su cunita o carrito durmiendo, ¡cámbiala por una más real! Los bebés viven en brazos: hay que asumir esto desde muy pronto y normalizar sus necesidades biológicas. Nadie dice que sea fácil renunciar a la comodidad de entrar y salir libremente, a la libertad de una misma. Habrá momentos en que realmente lo eches de menos. Simplemente, habrá otras cosas, que la mayoría del tiempo, lo compensen.

Un bebé es fisiológica y emocionalmente dependiente. Cogerlo y abrazarlo le hace saber que puede contar contigo, que siempre hay alguien cubriendo sus espaldas y la vida es un lugar maravilloso: esto fortalece su autoestima y su seguridad. Escucha a tu bebé.

El tercer trimestre es el momento perfecto para empezar a leer *Ser bebé*, la continuación de esta guía. Te ayudará a vincularte aún más con tu bebé y tener herramientas, conocimiento y más confianza en su cuidado. ¡No esperes a que nazca para empezarlo!

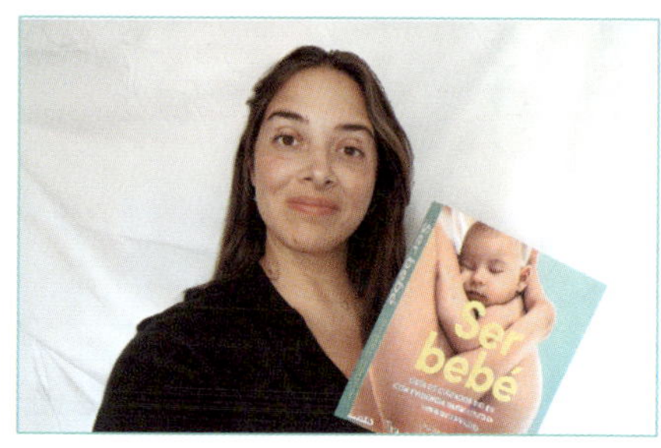

Seguimiento del embarazo

Analítica del tercer trimestre

La analítica se hace en torno a la semana 32 y normalmente es la última. De nuevo, incluye hemograma, serologías, coagulación y analítica de orina.

Ecografía del tercer trimestre

La ecografía del tercer trimestre se realiza entre las semanas 34 y 36+6, aunque existe cierta controversia sobre si es necesaria o no. En algunos países no se realiza, y las matronas hacen un seguimiento del crecimiento uterino y derivan en caso de detectar anomalías. Según una revisión sistemática de 2015, la ecografía rutinaria de tercer trimestre no parece contribuir a mejorar resultados en embarazos de bajo riesgo, en cuanto a mortalidad perinatal, partos prematuros, tasas de cesárea y tasas de inducción. (Bricker L, *et al.*, «Routine Ultrasound in Late Pregnancy», *Cochrane Database of Systematic Reviews,* 2015). Sin embargo, otros estudios demuestran su conveniencia, por la mayor detección de bebés de bajo peso. Un estudio de 2024, con una muestra de casi 10.000 mujeres embarazadas, encontró que añadir estudio Doppler a la circulación fetal en ecografía de tercer trimestre podría reducir complicaciones para 1.000 bebés al año en España (Rial-Crestelo, M., *The Lancet*, 2024). Si bien para algunos bebés esto es positivo, también da lugar a sobrediagnósticos de bebés *pequeños* y de bebés *grandes*, que aumenta la intervención innecesaria para bebés que luego no resultan ser ni tan pequeños ni tan grandes. Debe procurarse hacer un buen uso de esta ecografía, evitando las intervenciones no necesarias.

Vacunas

La vacuna de la tosferina se recomienda para pasar anticuerpos al bebé a través de la placenta (a los bebés se los vacuna a los dos meses tras nacer) y para que tú no adquieras la enfermedad. El aumento de tosferina en la población a partir del año 2010 motivó la introducción de esta medida durante el embarazo. Se recomienda vacunar idealmente entre las semanas 28 y 32. Se puede poner más tarde, pero es posible que el traspaso de anticuerpos sea menor. Se administra de nuevo en cada embarazo para ese paso de anticuerpos al bebé a través de la placenta. Es una vacuna inactivada que no produce la enfermedad.

La vacuna de la gripe se recomienda en el embarazo, durante la temporada de gripe, y se hace por la posibilidad de que se produzca una gripe complicada. Como embarazada se te considera población de riesgo. La vacuna confiere protección a la madre y al bebé. Tampoco puede causar la enfermedad.

Ambas vacunas pueden producir efectos locales leves. Se pueden administrar el mismo día en zonas diferentes. O diferentes días y no es necesario que pase un tiempo entre ambas.

Como todas las decisiones e intervenciones, la decisión de vacunarse o no siempre es personal. Con la información en la mano, tú decides lo que es mejor para ti.

PEG (pequeño para edad gestacional)

Se considera PEG al bebé con un percentil, calculado por ecografía, entre 10 y 3 para su edad gestacional, pero con un estudio Doppler normal. El Doppler valora el patrón del flujo sanguíneo en venas y arterias. Permite valorar el flujo del cordón umbilical, la circulación cerebral y cardíaca fetal, así como el flujo en las arterias uterinas que nutren la placenta. Por tanto, valora si existe o no insuficiencia en la placenta y si el bebé está recibiendo nutrientes y oxígeno óptimamente.

Algunos bebés son constitucionalmente pequeños y no les pasa nada. Sin embargo, otros bebés sí están recibiendo menos nutrientes de los que deberían a través de la placenta y se benefician de un seguimiento más estrecho.

Siempre puedes pedir una segunda opinión. En España, dentro del sistema público de salud, toda persona tiene derecho a disponer de una segunda opinión médica. También puedes pedir una cita de forma privada con una obstetra especialista en ecografía obstétrica. Esto es importante pues los profesionales que mejor estiman el crecimiento son los que se dedican a ello, todos los días. Las mediciones varían a veces mucho entre profesionales y, de hecho, no siempre utilizan las mismas tablas. Si esto te devuelve la calma, no dejes de hacerlo.

Por un lado, el diagnóstico de PEG sabemos que genera intervenciones médicas innecesarias y ansiedad materna. Por otro, sabemos que un diagnóstico preciso puede favorecer a los bebés cuya placenta empieza a mostrar signos de insuficiencia. Y para encontrar el punto de equilibrio, es importante que se haga un seguimiento que no genere más ansiedad y se os explique bien por qué se hace. El seguimiento del bebé PEG está dirigido a diferenciar a los bebés constitucionalmente pequeños de los bebés con restricción del crecimiento, o bebés CIR (crecimiento intrauterino retardado). También se les controla con más frecuencia porque algunos bebés PEG pueden acabar entrando en criterios de CIR.

Para estimar el peso del bebé (y sólo es estimar), en primer lugar, es importante que el embarazo esté bien datado. Para ello, se debe revisar la ecografía del primer trimestre, la fecha de última regla y si existen discrepancias. En segundo lugar, se medirá al bebé utilizando la biometría que incluye: diámetro biparietal, circunferencia abdominal, perímetro cefálico y longitud del fémur. Para mayor precisión, se debe estimar el peso por sexo. Y, además, el Hospital Clínic de Barcelona nos dice que para mujeres de talla o peso inferior a 150 cm o 50 kg se debe ajustar de forma individualizada aún más, utilizando la web Fetaltest. De todo ello, se obtendrá un percentil.

Cuando el percentil se encuentra en menor de 10, es importante hacer un estudio Doppler que descarte insuficiencia en la placenta. Para ello, suelen medir el flujo de las arterias uterinas, la arteria umbilical y el índice cerebro-placentario.

Si ninguno de estos parámetros está alterado, en principio, el bebé es constitucionalmente pequeño.

Y con este diagnóstico de PEG, nos preguntamos, ¿podemos hacer algo? La respuesta es que casi siempre, sí. Podemos volver a nuestros básicos de salud. Aumentando nutrientes, reduciendo estrés y realizando ejercicio es posible que nuestro bebé crezca y salga de percentiles por debajo de 10. Pero no debemos perder de vista que hemos dicho que algunos bebés son genéticamente pequeños. Del tamaño que deben ser. Por último, habrá un determinado porcentaje de casos en los que nada de lo que hagamos cambiará el percentil porque algunas veces se deberá al desarrollo de la placenta en primer trimestre. Pero aún en esos casos, debemos intentarlo siempre porque solo puede sumar. Nunca restar.

La primera medida que debes adoptar, si no estás ya de baja, es solicitarla de inmediato. Está indicado y recomendado. Es fundamental disminuir el estrés y todo lo que aumente el contexto inflamatorio. También te permitirá poder descansar mejor cada noche (dentro de lo que es un embarazo).

En cuanto a medidas de salud, te recomiendo:

- Intenta llegar a unos 100 g de proteína diarios. La mayoría de las mujeres embarazadas no consumen suficientes. En caso de CIR o PEG, debemos aumentar su consumo significativamente. Las proteínas son nuestros ladrillos y, además, recuerda que son imprescindibles para el aumento del volumen sanguíneo. La albúmina es la proteína encargada de retener un buen volumen sanguíneo y evita también el edema. Un volumen bien expandido de sangre permite un caudal abundante que abastezca tu cuerpo y a la placenta con soltura. Prioriza sin lugar a dudas las de origen animal por su alto valor biológico, mayor concentración en menos cantidad de alimento, y por su alto contenido en vitaminas y minerales.
- Aumenta el consumo de sal. Su bajo consumo está relacionado con bajo peso y crecimiento retardado. La sal favorece también el aumento de volumen sanguíneo dentro del sistema circulatorio. Escoge sal marina sin refinar, añadida a las comidas o el agua. Es esencial para el bebé en desarrollo, la función placentaria y la correcta acidez del estómago. Suficiente ácido gástrico es vital para la absorción de nutrientes y control de patógenos. Sala las comidas al gusto y disfruta de aceitunas y encurtidos.
- Aumenta el consumo de grasas saludables significativamente: las naturalmente presentes en los alimentos como huevos, quesos, carnes, frutos secos, aguacates, mantequilla o pescado.

- Prioriza especialmente y suplementa Omega 3 DHA: es un antiinflamatorio natural que mejora el riego placentario.
- Cuida tus valores de vitamina D. Valores bajos están relacionados con retraso del crecimiento. Exponte al sol cada día, en función de tu fototipo, sin crema, sin llegar a quemarte. Suplementa al menos con 4000 UI diarias siempre en forma de D3, o colecalciferol.
- Suplementa magnesio: 300-400 mg en forma de bisglicinato. El estrés y la mala alimentación conllevan niveles bajos de magnesio relacionados con bajo peso al nacer.
- Revisa tus vitaminas: asegúrate de estar tomando folato activo y no ácido fólico.
- ¡No hagas reposo! Tu bebé necesita que le lleguen más nutrientes, y esto solo es posible bombeando más sangre. El reposo absoluto no está avalado por la ciencia. Nadar es una buena elección, caminar a buen ritmo o hacer pesas si ya las hacías. Tu bebé necesita mayor aporte a través de la placenta. ¿Te mandaron reposo para que crezca? Es absurdo. Las recomendaciones dietéticas buscan el aumento de volumen sanguíneo y de nutrientes. Ahora necesitamos que lleguen al bebé: aumentando el riego sanguíneo mediante el ejercicio físico. ¡Debe ser moderado! Nunca sobre esfuerzo: no debes quedarte sin aire.

Generalmente, se recomienda inducir el parto a partir de la semana 40. Es una medida preventiva. Si tu bebé crece a su ritmo y se hace un buen estudio Doppler, puedes optar por un manejo expectante, individualizando siempre cada caso.

CIR (crecimiento intrauterino retardado)

Se considera CIR a un bebé con percentil menor de 3 o inferior a 10 con Doppler alterado. Un Doppler alterado es una situación de insuficiencia placentaria. Se puede apreciar las compensaciones que está haciendo le bebé al no recibir suficiente flujo. El Doppler puede detectar situaciones en las que el bebé redistribuye el riego sanguíneo para proteger corazón y cerebro especialmente.

Los CIR se clasifican en precoces, diagnosticado antes de la semana 32-34, y CIR tardíos. El CIR precoz es más grave. Puede deberse a insuficiencia placentaria o infecciones y será necesario realizar más pruebas de manera que se pueda establecer el mejor seguimiento posible para cada caso.

Además, los bebés CIR se clasifican en grados en función del momento de aparición, la afectación y la severidad. El CIR tipo I es el menos severo y el CIR tipo IV el más grave. Según la evolución, se decidirá cuándo es necesario terminar el embarazo. Confía mucho en el seguimiento que te hagan.

Los CIR tipo I son los más frecuentes. Está indicada la finalización del embarazo mediante inducción en la semana 37, una vez alcanzada la madurez pulmonar. La inducción debe ser por pasos, madurando el cuello primero, salvo que la situación no lo permita. Se optará generalmente por utilizar un balón para madurar el cérvix. Y poco a poco se continuará con la inducción. Cuando se hacen las cosas con cuidado, por pasos y con tiempo, cuidando bien al bebé, la mayoría de las inducciones por CIR van muy bien y algunas experiencias de parto pueden seguir siendo igualmente positivas.

En caso de CIR, puesto que algunos se deben también a la sobrecarga metabólica en la madre, puedes aplicar las mismas medidas que para los bebés PEG. Excepto en cuanto al ejercicio: aunque no se recomienda el reposo, tampoco el ejercicio físico franco. Puedes optar por dar paseos que aumenten un poco tu frecuencia cardíaca, sin suponer un estrés para tu organismo.

Por último, y entendiendo que la medicina está en constante evolución, pongamos la mirada en un buen estudio de la placenta mediante Doppler para diferenciar a los bebés que independientemente de su percentil, bajo o normal, necesiten un seguimiento más cercano, y dejar tranquilos a los bebés y las madres más grandes o más pequeños.

«En la semana 35, me dijeron que mi bebé pesaba 2.361 g: percentil 5 y, por lo tanto, PEG. Lloré. Mis planes de parto natural se truncaron. Ya no cumplía los requisitos para la casa de partos. Pregunté al gine si podría hacer algo para subir el peso del bebé, y me dijo que no, que quizá fuese por la arteria umbilical única que tenía. Control en dos semanas. Pedí una segunda opinión a Naza. Seguí sus recomendaciones: 100 g de proteína al día, grasas saludables a tope, suplementar magnesio y vitamina D, y treinta minutos de ejercicio moderado. Notaba que me aumentaba la frecuencia cardiaca, pero sin ahogarme. Al ser julio, decidí nadar. También tomé omega 3. Y lo hice todo estrictamente. Por intentarlo no perdía nada. A los doce días, en la ecografía de control, mi bebé pesaba 2.955 g. ¡Percentil 45! Lloré de nuevo, pero esa vez de emoción. ¡Lo habíamos conseguido! Me sentí orgullosa de haberlo intentado y no conformarme con un no. Seguí con los mismos hábitos hasta el final y logré mi sueño: un parto natural acompañada de mi pareja y las maravillosas comadronas de la Casa Laietània. Jan nació en la semana 39+1 con un peso de 3.290 g».

María

Bebé grande para edad gestacional (GEG)

Se considera un bebé grande al que está por encima de percentil 97 para su edad gestacional. Sin embargo, es importante que sepamos que no existe consenso al respecto:

- No existe consenso sobre qué percentil tomar de corte para definir a un bebé como grande para edad gestacional. Para algunos autores es percentil 90; para otros 95, y se acepta más habitualmente, ≥ 97.
- No existe consenso sobre si es adecuado o no diagnosticar a un bebé como grande. Especialmente en mujeres sin riesgos asociados. El principal riesgo asociado es la presencia de diabetes gestacional. Algunas sociedades científicas consideran que la medición es imprecisa y con margen de error (ACOG, NICE). Se considera que la ecografía puede tener un margen de error de en torno a un 10 por ciento. Es decir, un bebé diagnosticado de 4 kilos podría pesar solo 3.600 g o, por el contrario, 4.400 g.
- No existe consenso sobre el riesgo vs beneficio de la inducción de parto por sospecha de bebé grande.

Se habla de macrosomía cuando un bebé se estima que pesa 4.000 g o más. Existe mucho miedo al bebé grande, aunque hay que ampliar la perspectiva y no tener en cuenta solo la estimación del peso. Se debería tener muy en cuenta también la genética familiar. De madres y padres altos, lo normal es que el bebé sea más grande que la media. Algunos bebés simplemente son constitucionalmente más grandes. Igual que los PEG.

Existen estudios que encuentran disminución de riesgos para algunos bebés y madres con una inducción de parto a partir de 4 kilos de peso. Se refieren a menor riesgo de distocia de hombros, necesidad de cesárea y daño en el suelo pélvico de la madre. Pero existe también un abuso de inducciones por sospecha de bebé grande que conllevan aumento de la morbilidad para mamá y bebé. Recordemos que no hay consenso al respecto.

¿Qué podemos hacer? En la prevención está la clave. Cuando cuidamos los pilares básicos de salud, prevenimos que nuestro bebé crezca por encima de su genética. Es importante diferenciar a los bebés grandes constitucionalmente de los bebés grandes por un aporte excesivo en forma de glucosa. Generalmente, se indica realizar nuevamente curvas de glucosa. Pero las curvas podrían darnos un falso negativo o positivo. A estas alturas, lo que más información nos puede aportar es un perfil de glucemias mediante glucómetro o sensor de glucosa. Si los valores salen bien, tu bebé es con casi toda probabilidad genéticamente grande. Y no hay que preocuparse más. Si los valores están alterados, tu bebé puede haber estado recibiendo un exceso de glucosa, y es recomendable poner en marcha las medidas higiénico-dietéticas. El exceso de glucosa hace que los bebés acumulen más grasa, resultando más grandes de lo que genéticamente les corresponde.

El panorama actual, pone mucho peso, miedo y culpa sobre las mujeres cuando se diagnostica un bebé grande por ecografía. Muchas veces sin siquiera un criterio objetivo. Algunos profesionales ya asustan a las mujeres por bebés de percentiles entre 60 y 90. Esto no tiene fundamento. Un profesional debe ceñirse a lo que dice la evidencia y actualmente el consenso está en bebés con percentil ≥ 97, que es donde se ha visto el aumento de riesgo. Y no perdamos de vista el margen de error tan grande que puede haber en ocasiones.

Por otro lado, el contexto de salud actual nos muestra un aumento de resistencia a la insulina, diabetes gestacional, elevado consumo de ultraprocesados y vidas más sedentarias. Por ello, es también realista validar que hay bebés grandes que no deberían serlo tanto: están expuestos a un exceso de glucosa, aun cuando la madre no llegue a estar diagnosticada de diabetes gestacional. Ignorar esta realidad también quita a las mujeres la opción de tomar las riendas de su salud. En contextos de inflamación crónica, de resistencia a la insulina, de consumo frecuente de ultraprocesados, de vidas altamente sedentarias, algunos bebés podrían crecer más de lo que constitucionalmente les corresponde.

Para ser libres, necesitamos conocer la verdad. Lo bueno y lo malo. El ser humano es cazador recolector por definición. Con vidas activas, al aire libre, nutriéndonos de alimentos reales, sí es improbable que nuestro cuerpo geste un bebé más grande de lo que le corresponde. Pero en el contexto occidental actual estamos en un escenario diferente. Tomar las riendas de nuestros procesos también implica muchas veces aceptar verdades incómodas.

Dicho lo cual, muchos bebés grandes nacen sin mayor dificultad. Nuevamente, tienes derecho a una segunda opinión. Tienes derecho a recibir información de forma objetiva sin opiniones subjetivas o personales sobre el tamaño de tu bebé.

Y, por último, cuando se diagnostica un bebé como grande, ¿cómo se va a asistir ese parto? Cada vez más, se pone el peso en el percentil de forma aislada, generando miedo en las familias y prejuicios anticipados acerca del proceso de parto en los profesionales que asisten los partos.

Cuando se pone todo el foco en el tamaño estimado de un bebé, se pierden de vista otras cosas importantes. Muchas mujeres paren bebés de más de cuatro kilos sin mayor problema. Todos los partos necesitan tiempo, movimiento y verticalidad. Los bebés han de estar óptimamente colocados, ya que una posición subóptima en sí misma puede dificultar el parto. Sin una asistencia al parto actualizada es más fácil que se cumpla la autoprofecía: «¡Ya te dije que tu bebé era muy grande!». Pero ¿es porque el bebé es grande o porque la asistencia es inadecuada? Sin tiempos, sin movimiento, sin valorar la posición del bebé, también aumenta la morbilidad. Entonces, no sabemos si el riesgo es el tamaño del bebé o la asistencia en sí misma o en ocasiones, ambas cosas. La asistencia no es lo único, pero es un pilar fundamental.

Para tomar una decisión respecto a la inducción del parto porque se estima que el bebé es grande, adopta una visión global y toma la decisión que te dé más tranquilidad:

- Podrían plantearte una inducción cuando el bebé se estima que pesa más de 4 kilos a término. Sin embargo, no hay consenso al respecto y el margen de error ecográfico es significativo.
- En caso de mujeres con diabetes gestacional, se suele recomendar una cesárea si se estima que el bebé pesa más de 4.500 g. Se recomendaría una cesárea en mujeres no diabéticas, cuando se estima que un bebé pesa ≥ 5 kilos.

En caso de diabetes, la indicación de inducción es más clara, si las glucemias no son estables: los bebés acumulan grasa de forma diferente. El diámetro biacromial, de hombro a hombro, se vuelve más grande y se considera un factor de riesgo para distocia de hombros. La distocia de hombros es una emergencia obstétrica con baja incidencia (en torno a un 0,7 por ciento de los partos). Sucede cuando al nacer la cabecita del bebé, un hombro se queda atrapado detrás del pubis generalmente. Para resolverla, los profesionales deben aplicar maniobras de forma adecuada. Es una situación complicada que puede dejar secuelas en el bebé. El más conocido es el daño del plexo braquial, conocido como parálisis braquial obstétrica, o PBO. Es una emergencia imposible de prever. Y no es exclusiva de bebés grandes, ya que el 50 por ciento sucede en bebés de menos de 4 kilos de peso.

Es importante diferenciar las diabetes gestacionales con buen manejo de las glucemias, controladas con dieta, de las diabetes gestacionales más complejas con glucemias elevadas, pues son las que dan lugar a este crecimiento del bebé. La diabetes bien manejada con medidas higiénico-dietéticas, equivale a un embarazo normal.

En caso de no haber diabetes, pide la información que necesites y medita qué sientes mejor para tu caso. Pide una segunda opinión: algunos hospitales realizan la medición por parte de dos profesionales diferentes para estar seguros del peso y percentil estimado.

Estreptococo agalactiae o estreptococo del grupo B (EGB)

El estreptococo es una bacteria que habita en nuestro sistema digestivo y puede colonizar el recto y la vagina. El exudado vaginal se realiza en torno a la semana 36 con cribado universal y se considera válido durante las siguientes cinco semanas, es decir, hasta la semana 41.

Se calcula que entre un 10 y un 30 por ciento de las mujeres darán positivo para EGB. Si das positivo en orina durante el embarazo, también se considerará positivo para el parto. Tener estreptococo no es malo para ti; sin embargo, es cierto que puede causar infecciones de orina y, en un porcentaje muy pequeño de los partos, contagiar al bebé durante el parto. Aunque son pocos casos, en ocasiones, podría llegar a ser una infección muy grave.

En general, todas las medidas que favorezcan una microbiota vaginal dominada por lactobacilos podría disminuir la presencia de EGB en el tracto vaginal de cara al parto:

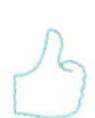

- Control del estrés.
- Elimina tabaco si fumas.
- Lavado de la vulva solo con agua y no realizar duchas vaginales.
- No utilices compresas con plásticos ni tampones con productos químicos.
- Utiliza ropa holgada y transpirable de tejidos naturales.
- Nutrición: elimina el consumo de ultraprocesados e hidratos de carbono simples. Aumenta el consumo de verduras y frutas, y alimentos de origen animal. Evita el consumo de aceites vegetales y opta por oliva, aguacate o coco. Consume regularmente alimentos como yogures naturales o kéfir. Evita alimentos que sabes que te sientan mal (intolerancias).
- Bebe agua suficientemente.
- Evita el uso de antibióticos.
- Realiza ejercicio físico con regularidad.

De las mujeres que dan positivo el día de la prueba, en torno a un 16 por ciento será negativo el día del parto. Y de las que dieron negativo, un 10 por ciento será positivo. Unas tratadas y otras no. Algún estudio, aunque de muestra pequeña, ha encontrado que tomar probióticos orales durante varias semanas (al menos 3) antes de realizar el exudado, favorecía la colonización de la microbiota vaginal de nuevo por lactobacilos, eliminando la presencia de estreptococo hasta en un 43 por ciento de los casos, comparado con el 14 por ciento del grupo que no tomó probióticos. Estos probióticos deben contener las cepas *Lactobacillus rhamnosus* (GR-1) y *reuteri* (RC-14). Igualmente, si das positivo en orina, introduce cambios para cuidar la microbiota y prueba con estos probióticos 3-4 semanas. Aunque no suele volver a mirarse, solicita que se realice una nueva prueba porque puede haberse negativizado.

¿Y entonces qué pasa en el parto?

Desde los años setenta, países como Estados Unidos establecieron el uso de antibióticos en el parto para todas las mujeres que dan positivo en estreptococo para evitar la infección del bebé. Las infecciones tempranas bajaron de 1,7 cada mil bebés a 0,25. En España se utiliza el mismo procedimiento. Las infecciones tardías no parecen disminuir por el uso de antibióticos intraparto, solo las tempranas.

En Nueva Zelanda, donde la asistencia al parto es en general menos medicalizada que en Estados Unidos, no se realiza la prueba, y su tasa de infecciones es también de 0,26 cada mil: mismos resultados que en Estados Unidos con cribado y uso de antibióticos en el parto.

En otros lugares, como Reino Unido, donde no se realiza la prueba de manera universal, la tasa de infección neonatal es de 0,5 cada mil. A su vez, en Reino Unido, existen asociaciones de usuarias que piden que el cribado del estreptococo sea una opción, como lo es en Canadá.

Quizá esta sea la opción más justa: contar con toda la información y tener la opción de realizarse la prueba y optar o no a utilizar antibióticos durante el parto, sin que venga impuesto uno u otro criterio.

Se aconsejaría, en cualquier caso, el uso de antibióticos durante el parto ante la presencia de factores de riesgo:

- Parto prematuro.
- Bolsa rota durante más de dieciocho horas sin conocer el resultado del estreptococo.
- Historia de bebé anterior con estreptococo.
- Fiebre durante el parto. La fiebre intraparto aumenta con el número de tactos vaginales realizados: aumentan el riesgo de infección de manera exponencial, en especial a partir de cinco. Cuando pocos hospitales siguen la recomendación de realizar tactos cada cuatro horas, importa. Los tactos vaginales arrastran hacia dentro las bacterias, más aún en caso de bolsa rota.

La única idea es que, si das positivo en estreptococo, estés más tranquila. Aunque se suele dar información catastrófica, sabemos que la tasa de infección neonatal es baja: 0,5 cada mil sin cribado universal en países como Reino Unido y 0,26 en Nueva Zelanda, como hemos dicho. Algunos hospitales ante EGB desconocido no administran antibiótico hasta que hayan pasado 18 horas de bolsa rota.

Si das positivo, y optas por la administración de antibióticos, esto no cambia tus decisiones o tu actitud respecto al parto. Tampoco el momento en que decidas acudir al hospital. Vigila tu temperatura. Su aumento podría ser señal de infección.

Durante el parto, se administrará antibiótico cada 4 horas, desde que se rompa la bolsa de líquido amniótico. Se considera eficaz poner dos dosis separadas por cuatro horas antes del nacimiento. El antibiótico se pone de manera intravenosa. Cada dosis tarda unos pocos minutos en pasar, por lo que no tendrás que estar atada de manera continuada a un suero y no te impedirá la movilidad. El antibiótico baja la carga de estreptococo y pasa al bebé desde la placenta, protegiéndolo de una posible infección. Si no te diese tiempo a las dos dosis porque el parto es rápido, el riesgo es ínfimo, en especial si apenas hay tactos. A los bebés se les debe observar de cerca en cualquier tipo de parto y contexto igualmente.

El riesgo de usar antibiótico para el bebé es principalmente la alteración de su microbiota hasta doce meses tras el nacimiento, aunque el contacto piel con piel y la lactancia materna ayudan a restablecerla antes. En la madre, favorece la aparición de cándida y mastitis, afectando también a su microbiota.

La principal controversia con la prueba de estreptococo se debe a si es necesario administrar antibiótico a tantas mujeres y bebés. En España el cribado universal conlleva que las mujeres que tienen dudas acerca de si administrar o no el antibiótico, sean coaccionadas muchas veces. La tasa de infección es baja, aunque sin duda el riesgo existe y sucederá para algunos bebés.

Ahora bien, también debemos reflexionar, sobre la incoherencia de poner todo el peso en la importancia del antibiótico, mientras los partos siguen siendo altamente intervenidos sin justificación en algunos entornos hospitalarios. La coherencia estaría en poner peso en todos los factores implicados:

- Las inducciones aumentan el riesgo de infección por ser procesos largos y medicalizados, pero nadie cuestiona la tasa de inducciones al alza.
- El número de tactos vaginales es inaceptable cuando es cada hora o cada dos horas sabiendo que la evidencia científica los recomienda cada cuatro horas. Son un factor de riesgo independiente para infección.
- La introducción de geles, electrodos y catéteres aumenta también el riesgo de infección y con frecuencia se utilizan sin justificación.

Es urgente que reflexionemos y mejoremos la asistencia al parto de una vez por todas, y respetemos las decisiones informadas de cada familia.

Por último, podrías optar por repetir la prueba por tu cuenta (de forma privada) dos o tres semanas después de la toma inicial, por si el estreptococo se hubiese negativizado. No olvides aportar el informe el día del parto.

- Algunas mujeres deciden no realizarse la prueba.
- Algunas mujeres deciden esperar 18 horas antes de recibir antibiótico como se haría en caso de estreptococo desconocido.

La asistencia al parto debería ser siempre lo más mínimamente invasiva, en función de cada situación.

1.

Molestias y remedios durante el embarazo

Debido a los cambios físicos en tu cuerpo, podrían aparecer algunas molestias durante el embarazo. Algunas son más propias de un trimestre que de otro, pero es relativo: pueden solaparse o acentuarse.

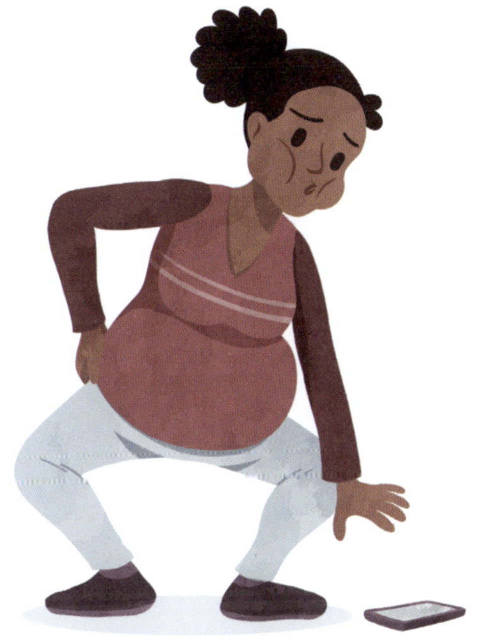

Náuseas y vómitos

Son la estrella del primer trimestre. Aparecen en torno a la semana 6-7 y pueden durar hasta la semana 13-14. En un pequeño porcentaje de embarazos se prolongan más allá de la semana 20. Entre el 70 y 85 por ciento de las mujeres pasan por ellas. Se atribuyen a diversos factores, pero no se sabe al cien por cien lo que las ocasiona. Ciertos remedios las mejoran, aunque a veces nada parece funcionar.

Sus causas conocidas son las siguientes:

- Hormona HCG: al bajar sus niveles hacia las semanas 12-14, suelen mejorar.
- Déficit de vitamina B6, magnesio, zinc o cobre.
- Salud tiroidea: el embrión en desarrollo necesita cantidades importantes de hormonas tiroideas. La presencia de hormona HCG aumenta la producción de estas hormonas, estimulando tu tiroides. Las náuseas normales podrían ser señal de que tu tiroides funciona adecuadamente.
- Hipoglucemias y hambre.

Las náuseas no son solo matutinas, sino que pueden darse en cualquier momento del día y por diferentes motivos. Detectar sus desencadenantes te ayudará a evitarlos: ciertos olores, comidas en particular, levantarte muy deprisa, tener hambre o una hipoglucemia.

Algunos cambios nutricionales que ayudan a mejorarlas son los que siguen:

- Tomar pequeñas comidas repartidas a lo largo del día.
- Mantener el nivel de glucosa estable. Los dulces e hidratos simples producen grandes picos y bajadas, pero, si es lo único que te asienta, tómalos en pequeñas cantidades. Intenta comer algo de proteína y grasa a la vez, ya que, en el desayuno especialmente, estabilizará la glucosa a lo largo del día.
- Comer algo antes de levantarte de la cama si las náuseas son matutinas. Experimenta con frutos secos crudos o con sal o una cucharada de crema de almendras sin azúcar.
- Tomar alimentos salados y cítricos: encurtidos, pepinillos y aceitunas o frutos secos con sal. Usa limón y sal en las comidas, o prueba a chupar una rodaja de limón espolvoreada con sal, una costumbre mexicana maravillosa.
- Beber agua a lo largo del día, distribuyendo su ingesta.
- Tomar la comida templada o fría, ya que tiende a entrar mejor porque huele menos.
- Jengibre en infusiones frías, en chicles o en galletas sin azúcar.
- Evitar cocinar si te causa náuseas.
- Tomar un suplemento de magnesio.
- Probar las ciruelas o la pasta de umeboshi cuando tengas náuseas.
- Asomarte a una venta y busca aire fresco.

Cuando las náuseas y los vómitos impiden comer, ensaya con estas estrategias y observa qué te sienta mejor. Mientras tanto, tirarás de reservas.

Si todo esto resulta insuficiente, tu obstetra puede pautarte algún medicamento compatible con el embarazo a base de Doxilamina succinato y Piridoxina hidrocloruro. Además, ciertos suplementos parecen mejorar las náuseas y vómitos:

- Vitamina B6 en forma activa (piridoxal fosfato): entre 10 y 25 mg cada ocho horas. Busca también alimentos ricos en esta vitamina (salmón, pollo, patata, carne, vísceras, avellanas, pistachos, espinacas o plátanos...)
- Magnesio.

Y, finalmente, otras medidas que puedes adoptar son estas:

- Utilizar aceites esenciales de menta, lavanda, jengibre y limón en el ambiente u olerlos, pero no ingerirlos. Para aplicarlos en la piel, hay que diluir una o dos gotas en aceite de almendras u oliva.
- Acupresión y acupuntura. Existen muchos profesionales especializados en estas herramientas que han demostrado buenos resultados en el tratamiento de las náuseas y los vómitos.

Si tienes vómitos, cuida tu hidratación y repón electrolitos. Para ello hace falta, además de beber agua, reponer sales. Por ejemplo, el agua de coco sin azúcar contiene sales minerales, o prueba con una limonada casera: una cucharadita de sal marina y zumo de limón diluidas en un litro de agua fresca; puedes endulzarla con una gota de estevia. Sin embargo, ciertos refrescos vendidos como isotónicos solo llevan azúcar, por lo que no serían adecuados.

Hiperémesis gravídica

Entre un 0,3 y 2,3 por ciento de las mujeres embarazadas sufren hiperémesis gravídica, una forma severa de náuseas y vómitos durante el embarazo que se prolongan y pueden cursar con:

- Vómitos irreprimibles.
- Deshidratación: sed, orina disminuida y muy amarilla.
- Desequilibro de sales minerales.
- Desnutrición y fatiga.
- Pérdida de peso de más del 5 por ciento.

Los síntomas suelen alcanzar el pico en torno a la semana 9, y se empieza a mejorar sobre la 20, aunque en algunas ocasiones estos duran todo el embarazo. No se conocen con exactitud las causas, pero parecen estar relacionadas con los niveles de hormonas, alteraciones digestivas, disfunción tiroidea (hipertiroidismo gestacional transitorio) o déficit nutricional.

Es una condición que debe vigilarse y tratarse de cerca por el riesgo de deshidratación y desnutrición que conlleva, ya que apenas se retienen alimentos y líquidos. En cuadros agudos y graves, se precisa hospitalización para proporcionar hidratación con sueros intravenosos y medicación que alivie los síntomas. Las mujeres que la sufren pierden calidad de vida, tienen problemas laborales y psicológicamente el embarazo se convierte en una pesadilla, hasta el punto de llegar a la depresión o pensar en interrumpir el embarazo. ¡No exageran! Es devastador.

Prueba con las recomendaciones anteriores para las náuseas y vómitos, y procura descansar y evitar el estrés (es necesaria la baja laboral), y buscar apoyo psicológico.

Comer o chupar polos fríos puede ser de las pocas cosas que a veces consigas retener. Prueba a hacer helados con batidos proteicos por si consigues que te asienten y retengas algo más.

> «Mis vómitos empezaron en la sexta semana de embarazo. Tras tres visitas al hospital, en la octava semana me ingresaron por primera vez. Después de diez días sin parar de vomitar, con una media de treinta vómitos al día, me plantearon la opción de una alimentación parenteral. Cruzó por mi mente interrumpir el embarazo, un embarazo muy deseado que dejó de serlo cuando sentí que ponía en riesgo mi vida. Fue el momento más duro, porque, si tomaba esa decisión, tenía claro que no lo volvería a intentar. Entonces, me derivaron a una psicóloga perinatal y, gracias a ella, mi perspectiva cambió. Nunca pensé que oír a otras mujeres que habían pasado por lo mismo pudiera ayudarme tanto. Llegaron otros dos ingresos, el segundo más largo aún. Superé los quince días sin parar de vomitar ni durante la noche y adelgacé doce kilos. Alrededor del sexto mes pararon los vómitos, no las náuseas. Retomar cierta normalidad o mi vida laboral fue imposible. Después de todo, hoy en día sé que volvería a vivirlo otra vez y merecería la pena».
>
> **Carlota**

Hablar con mujeres que hayan pasado por la hiperémesis gravídica puede ser de gran ayuda, pues generalmente la sociedad desconoce su gravedad y siempre tienden a infravalorarse los síntomas y a que una sienta que exagera.

Mareos

Existen dos causas principales de mareos:

- Bajadas de tensión: a algunas mujeres embarazadas la tensión les puede bajar repentinamente y esto hace que se sientan mareadas y con mucho malestar. Si te pasa con frecuencia, es recomendable que te midas la tensión para confirmar si efectivamente es por la tensión. No siempre lo es. En caso de ser la tensión, es importante llevar encima agua con sal: puedes añadir a tu botella de agua media cucharadita de sal marina (no sal refinada), zumo de limón y algún endulzante si lo necesitas. También puedes optar por unas almendras saladas o un trozo de queso. Revisa tu dieta y procura que sea suficiente en proteínas además de la hidratación y la ingesta de sal. Evita lugares aglomerados, cerrados y con mucho calor: un poco de aire fresco puede aliviarte. Túmbate de lado en el suelo si sientes que vas a desmayarte.

- La montaña rusa de las glucemias: algunos mareos se deben a subidas y caídas bruscas de la glucosa. Por eso es importante descartar que no es la tensión. La subida brusca por alimentos con mucho azúcar libre puede producir una subida marcada de glucosa (170-190 mg/dl de glucemia). Ante esta subida brusca, tu cuerpo probablemente reaccione con un gran pico de insulina que haga que la glucosa caiga bruscamente. Esta situación puede hacer sentir malestar general, náuseas, mareo y sensación de no poder con la vida. Si es tu caso, manos a la obra: hazte con un glucómetro y registra en un diario tus valores de glucosa antes de desayunar y comer. También mide la glucosa cuando te encuentres mal. Podrás detectar qué alimentos te desencadenan esta montaña rusa de glucosa e insulina. Algunos alimentos aparentemente inocuos como las bebidas de avena contienen una alta cantidad de azúcar libre. Mejorarás eliminando estos alimentos y aumentando en tus comidas grasas y proteínas. Escoge hidratos de carbono de absorción lenta, como cereales integrales, legumbre, pasta proteica o arroz y patata enfriados 24 horas en la nevera.

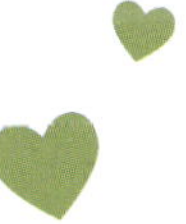

«En la semana 10 de embarazo tuve COVID. Tras dos semanas de baja volví al trabajo, pero no me sentía bien. Me decía la doctora que el cansancio que sentía era normal, por el embarazo y por el virus, pero yo no tenía fuerzas de nada, excepto algún rato aislado. Después empecé a tener sensación de mareo en el estómago, pesadez en los ojos e inapetencia total. Me dijeron que era todo normal, que en el embarazo baja la tensión y produce este malestar. Me recomendaron tomar alimentos salados cuando me encontrara así. En el segundo trimestre tuve que coger vacaciones en el trabajo porque no podía más. Sin duda las peores vacaciones de mi vida, pues no entendía por qué incluso descansando me sentía tan mal.

El primer "mareo" del día era en el trayecto de ida. Y aunque a lo largo de la mañana se me iba pasando, volvía en varias ocasiones a lo largo del día. Tener que hablar con los clientes o utilizar el ordenador suponía un esfuerzo exagerado. Tenía que salir en varias ocasiones a la calle y al baño porque no tenía claro si me iba a desmayar o iba a vomitar. Ninguna de las dos cosas ocurría, pero era la sensación que yo tenía».

«Cuando expliqué mi situación a Naza me preguntó qué tensión tenía cuando me encontraba así. En seguida me dijo que mi tensión no era tan baja como para estar tan mal y que tampoco los síntomas cuadraban. Me recomendó hacer seguimiento de glucosa en ayunas y después de las comidas, anotando los alimentos que tomaba en cada una. En una semana revisó mis anotaciones. Detectó que tenía picos elevados de glucosa, especialmente en las comidas que contenían más carbohidratos, como la pasta o el arroz. Modificando mi dieta con sus indicaciones mis síntomas desaparecieron de forma instantánea. Lo que más me impactó fue comprobar la subida de glucosa que me producía la bebida de avena en el desayuno. Lo que me producía cada día el primer malestar durante tantísimos días.

Gracias a este cambio en la alimentación pude sentir lo que es disfrutar del embarazo durante las seis últimas semanas. Incluso sentía agradecimiento cada día que pasaba desde que salí de cuentas, por poder hacer todas esas cosas que ese malestar me impedía. Me genera mucha frustración pensar que nadie se detuviera un momento a escuchar mis síntomas sólo porque las pruebas de glucosa salieron bien. Y me entristece pensar si esos picos de glucosa habrán tenido algún efecto negativo en mi bebé».

Yaiza

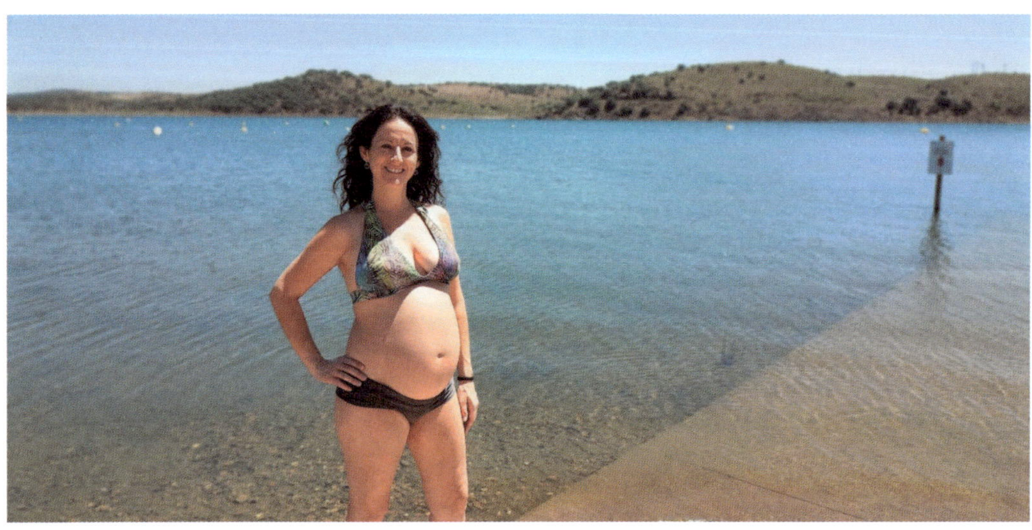

¡Me hago pis!

Es uno de los primeros síntomas del embarazo. Con el aumento de volumen de sangre precoz y el metabolismo acelerado, los riñones trabajan más: filtran más sangre y producen más orina.

En el segundo trimestre todo parece mejorar, y en el tercero vuelve de nuevo. Por las noches será habitual que tengas que levantarte a hacer pis, debido a que tu bebé te comprime la vejiga.

¡No bebas menos agua! Una buena hidratación es importante. ¿Cuánta agua hay que beber? Suele decirse que entre litro y medio y dos litros diarios, pero teniendo en cuenta que no todas medimos ni pesamos lo mismo, que nuestra actividad física es diferente y que la temperatura ambiental cambia, en realidad es una cantidad variable. Sabrás que bebes suficiente agua si tu orina es relativamente clara, mientras que, si es muy amarilla o pajiza, está concentrada. Procura beber a lo largo del día fuera de las comidas y, para descansar mejor, evita hacerlo justo antes de meterte en la cama.

Si sueles ignorar la señal de micción, ponte una alarma cada tres horas. Responde siempre a los mensajes de tu cuerpo. Vacía adecuada y periódicamente la vejiga: evitarás infecciones de orina, que en el embarazo son más frecuentes. Debes orinar también tras mantener relaciones sexuales. En el baño, utiliza siempre un banquito que eleve tus pies y rodillas para estar en una posición más fisiológica y no aprietes: relaja y deja que la orina salga sola.

Ante síntomas de infección, como dolor o picor al orinar, consulta con tu matrona, médico u obstetra. Las infecciones de orina pueden irritar el útero, debido a la cercanía, y provocar contracciones que, aunque no suelen ser preocupantes, hay que abordar.

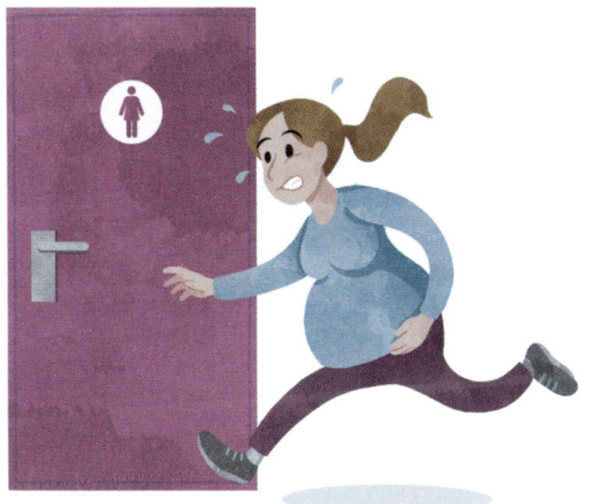

Estreñimiento

El estreñimiento puede aparecer en cualquier momento del embarazo. Hay que tener en cuenta que algunas mujeres llegan al embarazo padeciendo estreñimiento de manera crónica y puede agravarse.

La progesterona relaja la musculatura lisa del intestino. Por un lado, esto enlentece el tránsito y propicia el estreñimiento, pero, por otro, tu cuerpo absorbe así más nutrientes.

Las principales recomendaciones para evitar el estreñimiento son las que siguen:

- Hidrátate lo suficiente.
- Ten en cuenta que el hipotiroidismo favorece el estreñimiento y sería importante descartarlo.
- Consume alimentos ricos en fibra: verduras, frutas, cereales integrales y legumbres. La fibra no se digiere y aumenta así la masa de las heces favoreciendo su arrastre.
- Escoge también alimentos ricos en grasa, como coco, aguacate y frutos secos. La grasa tiene un papel fundamental en la lubricación de las heces y el intestino. Estimulan la secreción de sales biliares y, con ello, activan el tránsito intestinal.
- Incluye alimentos ricos en probióticos, como kéfir y yogur. Un suplemento que contenga *Lactobacillus* y bífidus puede mejorar el estreñimiento.
- No pases mucho tiempo sentada. El correcto funcionamiento de la musculatura abdominal es fundamental para el tránsito intestinal y, si pasas mucho tiempo sentada, en mala postura, la musculatura abdominal no se activa.
- Adopta una postura adecuada cuando vayas al baño. Los seres humanos hemos inventado mu-

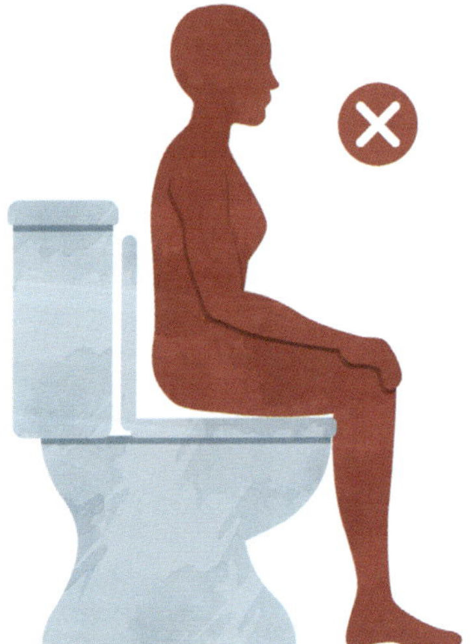

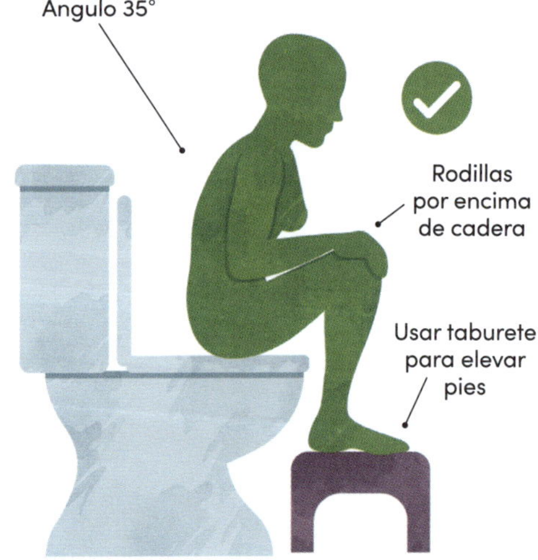

chas comodidades que, sin darnos cuenta, van en contra del diseño anatómico. Estamos hechos para hacer caca en cuclillas, no en un retrete. Por ello, hay que elevar las piernas con un taburete imitando esta posición, que abre el esfínter anal. ¡Taburetes para mayores y pequeños siempre! Y no empujes: espera a que llegue el reflejo y las heces salgan solas. Los pujos continuados por estreñimiento perjudican tu suelo pélvico, favoreciendo prolapsos e incontinencia a largo plazo, además de propiciar las hemorroides o empeorarlas.

- No retrases la señal de ir al baño. Nuestro cuerpo suele tener un patrón, con frecuencia a la misma hora cada día. Identifica ese momento y resérvalo.
- Utiliza microenemas en momentos puntuales. No es una solución a largo plazo, pero recurre a ellos si lo necesitas.
- Acude al fisio para que te ayude con el estreñimiento a nivel físico, y al nutricionista para mejorar tu alimentación.
- El suplemento de citrato de magnesio también puede mejorar el estreñimiento.

¡Tengo sueño!

El sueño define el primer trimestre, aunque es una sensación de somnolencia más que de cansancio físico. Se debe a la progesterona y a que tu metabolismo está trabajando para gestar a tu bebé. ¡Necesitas siestas! Es normal la sensación de rendir menos en el día a día o laboralmente, pero, si el cansancio es extremo, hay que descartar anemia o hipotiroidismo.

¿De verdad hay que dormir solo del lado izquierdo? Es una recomendación imposible de cumplir. Y, entonces, ¿por qué se recomienda? La sangre retorna al corazón desde la vena cava inferior, que asciende por el lado derecho de tu cuerpo, por lo que, si se comprimiese, notarías mareo y sensación de bajada de tensión. Sin embargo, en tal caso, cambiarías de posición y se pasaría: fin del problema. ¡Puedes dormir de ambos lados! Dormir siempre de un lado podría desencadenar dolor pélvico y desequilibrio, así que es bueno ir alternando. Si necesitas dormir incorporada, o semisentada, puedes girar igualmente hacia alguno de los lados. También puedes probar semibocabajo, rodeada de cojines.

Es bocarriba como podría llegar a comprimirse la vena cava. Durmiendo boca arriba, si te mareas, sería señal de que tienes que cambiar de posición. Puedes poner un cojín en una de las nalgas para elevarla y evitar la compresión. Se

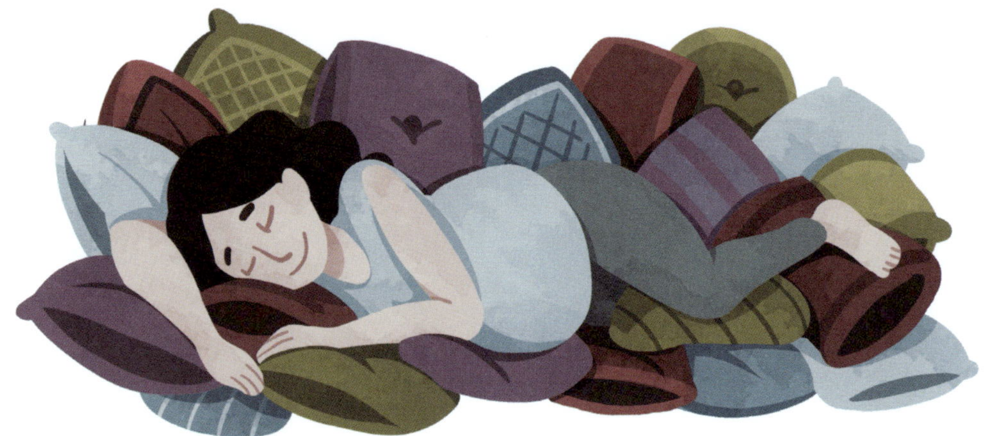

recomendaría evitar comenzar la noche durmiendo boca arriba, cuando la barriga es más grande y el bebé y el útero pesan más. En general, en el tercer trimestre. Pero seguramente, no puedas ni quieras dormir boca arriba para entonces.

En un estudio hecho en Nueva Zelanda encontraron que comenzar la noche durmiendo de cualquier de los lados era igual de seguro.

 ¡Duerme, que no es poco!

Me duele una muela, ¿puedo ir al dentista?

Por supuesto. Cualquier dentista actualizado te atenderá. ¡No lo dejes! Aunque se recomienda posponer los tratamientos no urgentes al segundo trimestre, toda urgencia debe tratarse. Es viable utilizar anestesia local y antibióticos, y realizar radiografías durante el embarazo si es imprescindible. Una pequeña caries no tratada a tiempo puede convertirse en un agujero. Pobres abuelas, a las que antes les decían «un embarazo, un diente menos». Por supuesto, esto no es verdad. Los dientes se pierden por falta de higiene, nutrición inadecuada o tratamientos que no llegan a tiempo. Además, ¿cómo vas a estar con dolor y sin tratar? ¡No es ético!

En el embarazo te pueden sangrar más las encías, aparecer gingivitis y aumentar la predisposición a las caries por cambio de pH en la boca. Las enfermedades dentales se relacionan con bebés de bajo peso y partos prematuros. Pensando en tu bebé, tras el nacimiento, ten en cuenta que tener la boca sana previene que le transmitamos bacterias cariogénicas. ¡No dejes de acudir al dentista! Es muy recomendable hacerte una buena revisión durante el embarazo.

Dolores de cabeza

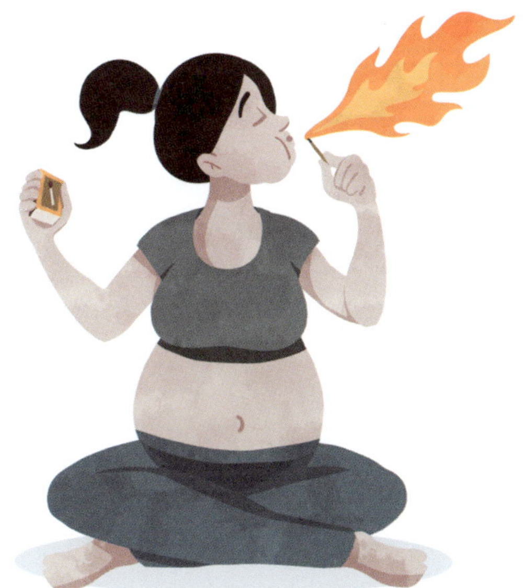

En ocasiones, los dolores de cabeza se vuelven frecuentes o empeoran si ya los tenías. Es interesante parar y ver qué sucede. ¿Bebes suficiente agua? ¿Consumes suficiente sal? ¿Tienes hambre? ¿Es una bajada de azúcar? ¿Estás cansada o estresada? ¿Cómo están tus cervicales y tu postura? Todas estas cosas hay que abordarlas.

El paracetamol es el analgésico más recomendado durante el embarazo. Se puede tomar si es necesario, pero se recomienda hacerlo lo menos posible, ya que una alta ingesta podría llegar a asociarse a algunos riesgos. Otros analgésicos tipo antiinflamatorio, como el ibuprofeno, no son compatibles y no se pueden tomar durante el embarazo. Otra opción sería recurrir a la acupuntura o a los aceites esenciales.

Reflujo y acidez

Según crece tu bebé, podrías desarrollar reflujo, ya que la compresión del estómago y la relajación del esfínter esofágico, por la progesterona, facilita que suba al esófago el contenido gástrico. Es desagradable y causa sensación de acidez, por lo que hay ciertas cosas que debes tener en cuenta:

- Realiza estiramientos de tronco, diafragma y caja torácica. A los lados y hacia arriba en el marco de una puerta. El estómago está comprimido, ¡y necesita espacio!
- Procura hacer comidas más pequeñas y ligeras, escogiendo alimentos densos saludables y saciantes: menos cantidad que aporte todo lo que necesitas.
- Evita beber durante las comidas, mejor hazlo a lo largo del día para distender menos el estómago.
- Evita los picos de glucosa con alimentos dulces, dado que el azúcar elevado en sangre relaja más el esfínter.

- Evita comidas picantes o con muchas especias y la cafeína, también empeoran el reflujo.
- Mantente erguida para hacer la digestión: pasear sería ideal.
- Duerme semisentada si lo necesitas. ¡A tirar de cojines!
- Investiga remedios naturales, como tomar ciruelas de umeboshi o la acupuntura.

Los antiácidos podrían usarse puntualmente, a veces no hay más remedio que recurrir a ellos, pero ten en cuenta que bajan el pH del estómago, y esto afecta a la absorción de nutrientes y altera la microbiota.

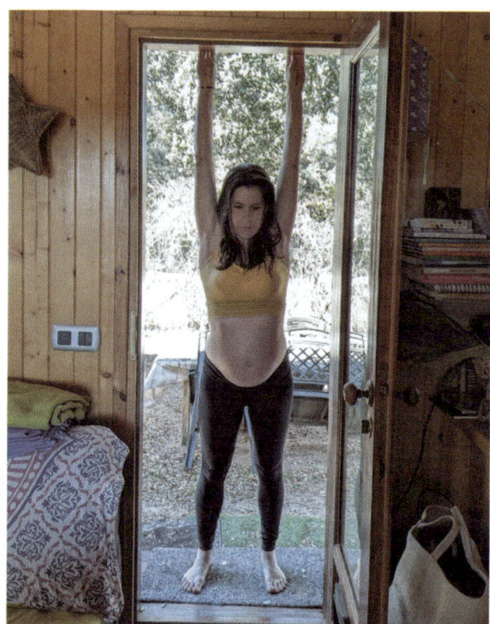

Ejemplo de estiramiento superior

Por último, debes saber que a veces la sensación de acidez se debe a una baja producción de ácido clorhídrico. Los síntomas son similares a los del reflujo y por eso son difíciles de diagnosticar. Suele provocar digestiones pesadas y largas, y muchos eructos. Si es tu caso, consultar con una nutricionista integrativa puede ser clave. El uso de antiácidos en este caso podría empeorar las molestias.

- Prueba a hacer comidas ligeras e incluye siempre proteína pues activan la secreción de ácido en el estómago.
- Procura no beber durante las comidas: diluirá el poco ácido que esté trabajando.
- Evita las comidas muy frías pues reducen la motilidad gástrica.
- Añade limón o vinagre de manzana a las comidas para subir el ácido.
- Puedes probar a consumir pasta de umeboshi antes de las comidas: usa la cantidad del tamaño de un garbanzo antes de las comidas debajo de la lengua.

¿Cómo va la respiración?

Dedica cada día cinco minutos a respirar de forma consciente y profunda. En caso de sentir que tu diafragma está muy bloqueado, la fisioterapia puede liberarlo y aportarte bienestar.

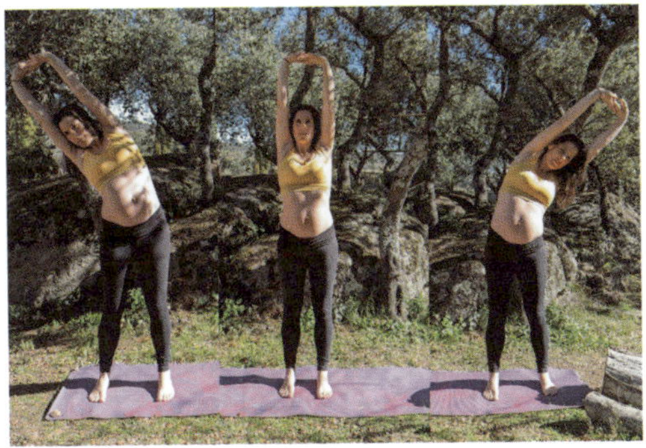

Ejemplo de estiramiento superior

Trabajar la respiración consciente durante el embarazo no solo relaja tu diafragma, también combate el estrés por activación del sistema nervioso parasimpático: el de la calma, la seguridad y la oxitocina. Pero además, es la mejor manera de integrarla para utilizarla durante al parto. Te acompaño en esta respiración guiada. Aquí te dejo el QR.

Cinco minutos para ti con tu bebé

Siéntate recta y cómoda, por ejemplo, en el suelo en la postura del indio y apoyada contra la pared, con una mano en el centro de tu pecho y la otra en tu bebé. Coge aire profundamente y despacio. Siente cómo se llena de aire tu caja torácica y tu mano alejándose. Tu abdomen también se aleja con tu bebé. Siente como se abre tu caja torácica también hacia los lados. Después, suelta el aire más despacio aún, con los labios fruncidos o pronunciando una Z. Tus manos vuelven hacia ti y tu bebé también. Así estás activando tu transverso abdominal y entrando en calma. Repite varias veces. Tómate 5 minutos cada día.

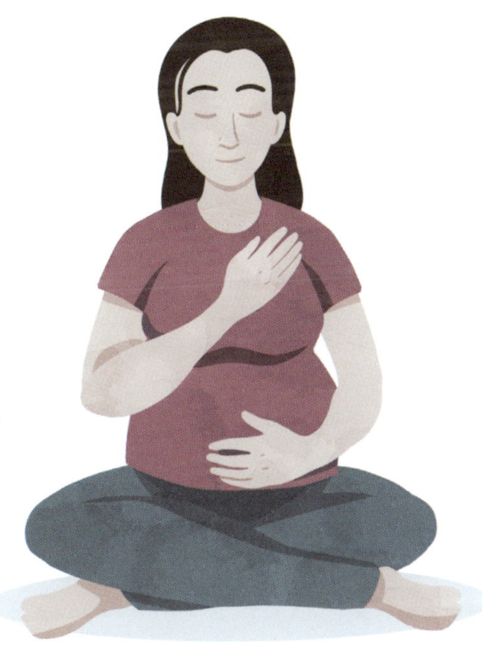

Ciática, lumbalgia, pubalgia

No debemos normalizar ninguna de estas situaciones por el hecho de estar embarazada. Son señales que avisan de un desequilibrio físico que hay que abordar. No puedes ni debes pasar el resto del embarazo así. Si el dolor no llega a eliminarse del todo, abordándolo, al menos, estarás mejor.

La higiene postural diaria, la manera en que estamos de pie y nos sentamos, puede favorecer la sobrecarga lumbar o el pinzamiento del nervio ciático. Es cierto que el embarazo aumenta la curvatura de tu espalda de manera fisiológica, que el peso del abdomen cambia nuestro centro de gravedad, pero deberíamos poder adaptarnos a estos cambios sin dolor.

Para la lumbalgia, debemos cuidar esa higiene postural del día a día. Fortalecer los músculos del abdomen y de la espalda, encontrar un posición más neutra de la pelvis.

El nervio ciático pasa por detrás de tu músculo piramidal: ese en el que nos sentamos, y mal, a diario, a veces tantas horas (¡necesitas la baja!). El piramidal se puede ir acortando por pasar tantas horas en una misma posición. Esto hace que comprima el nervio ciático, dando lugar a síntomas tipo ciática. Estirar el piramidal, masajear la zona con una pelota, sentarnos mejor y cuidar nuestra postura pueden mejorarlo.

La pubalgia es una disfunción que causa mucho dolor en la sínfisis del pubis. Puede llegar a ser muy incapacitante e impedir casi el poder caminar. Podría relacionarse con el aumento de peso del abdomen o un desequilibrio de los músculos que se insertan en esa zona. Además, las hormonas del embarazo favorecen cierta distensión en la articulación. Es muy importante acudir a fisioterapia a que te valoren para pautarte ejercicios específicos que fortalezcan o corrijan la disfunción. Puedes probar a utilizar un cinturón pélvico que estabilice la pelvis cuando camines o estés de pie. (Recuerda que un cinturón se coloca sobre la pelvis en un plano horizontal. No es lo mismo que una faja que recomendamos solo en caso del abdomen pendular). Procura evitar asimetrías de las piernas, por ejemplo, saliendo del coche o de la cama siempre con los dos pies juntos, como si fueras una sirena.

Para sentarte, busca tus isquiones

Sentada, con la espalda recta y tu pelvis cerca del borde de la silla, pon una mano debajo de una nalga y muévete un poco en círculos. ¿Notas algo puntiagudo? Es tu isquion. Uno a cada lado. Para sentarte mejor, prueba a hacerlo sobre los isquiones: estarás menos encorvada, con los pies bien apoyados y la pelvis neutra. Cuando nos sentamos mejor, el piramidal se libera. Cambia la silla por un fitball acorde a tu altura. Tus pies deben poder apoyar en el suelo, las rodillas o bien a la misma altura de tu cadera, o bien más altas, imitando una semicuclilla. Esto flexibiliza la cadera y te da estabilidad. Cambia silla y pelota a ratos. Rota tu manera de sentarte, cuidando toda tu postura.

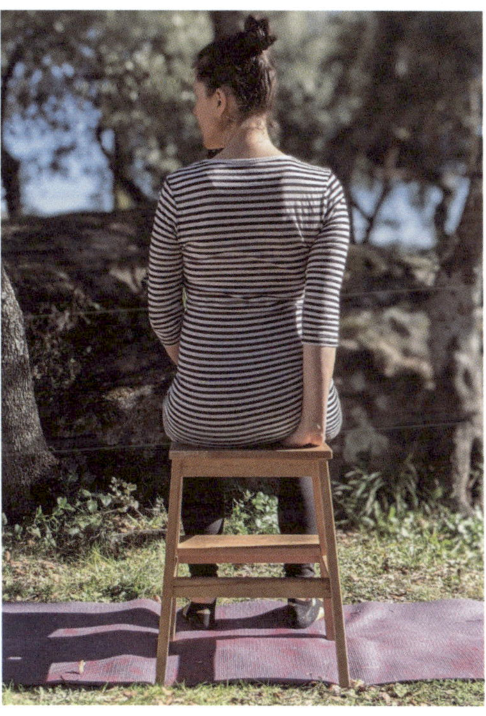

Palpando e identificando los isquiones

Sentarse continuadamente en posición de sofá, es decir, semirrecostada, sobre tu sacro podría acabar facilitando malposiciones del bebé y causar dolor físico. Por ello, simplemente varía la manera en que te sientas. En el sofá prueba a estar tumbada de lado si quieres descansar.

Recuerda jugar con tu postura. Busca la posición neutra cada día como ejercicio de conciencia corporal. ¿Se alivia tu espalda cuando encuentras una posición más neutra? El ejercicio con el tronco y Método 5P reduce el dolor y mejora la postura, además de fortalecer o rela-

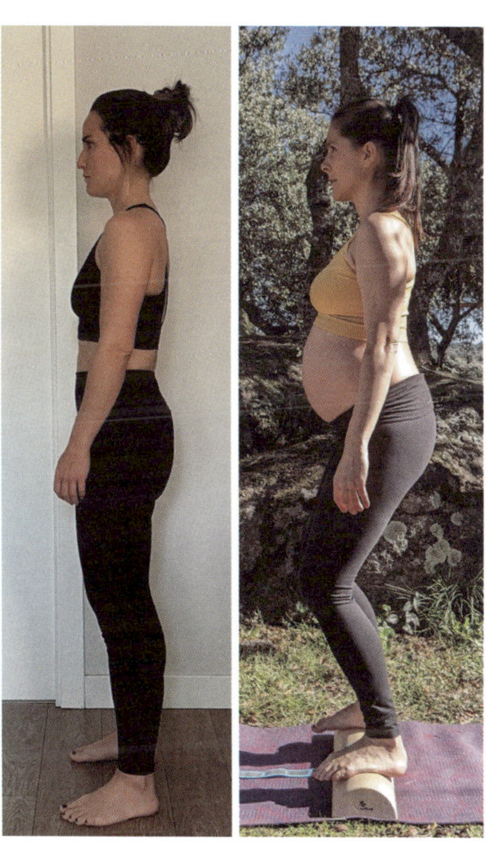

Posición neutra y ejercicio con tronco

jar, según lo que necesite tu cuerpo. Es un método de entrenamiento y rehabilitación postural que mejora la condición lumboabdominal y perineal.

Ante todas estas molestias, y dolores, a veces incapacitantes, ¡acudir a fisioterapia es el mejor remedio para individualizar tu caso y tratarlo! Casi siempre tiene solución o margen de mejoría.

¿Calambres nocturnos?

Los calambres nocturnos son habituales en los gemelos, así que estíralos todos los días, y así también darás movilidad a la pelvis. ¡Está todo conectado! Si te sucede con frecuencia, haz estiramientos antes de irte a la cama y no olvides el suplemento de magnesio.

Síndrome de piernas inquietas

Se describe como una sensación involuntaria de movimiento e inquietud en las piernas por la noche, así como pinchazos, escozor y nerviosismo, por lo que el sueño se ve afectado, ¡con todo lo que eso supone! Aunque sea sorprendente, no se sabe qué lo causa y no tiene una solución definitiva, pero suele desaparecer tras el parto.

Cosas que puedes hacer para mejorar la situación:

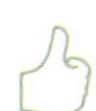

- Pasear por la tarde-noche: el ejercicio suave ayuda.
- Masajearte las piernas antes de dormir.
- Valorar bien tus niveles de hierro. Es probable que estén bajos. Es importante tener una ferritina como mínimo por encima de 30.
- Tomar el suplemento de hierro por la noche, podría mejorar los síntomas.
- Asegurarte también de que tu polivitamínico incluye vitamina B12.
- Prioriza alimentos de origen animal ricos en hierro y vitaminas del grupo B. Valorar la vitamina D.
- Recurrir a la fisioterapia.

Útero irritable

Es un término confuso que se utiliza cuando una mujer embarazada tiene muchas contracciones, las cuales pueden ser indoloras o causar dolor leve, y suelen ser constantes y diarias. ¿Te imaginas? El miedo constante a una amenaza de parto prematuro hace que se acuda con frecuencia a urgencias. En general, te darán el alta tras comprobar que no hay acortamiento en el cérvix y descartar infección de orina. Se suele diagnosticar útero irritable y mandar reposo relativo.

Lo que pasa en realidad es que tu útero está siendo estimulado e irritado constantemente. La causa principal suele ser tensión abdominal. Al estar el útero comprimido, a veces, incluso el movimiento del bebé puede resultar molesto por ello. Imagina esto: tus abdominales están muy prietos y tensos, tu músculo psoas está acortado y rígido por la posición sentada habitual y tu diafragma tampoco está muy libre. ¡El útero necesita espacio!

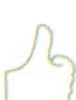

- Recurre a la fisioterapia/osteopatía para liberación miofascial. Pide que te trabajen y relajen el abdomen, el diafragma respiratorio y el psoas especialmente. También será interesante valorar la zona lumbar y la musculatura del suelo pélvico. Con toda probabilidad, encontrarán una tensión elevada.
- Cuida tu postura: analiza si tienes el abdomen contraído, o si te encorvas hacia delante, acercando tu esternón a tu pubis. Intenta encontrar una posición más neutra: hombros, pelvis y talones alineados.

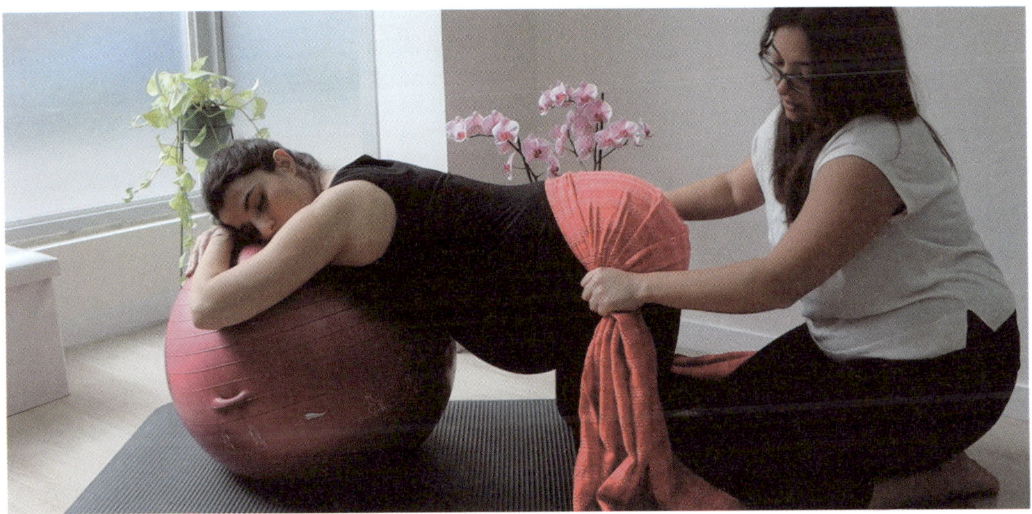

Rebozo en la cadera

- Trabaja con la respiración para relajar el abdomen.
- Sigue una rutina suave de estiramientos que incluya los hombros, la espalda, los costados, el diafragma y el psoas.
- Masajea tu abdomen para liberarlo: tira de la piel a grandes pellizcos, despegándola de tu musculatura de arriba abajo en todo el abdomen.
- Pide a tu matrona que te enseñe a utilizar el rebozo abdominal: relaja la musculatura y los ligamentos uterinos.
- Recuerda hidratarte, pues el útero se contrae si estás deshidratada.
- Recuerda que la hidratación requiere también reposición de sales minerales.
- Sería imprescindible un suplemento de magnesio.

¿Metes siempre la barriga hacia dentro en tu día a día? ¿Te sientas encorvada? ¿Eres muy atlética y con tableta de chocolate? En el embarazo, la clave siempre es la misma: soltar, relajar y estirar.

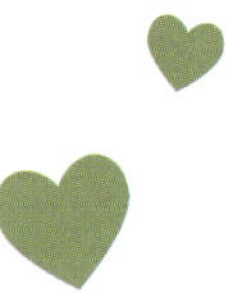

«Empecé con contracciones en la semana 24, eran punzantes, dolorosas. Acudí a urgencias por primera vez con 27 semanas, pues tenía miedo de estar poniéndome de parto. Me controlaron, el cuello no se acortaba, así que me mandaron reposo relativo. Cada vez que me levantaba, se me ponía la barriga dura, sentía dolor. Me dijeron que tenía útero irritable y no se podía hacer nada. Sin embargo, Naza me recomendó dar más espacio al útero: relajar el abdomen, espacio en diafragma, liberar el psoas y el suelo pélvico. Las contracciones básicamente desaparecieron».

Cristina

Varices

Las venas se encargan de devolver la sangre desoxigenada de todo el cuerpo, siempre, hacia el corazón. Para esto, tienen unas válvulas internas que por ejemplo, en el caso de las piernas, permite que la sangre ascienda, sin poder retroceder hacia atrás. Pero además, la contracción de los músculos, por ejemplo en las pantorrillas, también favorece este retorno venoso. Las varices son venas dilatadas que han perdido parte de la capacidad de este retorno, y la sangre se queda más estancada en esas zonas. Se producen por la suma de muchos factores: el volumen de sangre aumentado, la relajación de la pared muscular, la tendencia genética o el aumento de peso.

Suelen aparecer en las piernas, si existe falta de tono en la musculatura o se pasa mucho tiempo sentada o de pie. En ocasiones, también aparecen en la vulva. Pueden ser pequeñas o grandes, y llegar a molestar. Si son muy grandes, podrían pautarte heparina durante el embarazo.

La situación mejora con ejercicio físico, higiene postural y evitando el sobrepeso. El movimiento y el fortalecimiento de la musculatura favorecen que la sangre vuelva bien hacia el corazón.

Es importante que sepas que las varices no interfieren en el parto y que no aumentan la posibilidad de desgarros. La episiotomía, como siempre, debe restringirse a situaciones absolutamente indicadas.

Prueba a adoptar las siguientes medidas:

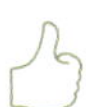

- Usa medias de compresión si tienes varices en las piernas, sobre todo si trabajas de pie. Sin embargo, para las vulvares, las medias no son buena idea, pues favorecen el acúmulo de sangre en la zona pélvica.
- Haz ejercicio de manera habitual. La piscina es el medio ideal. La inmersión favorece que las varices mejoren.
- Utiliza un cinturón pélvico para aliviar el peso sobre la pelvis, la vulva y las piernas.
- Activa la musculatura caminando.
- Si pasas mucho tiempo de pie, utiliza zapato plano y activa tus gemelos poniéndote de puntillas y bajando a talones de forma repetida. Esto activará la musculatura para ayudar en el retorno venoso.
- Prueba posiciones como la mahometana (si no tienes hipertensión ni reflujo). De paso, estirarás la zona lumbar y los ligamentos útero-sacrales.
- Practica con el tronco y el método 5P.
- Acude a terapia manual y descongestión pélvica con tu fisio.

Hemorroides

Si ya las padecías, el embarazo puede agravarlas. Su causa es similar a la de las varices vulvares, y empeoran si padeces estreñimiento.

Por ello, todas las medidas destinadas a aliviar las varices y el estreñimiento has de aplicarlas en caso de hemorroides.

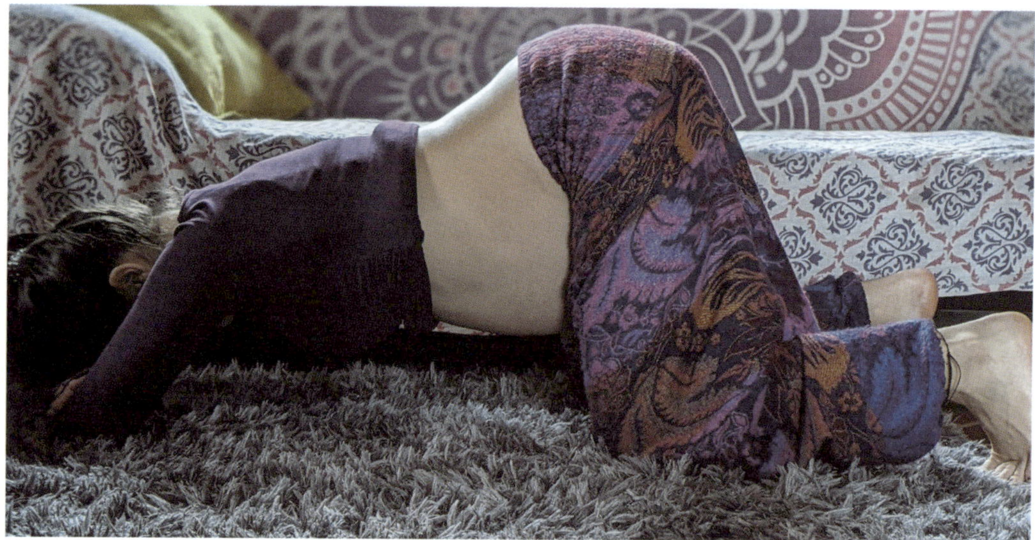

Posición mahometana

Prueba a ponerte crema cien por cien de arcilla verde o compresas empapadas en infusión de cola de caballo y tomillo (infusiones de verdad, no de sobres), pues son antiinflamatorias; se congelan y aplican en la hemorroide. Los baños de asiento con agua fresca también alivian. Y, sí, puedes utilizar cremas de farmacia.

También puedes elaborar una pasta casera de azúcar y agua, y aplicarla sobre la hemorroide con una gasa.

Edema

El edema sucede cuando parte del agua que hay en la circulación sale hacia los tejidos. Esto hace que manos, piernas y pies se hinchen. A veces es muy llamativo.

El embarazo aumenta el peso sobre la zona pélvica y puede favorecer el edema, pero no debemos normalizarlo.

Toma medidas:

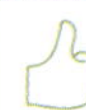

- Una de las medidas más importantes es el ejercicio físico. El ejercicio activa la circulación y fortalece los músculos mejorando y previniendo el edema.
- ¡No elimines la sal! Retiene el líquido dentro de los vasos sanguíneos.
- Ingiere suficiente proteína: un consumo adecuado de proteínas es una de las principales ar-

mas para evitar el edema, junto con el ejercicio físico.

- Usa un cinturón pélvico.
- No pases mucho tiempo ni sentada ni de pie. Eleva los pies y los brazos según el caso.
- Evita el calor directo en piernas hinchadas. Aplica duchas de agua fría.
- Puedes utilizar medias de compresión.

El calor del verano empeora el edema por la vasodilatación, así que ¡al agua, patos! La presión que ejerce el agua en tu cuerpo favorece que el líquido vuelva a la circulación. El masaje en las piernas y el drenaje linfático también son reconfortantes.

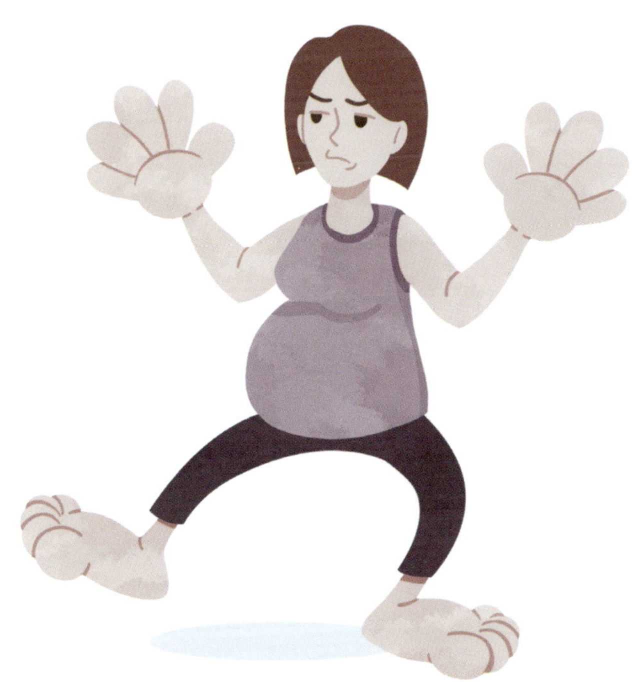

8.

Complicaciones del embarazo

Sangrados

En torno a un 10 por ciento de las mujeres tendrán algún tipo de sangrado en algún momento dado del embarazo. Lógicamente genera mucha preocupación. En caso de sangrado rojo, activo, hay que acudir a urgencias para valorarlo. Algún hilo fino de sangre en moco no es alarmante y generalmente es del cérvix.

En el primer trimestre

Posibles causas:

- Sangrado de implantación, marrón o de color rosado/rojo escaso, en torno a la fecha en que debería venir la regla. Al enraizarse el embrión en el endometrio, es normal que sangre algún capilar.
- Embarazo ectópico.
- Aborto espontáneo: sangrado acompañado de dolor que suele ser rojo y abundante.
- Hematomas que pueden sangrar o no. Se diagnostican con ecografía: se mide su tamaño y se determina la localización. Su evolución depende de dónde están situados y de su tamaño. Es imposible no preocuparse. Pregunta bien en la consulta para no quedarte con dudas. Cuando te dicen que se irá reabsorbiendo, es exactamente así, como cualquier hematoma.
- Sangrado cervical: el cuello del útero está muy vascularizado durante el embarazo. Por ello, puede sangrar; por ejemplo, al mantener relaciones.
- Sangrado por infecciones cervicales o vaginales y enfermedades de transmisión sexual.

En el segundo y tercer trimestre

En el segundo y tercer trimestre, las causas de sangrado suelen ser principalmente las siguientes:

- Placenta previa sintomática: sangrado rojo y activo, generalmente sin dolor.
- Desprendimiento prematuro de la placenta: sangre roja y activa en mayor o menor cantidad. El desprendimiento de placenta es doloroso y va acompañado de contracciones. Es una situación de emergencia absoluta para mamá y bebé. Factores de riesgo son hipertensión, preeclampsia o tabaco.
- Sangrados tipo moco, marrones o escasos. Suelen venir del cuello. No son situaciones de urgencia, pero si tienes dudas, acude a que te valoren.

¡Ante un sangrado rojo y activo o dolor y contracciones intensas, acude de inmediato al hospital!

Amenaza de parto prematuro

Es la aparición de contracciones sin estar a término que producen acortamiento del cuello o dilatación. Ante la presencia de contracciones regulares y con dolor que no ceden con reposo ni bebiendo agua o van a más, tienes que acudir a urgencias.

No se sabe por qué sucede, pero sí factores de riesgo que podría propiciarlo. El tabaco es un factor de riesgo bien conocido. Algunas situaciones aumentan la posibilidad de que suceda, como embarazos gemelares o exceso de líquido amniótico, por mayor distensión uterina. También la presencia de infecciones uterinas (corioamnionitis), así como el estrés. El estrés y las infecciones se asocian con una microbiota vaginal alterada. Pero, aun llevando la vida más sana posible, a veces las cosas pasan. ¡Y no es tu culpa!

En urgencias se tomarán las medidas más adecuadas en cada caso. Si es una amenaza real, y estás de menos de 35 semanas, te ingresarán para ponerte medicación a fin de intentar frenar el parto, y también te pincharán corticoides para madurar los pulmones del bebé.

Si se desencadena el parto antes de las 32 semanas de gestación, te administrarán de forma intravenosa sulfato de magnesio. Es un neuroprotector que protege el cerebro de tu bebé.

Son situaciones impactantes para las que no se puede estar preparada. Los bebés pueden salir adelante a partir de la semana 24, día arriba, día abajo. Estos partos deben asistirse en hospitales grandes con UCI neonatal muy avanzada. Cada día que el bebé gana dentro es un mundo. Las semanas son hitos. A partir de la semana 35, no se detiene el parto, sino que se deja que evolucione de manera natural.

En la UCI de neonatos (UCIN), el personal os acompañará día a día. La UCIN se convierte en un segundo hogar, y a veces solo vuelves a casa para ducharte o darles un beso a tus otros niños. Las UCIN deben tener acceso veinticuatro horas sin restricción para ti y para tu pareja. Es un camino largo, muy duro a todos los niveles. El nacimiento de un bebé prematuro es algo que nunca esperamos. Sería imposible abarcar en este libro todas las peculiaridades y situaciones complejas de un nacimiento prematuro. A mayor prematuridad, mayor complejidad. Requiere un libro aparte, y escrito por enfermeras de UCI neonatal y neonatólogos.

Si os ha tocado vivir el nacimiento de vuestro bebé de forma prematura, apóyate mucho en los profesionales y en especial en las otras familias. Serán sostén los primeros días de incertidumbre.

Existen libros específicos sobre bebés prematuros y guías elaboradas por la Asociación española de pediatría para acompañaros.

Si tu bebé naciese de forma prematura, te animarán a comenzar a extraerte leche, medicina para tu bebé. Mientras tanto, si es un gran prematuro, podría recibir leche de madres donantes: heroínas que se sacan leche en casa y la donan a los bancos de leche. No puede haber acto más lleno de amor. La leche materna es la mejor medicina de todas para los bebés.

¡GRACIAS A TODAS LAS MUJERES QUE HAN DONADO CUALQUIER GOTA DE LECHE EN ALGÚN MOMENTO!

Si quisieras ser donante de leche, puedes consultar en la Asociación Española de Bancos de leche Humana, AEBLH.

Rotura prematura de membranas pretérmino

Es cuando se rompe la bolsa de líquido amniótico antes de la semana 37. Es un cuadro parecido al anterior, en el sentido de la prematuridad. Igualmente, en función de las semanas, se maneja de una manera o de otra y el pronóstico cambia.

Se administran corticoides si estás de menos de 35 semanas de embarazo, y antibióticos si son menos de 37 semanas para evitar la infección. La bolsa rota puede desencadenar el parto, por lo que hay que estar preparados, especialmente si hablamos de grandes prematuros.

En algunas ocasiones, la pérdida de líquido se estabiliza y, tras un tiempo de ingreso, pueden mandarte a casa con reposo relativo si el líquido apenas sale. Recuerda que el líquido se regenera.

Existen muchos escenarios posibles. Confía en los profesionales que te asisten. Para administrar medicación que frene el posible parto, se debe descartar absolutamente la presencia de infección mediante analíticas. El manejo suele consistir principalmente en controlar signos y riesgos de infección y el bienestar de madre y bebé, procurando alargar la vida del bebé intraútero lo máximo posible. Si en algún momento existe infección, se recomienda finalizar el embarazo. A partir de la semana 35, se recomienda inducir el parto si este no comienza por sí mismo, pues el bebé está casi a término y el riesgo de infección ha dejado de compensar. Pero esperar al menos hasta la semana 37 también es una opción si todo está bien.

Hipertensión

Se considera hipertensión pregestacional a la hipertensión conocida desde antes del embarazo, o la que se detecta antes de la semana 20 de gestación. En estos casos, se hará el seguimiento habitual de pacientes hipertensos. Control en casa de la tensión y toma de medicación ajustada, en caso de ser necesario. El objetivo es mantener la tensión por debajo de cifras de 140 sistólica y 90 de diastólica.

Hipertensión gestacional

Es la hipertensión que aparece después de la semana 20 de gestación. No presenta más síntomas o alteraciones analíticas. En torno al 25 por ciento podrían terminar derivando en preeclampsia.

En ambas situaciones, se recomienda hacer una ingesta adecuada de alimentos con alto contenido en calcio: pescados, quesos, frutos secos, verduras de hoja verde y huevos. En caso de no consumir suficiente, pueden recomendarte un suplemento. No es necesario restringir la sal y sería interesante cuidar los básicos de salud siempre.

En caso de riesgo de preeclampsia en primer trimestre, se pautaría igualmente la aspirina. El seguimiento del embarazo tendrá en cuenta siempre la evolución de la tensión arterial.

Hipertensión de bata blanca

Se conoce así a las tensiones que dan altas por el contexto hospitalario/sanitario que afectan con nerviosismo a las personas. En estos casos, la tensión puede tomarse en casa, o esperar un tiempo para tomarla en la consulta. A veces, tomarla de forma programada con el tensiómetro, sin el profesional delante, y varias veces, permite la progresiva relajación de la mujer, obteniéndose finalmente, una tensión arterial real.

Preeclampsia

Recuerda que es una condición que, de establecerse, puede ser grave para madre y bebé. Los signos que hacen sospechar son los siguientes:

- Dolor de cabeza intenso que no cede.
- Tensión arterial alta: >140/90.
- Dolor agudo en el estómago.
- Visión de destellos o visión borrosa.
- Edema repentino generalizado en piernas, brazos o cara.

En caso de tener estos síntomas, debes acudir a urgencias, donde se realizarán pruebas para valorar la existencia de preeclampsia y diferenciar de una subida de tensión. Además de la toma repetida de tensiones, se realizará analítica de sangre y de orina.

Si hay una preeclampsia leve, se irán haciendo controles. Si el embarazo aún no ha llegado a término, se protege mantener al bebé todo el tiempo posible en tu útero. Pero, si en cualquier momento, la preeclampsia empeora y se desestabiliza, será necesario plantear la inducción. Una vez se llega a término, se recomienda la inducción.

- La preeclampsia leve es la antesala de la grave. Cuando la preeclampsia llega a condición de grave, es necesario inducir el parto. En caso de preeclampsia no hay alternativas: tu salud y la de tu bebé requieren la finalización del embarazo.
- La eclampsia sería una forma más grave de preeclampsia que se presenta con convulsiones en la madre. Debido al buen seguimiento de las preeclampsias, la evolución a eclampsia es cada vez más baja.
- Por último, el Síndrome de HELLP sería una variante de la preeclampsia grave, que se diagnostica por analítica:

  - Hemolisis (pérdida de glóbulos rojos).
  - Elevación de enzimas hepáticas (transaminasas).
  - Plaquetas disminuidas.

Durante el proceso de inducción, se debe controlar la tensión arterial. De ser necesario, se utilizarán fármacos para mantenerla en límites adecuados. También se administrará de forma intravenosa sulfato de magnesio si se agrava el cuadro. En este caso, para protegerte a ti de complicaciones de la preeclampsia. Si la situación se agrava, quizá sea necesario poner fin mediante una cesárea. Una cesárea muy necesaria.

Tras el parto o la cesárea, se te seguirá cuidando muy de cerca:

- Se vigilará la tensión arterial y la cantidad de orina.
- El sulfato de magnesio se mantendrá 24-48 horas.
- Es posible que te pauten heparina.
- Se valorará el uso de fármacos para la hipertensión, ajustando las dosis. Al alta, el objetivo es una tensión de 140-90 o

inferior con la mínima dosis de fármaco posible.

Generalmente, la tensión arterial se normaliza en el posparto, pero podría llegar a tardar entre 2 y 4 semanas. En casa se seguirá midiendo la tensión. Idealmente una vez por la mañana y otra por la noche. La medicación debe irse disminuyendo y ajustando de forma individual, para retirarse de forma gradual, una vez la mujer recupera su tensión arterial normal.

Deberá realizarse una analítica a las 6 semanas posparto e idealmente una revisión general a las 12 semanas.

Preeclampsia de debut posparto

La preeclampsia a veces aparece en el posparto. Si tras haber dado a luz, presentas síntomas de preeclampsia, es importante no dudar en acudir a urgencias. Esto incluye dolor de cabeza, edema de aparición rápido, dificultad para respirar, visión borrosa, dolor en la boca del estómago y tensión arterial elevada. Podría aparecer entre las primeras 48 horas tras el parto, y las 6 primeras semanas.

No está del todo claro si se debe a una preeclampsia tardía y silente del final del embarazo que da la cara en el posparto, o si es una entidad independiente. Incluso en mujeres sin hipertensión en embarazo, puede aparecer de repente por primera vez. Diferenciaríamos entre hipertensión y preeclampsia, por la alteración analítica.

> El síntoma más frecuente es un dolor de cabeza intenso. Se debe diferenciar de migraña o dolor de cabeza por punción húmeda (complicación de la epidural). Tomar la tensión arterial ante un dolor de cabeza intenso que no cede con analgesia habitual sería importante. Acude a urgencias.

El tratamiento se dirige sobre todo a controlar la tensión arterial. Suele requerir rehospitalización tras el alta posparto. Se administraría tratamiento antihipertensivo para bajar la tensión a menos de 150/100. Y se mantendría medicación oral para intentar mantener la tensión por debajo de 140/90 durante el tiempo que sea necesario en el posparto.

Colestasis

La colestasis intrahepática del embarazo es una alteración hepática propia de la gestación, que se desarrolla durante el segundo o tercer trimestre y se resuelve rápidamente tras el parto.

Se manifiesta principalmente con picor de predominio nocturno, en las palmas de las manos y plantas de los pies. Es molesto, interfiere con el sueño y causa irritabilidad. Si aparece ese picor intenso, debes comentarlo con tu obstetra, quien podrá pautarte algún medicamento para aliviarlo. También podría aparecer ictericia (color amarillento de la piel) y náuseas y vómitos.

En la colestasis, los ácidos biliares se acumulan en el hígado y esto hace que aumenten sus valores en sangre.

Para el diagnóstico, se realizará una analítica, que sobre todo busca comprobar si existe elevación de los ácidos biliares. Aunque no aparezcan elevados, pueden hacerlo más tarde, por lo que se hará un seguimiento.

Valores por encima de 16 indican sospecha de colestasis.

Por encima de 40, hablamos de colestasis establecida de carácter moderado.

Si se diagnostica colestasis, se hará una analítica cada dos o tres semanas. Los ácidos biliares atraviesan la barrera placentaria y pueden suponer un riesgo para tu bebé. Por ello, se recomienda la inducción entre las semanas 37 y 38, en función de los valores en la analítica. Pregunta siempre antes de salir de la consulta y aclara todas tus dudas para quedarte tranquila y no preocuparte más de lo necesario.

9.

Tu bebé en el embarazo

Un recorrido a través de las semanas

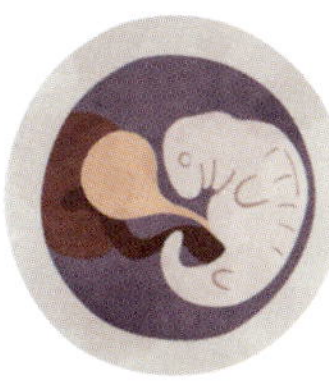

Con **6 semanas**, tu bebé mide 4 mm, el tamaño de una semilla de granada, y es cuando su corazón comienza a latir.

A las **8 semanas**, ha triplicado su tamaño: ya mide 13 mm. Su cordón comienza a transportar nutrientes y desechos. Tiene brazos y piernas bien diferenciadas y comienzan a formarse los codos.

Con **9 semanas**, tiene el tamaño de una cereza.

A las **10 semanas** de gestación, ¡ya mide 3 cm! Los deditos de sus pies y sus manos se han separado.

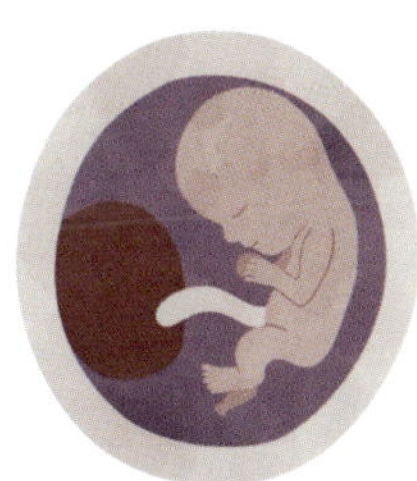

A las **12 semanas**, su corazón late a 160 latidos por minuto y mide 5 cm, el tamaño de una lima. Ya se le han formado los párpados, pero seguirán cerrados muchas semanas. Sus órganos están todos formados. Comienza el segundo trimestre y ahora tiene que crecer y madurar. Tu bebé es muy activo y mueve las piernas y los brazos constantemente.

Con **16 semanas**, mide 12 cm, el tamaño de un aguacate, y pesa en torno a 100 g. Ya es capaz de hacer muecas, pues los músculos de su cara se han desarrollado, y también puede oír. En torno a estas semanas, comienza a deglutir líquido amniótico.

A las **18 semanas**, al fin, es más grande que la placenta. Sus movimientos son vigorosos: pronto lo notarás claramente.

En la **semana 20**, pesa cerca de 300 g. Ya se aprecia el lanugo: pelo por todo el cuerpo. También comienza a proliferar el vérnix, la grasa que parece mantequilla y que cubre y protege al bebé. Se desarrolla el reflejo de succión y las uñas empiezan a crecerle: son larguísimas al nacer.

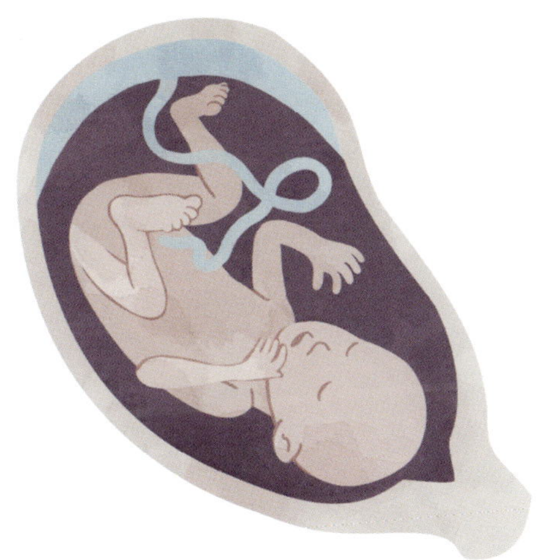

A las **24 semanas**, pesa de media 600 g y mide nada menos de 30 cm. Comienza a tener hipo y el tamaño de su cuerpo es cada vez más proporcional al de la cabeza.

A las **27 semanas**, mide 37 cm, como una coliflor. Comienza a almacenar grasa bajo su piel, y sus pulmones empezarán a madurar en las próximas semanas. También es capaz de abrir los párpados. Sus movimientos son intensos.

Con **32 semanas**, mide unos 42 cm y de media pesa 1.700 g. Su cerebro está casi maduro: comienza a coordinar los reflejos de succión y deglución que le permiten mamar al nacer. En esta semana, la mayoría de los bebés están ya de cabeza.

En la **semana 34**, mide 45 cm y pesa de media 2.200 g. Si naciese en este momento, es probable que no necesitara apoyo especial, pues sus pulmones están casi maduros.

Con más de **35 semanas**, la gran mayoría de los bebés no requieren ningún tipo de ingreso, solo piel con piel con mamá para estar bien y sin estrés. Cerca del 97 por ciento ya está de cabeza.

En la **semana 40**, mide entre 50 y 52 cm, y su peso medio es de 3.400 g, el tamaño de una sandía. Ultima la vida intrauterina: suele estar encajado y el líquido va disminuyendo de manera fisiológica. Cada bebé tiene su tiempo. ¡Cualquier día puede nacer!

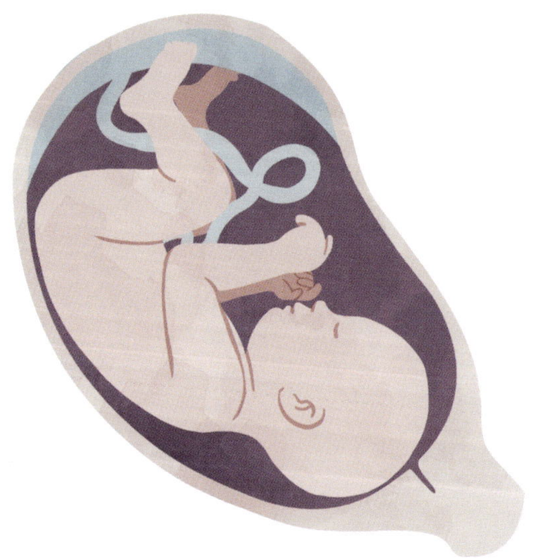

La placenta y la bolsa amniótica

La placenta es un órgano fetal compartido con la madre. Cuando el embrión se implanta, enraíza en el endometrio materno y parte de sus células se convierten en una placenta incipiente: así comienza la comunicación con la sangre materna.

La placenta tiene una cara materna y otra fetal. La cara materna está insertada en el endometrio. Es aquí por donde llega tu sangre desde las arterias uterinas y lo hace en abundancia, gracias al aumento del volumen de sangre y la bajada de tensión arterial: tu sangre baña la placenta en su cara materna.

La cara fetal mira a tu bebé y en ella se inserta el cordón umbilical. Está separada de la porción materna por membranas. La sangre materna y la fetal no se mezclan nunca, sino que intercambian sustancias a través de esas membranas. Algunas células del bebé consiguen pasar a tu circulación y, por tanto, a tu cuerpo: es el microquimerismo fetal.

Tu sangre le aporta al bebé nutrientes, hormonas y oxígeno. Tu bebé, a través de los vasos sanguíneos del cordón umbilical, te pasa productos de desecho y dióxido de carbono para que tu cuerpo los elimine. La sangre del bebé sale de su cuerpecito y va a la placenta por el cordón en un circuito cerrado. Los vasos del cordón son prolongaciones de su sistema circulatorio, pues su circulación es extracorpórea.

El cordón umbilical tiene dos arterias y una vena, cubiertas y envueltas por una gelatina blanca que le da grosor y protege los vasos de compresión, vueltas o nudos. Son estas dos arterias las que llevan la sangre desde el bebé hasta la placenta con los productos de desecho. Tras el intercambio, la sangre rica en nutrientes y oxígeno vuelve por la vena umbilical al cuerpo del bebé.

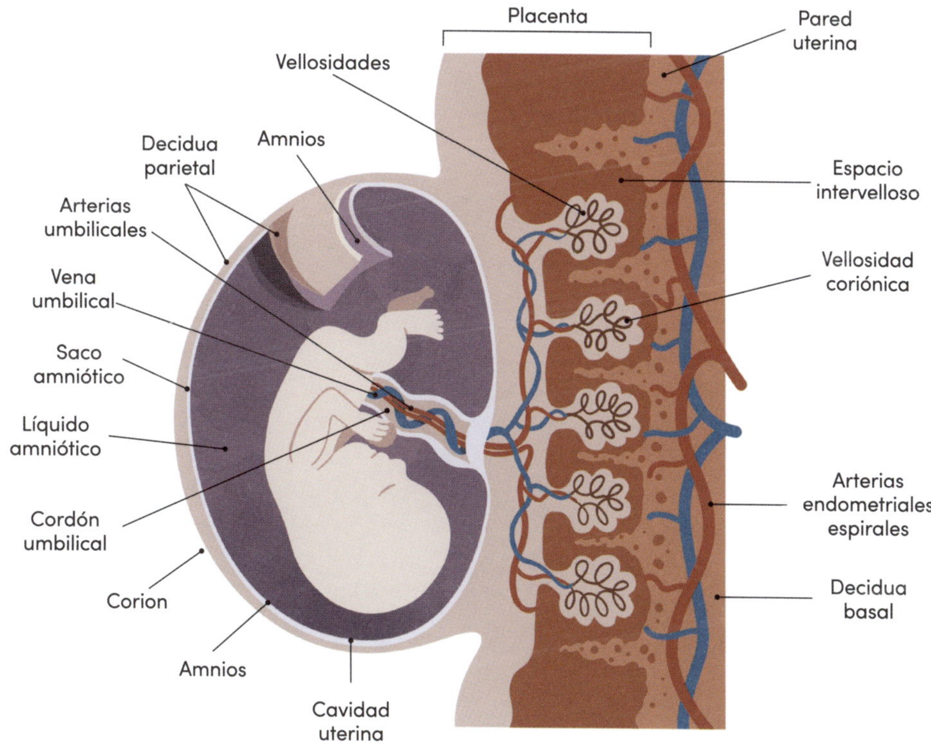

¿Y si hay una sola arteria? Se llama arteria umbilical única. En estos casos, el obstetra hará una buena ecografía para valorar bien el resto de los órganos, aunque lo más habitual es que solo sea anecdótico y no cause ningún problema. Si te ha pasado, pregunta a tu obstetra, ¡no mires en Google! A veces, no se ve la segunda arteria hasta el segundo trimestre porque es más pequeña.

La placenta, además, cumple la función de algunos órganos del bebé en su vida intrauterina. Los pulmones son los órganos que más tardan en madurar y, dentro del útero, no son funcionales. Están desinflados y contienen líquido, como dos globos sin hinchar. Solo necesitan que les llegue un poquito de sangre para nutrirse.

La bolsa amniótica es como un globo de agua donde vive el bebé y se desarrolla, flotando en líquido amniótico, cuya cantidad va aumentando durante el embarazo. Es su colchón protector.

Según crece, el bebé comienza a tragar el líquido y producir orina. Hacia la semana 20, el pis de tu bebé será la principal fuente de producción de líquido amniótico. Un pis muy diluido, ya que el bebé filtra su sangre en la placenta. El líquido se regenera constantemente y protege el cordón de la compresión, además de ser el medio perfecto para los movimientos del bebé y su desarrollo musculoesquelético. También posee propiedades antibacterianas.

La falta o exceso de líquido amniótico podría ser señal de alguna patología, dependiendo de en qué momento de la gestación se detecte. Sin embargo, otras veces es fisiológico y no hay nada de qué preocuparse.

Para valorar la cantidad de líquido amniótico, se utilizan dos parámetros diferentes:

- Máxima columna vertical (MCV): mide la cantidad de líquido en la zona donde no está el bebé. Se considera normal entre 2 y 8 cm. Parece ser el más adecuado para valorar poco líquido amniótico. Se considera severo si es ≤1.
- Índice de líquido amniótico (ILA): divide el abdomen en cuadrantes y mide y suma el líquido en los mismos. Se considera normal entre 5 y 25. Parece ser el más adecuado para valorar líquido amniótico aumentado.

Oligohidramnios

Se refiere a líquido amniótico escaso. Es importante definir bien el volumen y repetir la medición al menos, una segunda vez pasadas unas horas. El oligohidramnios podría implicar que el bebé no está orinando apenas y es importante valorar a qué se debe. Se debe descartar rotura de la bolsa en primer lugar. También, podría estar relacionado con insuficiencia placentaria y bebé CIR. Por ello, en ocasiones, puede ser motivo de inducción. Utilizar la MCV se asocia a menos inducciones y cesáreas que el ILA, sin diferencia en los resultados perinatales, por lo que sería de elección.

Debemos diferenciar del hecho de que a término y, cuanto más cerca del parto, el volumen tiende a disminuir, dentro de unos parámetros de normalidad.

Polihidramnios

Se refiere a líquido amniótico muy abundante. Más del 50 por ciento no se asocian a ninguna causa, por tanto, se consideran idiopáticos y deberían considerarse como variación de la normalidad. Generalmente, serán polihidramnios leves.

Sin embargo, es importante valorar siempre posibles causas:

- Algún problema en el tubo digestivo, renal, cardiaco o pulmonar del bebé.
- Anemia fetal.
- Diabetes materna con mal control de las glucemias.

Si existe alguna de estas causas, se hará el seguimiento individual más oportuno. Si no existe ninguna causa, se hará seguimiento y sin otros factores de riesgo asociados, o empeoramiento del volumen, no sería necesario inducir, pues en estos casos no se asocia a un riesgo aumentado de resultados perinatales adversos. Según los protocolos del Clínic de Barcelona, se recomendaría la inducción en la semana 41 /41+2.

El mayor miedo está asociado al prolapso de cordón. Es una emergencia obstétrica en la que el cordón sale por delante del bebé. Sucede con poca frecuencia, 0,1-0,06 por ciento Y dentro de este bajo porcentaje, en torno al 50 por ciento ocurre en el contexto de una rotura artificial de la bolsa, en el hospital. En cualquier caso, es una emergencia y si sucediese fuera del hospital, es vital acudir lo más rápido posible al paritorio más cercano. Sería recomendable que la mujer fuese en el vehículo en una posición que quite presión sobre el cordón: mahometana.

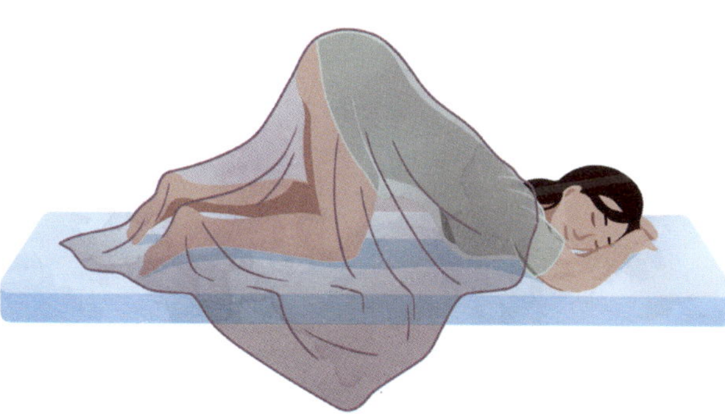

¿Cuándo notaré a mi bebé?

El momento más esperado: ¡notar a tu bebé al fin moviéndose dentro de ti! En un primer embarazo, lo más frecuente es que seas consciente de que eso que sientes es tu bebé entre las semanas 18 y 24, aunque hay un gran abanico de variabilidad normal. En siguientes embarazos, ya sabes qué esperar y a veces podrías notarlo antes. En realidad, sentimos al bebé mucho antes, pero lo confundimos con movimientos intestinales. Según va creciendo, sus movimientos son cada vez más amplios e intensos, y te irás acostumbrando a un patrón de movimientos de tu bebé, su propio patrón. A partir de la semana 32-34, podrás mapear el vientre y saber cómo se coloca y se mueve tu bebé.

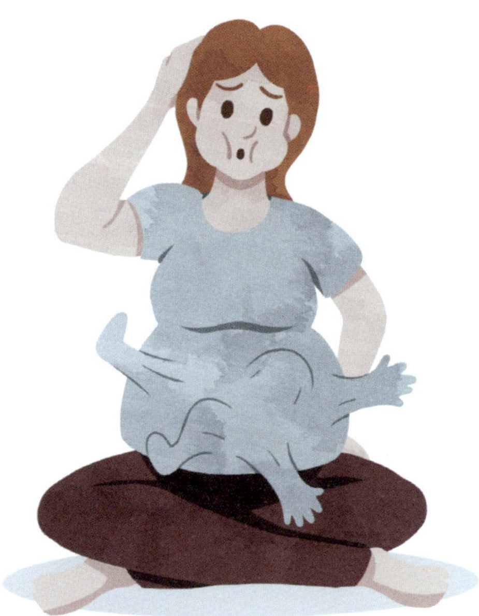

La colocación de la placenta también influye: si está en la parte anterior, delante, tu bebé roza menos la pared uterina, así que tal vez lo notes moverse más tarde o menos a lo largo del embarazo. ¡Pero sería su patrón normal!

Al principio, igual no lo notas cada día. Es pequeño, cambia mucho de posición y a veces mira hacia dentro, con lo que no se percibe tanto. Poco a poco, será algo diario, una comunicación entre tu bebé y tú. Tu pareja empezará a sentirlo según vaya creciendo al colocar la mano en tu barriguita. Además, poniendo la oreja o usando un rollo de cartón de papel higiénico puede sentirse el latido cuando crece.

¿Qué sensación te da? Puede ser como un pez en el mar que te toca los dedos en la orilla, o como burbujas, o como si una mariposa te rozase levemente. ¿Cómo lo defines tú?

Los movimientos de tu bebé son señal de bienestar

> ¡Atención! El cambio o reducción de los movimientos del bebé es siempre motivo de consulta.

- Para un momento y céntrate en percibirlo. Si has estado ajetreada y dudas, bebe algo muy frío y túmbate de lado. Si sigues sin notarlo, acude a urgencias.
- Si tienes claro que se mueve menos, lo hace de forma diferente o no se mue-

ve, acude directamente a urgencias. No esperes.

- Que nadie te frene de acudir a urgencias.

No se trata de vivir obsesionada, pero los bebés se mueven. Siempre. A término también. No se quedan sin espacio; al contrario, sus movimientos acaban siendo muy potentes, como un barrido. Los bebés se mueven porque van sobrados de oxígeno, pero, si surgen problemas, lo primero que van a hacer para ahorrarlo es no moverse. Así que es mejor ir de más a urgencias que ir de menos. Sobre todo, escúchate. Los demás no deben decirte que exageras, ni hacerte dudar sobre si consultar. En urgencias te acogeremos con los brazos abiertos. No molestas ni exageras. Acude.

> «Me acerqué a urgencias porque ese día mi hija no se había movido como habitualmente. Llevaba un par de días con movimientos reducidos. Mi marido me decía que exageraba. Al llegar al hospital, tanto las matronas como la ginecóloga me trataron fenomenal y me aseguraron que ese siempre es motivo para acudir. Me pusieron monitores durante una hora e hicieron ecografía. Todo estaba bien. Me recomendaron volver si volvía a notar disminución de movimientos».
>
> **Alicia**

¿Y si son dos? Embarazo gemelar

La tasa de embarazos gemelares ha crecido en las últimas décadas, sobre todo debido al mayor uso de técnicas de reproducción asistida y a una edad materna más elevada. La posibilidad de tener un embarazo gemelar aumenta con la edad y si en la familia de la mujer existen antecedentes de embarazos gemelares. Se dan en un 3-5 por ciento de todos los embarazos. Tras técnicas de reproducción asistida, la confirmación es más precoz, pero, si es espontáneo, ¡te habrás llevado una sorpresa el día de la ecografía!

Aunque muchos de los embarazos múltiples se desarrollan con normalidad, se consideran de alto riesgo, ya que algunos problemas pueden aumentar, como la prematuridad, bajo peso de los bebés, diabetes gestacional y preeclampsia. No quiere decir que te vaya a pasar, pero por eso tendrás un seguimiento especial, para cuidar que tu embarazo suceda sin complicaciones.

Tu mayor arma de prevención será poner en marcha todos los consejos de los pilares básicos de salud. Especialmente de nutrición, descanso y gestión del estrés.

«Cuando descubrí que estaba embarazada de gemelos casi se me sale el corazón de su sitio (y eso que sabía que era una posibilidad, ya que mi embarazo fue mediante FIV y transferimos dos embriones).

Desde aquel momento comenzó una espiral interminable de dudas y miedos y también preparativos ... uno de los que más me resonaban fue el de que naciesen muy prematuros, así que decidí hacer todo lo que estuviese en mis manos para evitarlo.

Por suerte pude coger la baja pronto y centrarme en cuidar el embarazo todo lo posible. Comí de manera muy consciente (¡proteína a tope!), me puse varios sensores de glucosa, me informé mucho y me suplementé con lo necesario, hacía ejercicio tres o cuatro veces por semana (funcional, yoga y piscina) y lo mantuve hasta la semana de antes de parir. Fue un esfuerzo del que no me arrepiento.

Conseguí llegar con mis bebés a la semana 39+1 de embarazo, y nacieron en un parto vaginal inducido (por hipertensión) precioso. Mi mujer y yo, fuimos acompañadas por un equipo de ensueño, al que no puedo agradecer lo suficiente que me asistiesen con el amor y profesionalidad que lo hicieron.

Gracias a toda esta mezcla me encontré fenomenal durante el embarazo, en el parto pude moverme y ayudar a mis bebés a nacer y la recuperación posparto fue tranquila y amable.

¡La crianza de gemelos es una montaña rusa de amor y locura para contar en otro momento!».

Alba

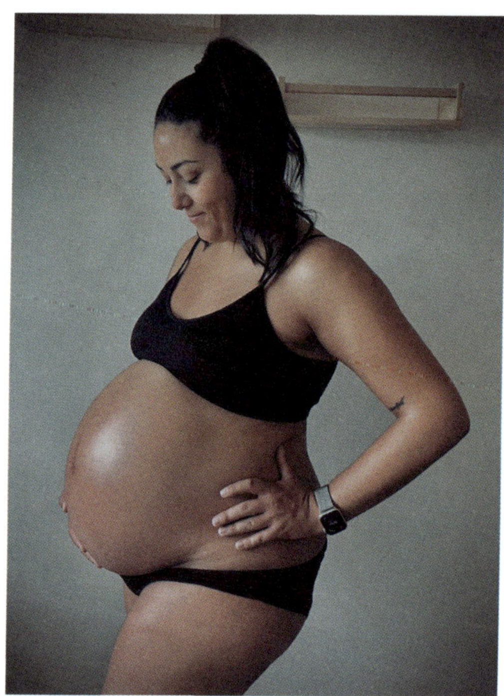

Alba embarazada de Carla y Víctor

Una de las cosas más importantes será determinar qué tipo de embarazo gemelar tienes: monocigótico o dicigótico, aunque lo fundamental es saber si los bebés comparten bolsa y placenta. En función de eso, también cambia el seguimiento y la asistencia.

El embarazo gemelar monocigótico se da cuando el cigoto se divide en dos y da lugar a dos bebés: gemelos idénticos, del mismo sexo siempre. Dependiendo de en qué momento se produce esta división, hay gemelos:

- con placentas y bolsas independientes: bicoriales biamnióticos,
- con placenta compartida y distintas bolsas: monocoriales biamnióticos,
- con placenta y bolsa compartidas: monocoriales monoamnióticos.

El embarazo gemelar dicigótico es cuando hay una doble ovulación y se desarrollan dos embriones, o se transfieren dos embriones en una fecundación in vitro: son los mellizos, siempre bicoriales-biamnióticos.

En embarazos gemelares, todos los cambios y síntomas pueden aumentar o ser más intensos:

- Más hormona HCG: náuseas más intensas.
- Más peso en abdomen: aumenta la sobrecarga musculoesquelética.
- Menos espacio, según avanza el embarazo, en la caja torácica: sensación de falta de aire.
- Cambios más tempranos en la frecuencia cardiaca: palpitaciones.
- Mayor necesidad de hierro: 60 mg al día para prevenir la anemia, y por ello

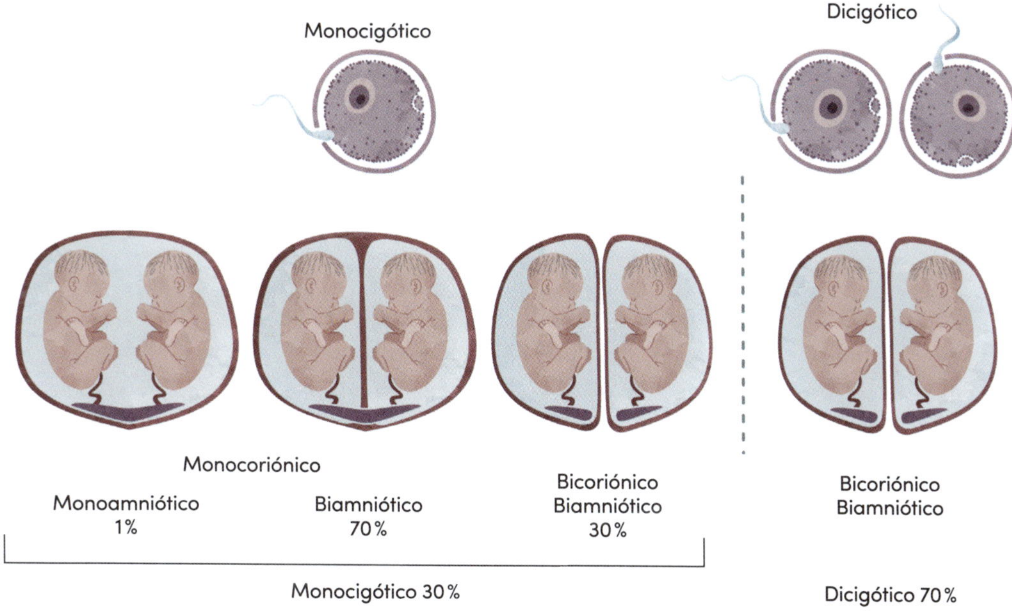

con frecuencia puede hacer falta un suplemento.

- Aumento de requerimientos nutricionales. Las mamás con gemelos necesitan más que nunca una nutrición densa.

En general, se considera normal que, a término, los bebés pesen menos en el embarazo gemelar que en el único, sin que suponga un problema.

En los embarazos monocoriales, pueden surgir otras complicaciones. Dependiendo de cuándo aparezcan y su evolución, te explicarán las posibilidades y el procedimiento:

- Síndrome de transfusión feto-fetal: se produce una comunicación entre vasos de un bebé y otro en la placenta; es decir, un bebé le pasa sangre al otro. El bebé donante tiene anemia y poco líquido amniótico, mientras que el bebé receptor acumula sangre y líquido amniótico.
- Crecimiento retardado para alguno de los bebés: uno de los bebés dispone de más superficie de placenta que el otro.
- En monocorial-monoamniótica, se valora y hace un seguimiento del entrecruzamiento de cordones. A priori no tiene por qué causar problemas, pero se vigilia por si uno de los cordones se tensa o es comprimido. El nacimiento será por cesárea.

Con un embarazo gemelar, normalmente te verán cada mes si es bicorial biamniótico, y cada dos semanas en el resto. Así se valora de cerca el crecimiento de tus bebés y el funcionamiento de la placenta o de las placentas.

¿Cómo te sientes? Hacia finales del segundo trimestre, ya se va notando el peso. Desde que sientas pesadez, puedes considerar el uso de un cinturón pélvico, o una faja abdominal. Puedes consultar el fajado en mi web. Te hará sentir mejor, en especial a partir del tercer trimestre. Es ideal que te cuides con ejercicio individualizado y fortalezcas tu abdomen profundo, pues para contener dos bebés hará un esfuerzo aún mayor. La diástasis es mayor en embarazos gemelares, así que visita a tu fisio para prevenirla. También puedes hacer ejercicio adaptado, si no hay complicaciones, rutinas de movilidad o de bajo impacto en la piscina. Aunque un embarazo gemelar puede ser perfectamente sano, no olvides protegerte: si necesitas pedir la baja laboral para cuidarte mejor, no tengas reparo en hacerlo. Y permíteme darte un consejo: cuanto antes, mejor.

¿Qué notas ahí dentro? Cuando hay dos bebés, sentirás movimientos en cada rincón. En las ecografías te dirán cómo están colocados los bebés y dónde. Enseguida les seguirás la pista a cada uno y aprenderás a percibirlos por separado.

> Puedes dibujarlos en tu barriguita para visualizarlos mejor. Es bonito individualizarlos.

Según avanza el embarazo, puede ser muy útil que empecéis a buscar grupos y asociaciones para familias con múltiples. Os darán apoyo y acompañamiento a través de charlas, grupos o talleres. La logística con dos bebés es una aventura, y nadie como otras familias de gemelos para daros consejos realistas.

Asimismo, si te has decidido por darles leche materna, es importante que busques algún curso específico para lactancia en gemelos, pues, aunque las premisas son las mismas, gestionarse con dos bebés nunca va a ser igual.

> *Gemelos al Cuadrado* es una web de referencia en lactancia y gemelos.

Durante el último trimestre de embarazo, te seguirán vigilando muy de cerca. Dependiendo de cómo estén colocados tus bebés, se decidirá la vía del parto. En general, con el primer bebé colocado de cabeza, aunque el otro esté de nalgas, se debe ofrecer parto vaginal. El segundo bebé nace por gran extracción: se lo ayuda a que nazca de pies, ya que, al haber salido antes el otro bebé, la pelvis está muy abierta y el riesgo de complicaciones es muy bajo. Si en tu hospital no te ofrecen esta opción, quizá en otro sí. También, depende de tu deseo.

La mayoría de los hospitales tienen protocolizada la inducción del embarazo gemelar entre las semanas 37 y 38. Esto sería adecuado si:

- Tu estás agotada y no puedes más. La sobrecarga a todos los niveles es real.
- Si existen desviaciones de la normalidad en el crecimiento de los bebés, la placenta o tu tensión arterial.

Sin embargo, si todo está bien, tienes la opción y el derecho a seguir esperando, con un seguimiento cercano, más allá de la 38. Todo está en hacer esa buena valoración individual de cada mamá y sus gemelos, de manera que se tomen decisiones en equipo, entre la mujer y los profesionales.

Si los dos bebés están de cabeza, el parto será vaginal, salvo que surjan contratiempos, pues se debe favorecer la vía más natural. Los partos gemelares están medicalizados de base por norma general, así que negocia y plantea lo más natural si ese es tu deseo, o averigua si en otro hospital tienes más opciones. En otros países, es normal ver partos gemelares en una silla de partos, fuera de la cama. No es necesario medicalizarlo de base si todo está bien, ya que se puede monitorizar a ambos bebés, permitiendo así un parto lo más fisiológico posible.

También es importante dar tiempo al segundo bebé, después de que haya nacido el primero. Tenemos que comprender que es un segundo parto y también necesita tiempo para colocarse. A veces la dilatación retrocede hasta que el segundo bebé apoya. Monitorizando, individualizando, sabiendo que está todo bien, se deber dar tiempo. En líneas generales solo se dan 30 minutos y se dirige y manipula el nacimiento del segundo. ¿Por qué no esperar? En el centro donde trabajo, los obstetras han llegado a esperar casi 4 horas al segundo bebé, simplemente dejando que ese segundo proceso de parto siguiese su curso. La buena obstetricia como les digo y felicito siempre. Si el primer bebé está de cabeza y el segundo de nalgas, el parto vaginal es posible en muchos centros. De no ser así, si hay opción, puedes averiguar si sería posible en otro hospital.

Si el primer bebé está de nalgas, no suele ofrecerse parto vaginal, ya que no hay apenas profesionales que sepan asistirlos. Si el primer bebé está transverso, habrá que hacer cesárea siempre.

«Tuve gemelos monocoriales biamnióticos. Tras nacer, ingresaron en la UCIN. Yo lloraba cada día por tantas complicaciones que estábamos viviendo. Un día, una matrona me dijo: "Las mujeres estamos preparados para traer al mundo a un bebé, las madres que traéis al mundo a más de uno sois superheroínas. No te castigues". Yo sentía que a mí se me había dado regular, pero empecé a darme cuenta de que todas las madres, traigan el número de bebés que traigan, son máquinas perfectas y poderosas».

Natali

«A las madres de múltiples se nos tiene un poco olvidadas. Generalmente, cuando se habla de lo que necesita un bebé, del cariño, el estar en brazos, los mimos, etc., lo imaginamos con un solo bebé, pero cuando son dos es muy difícil estar para ambos a la vez. Es un estrés constante querer y no poder atenderlos a la vez siempre que lo piden. Cuando leo sobre lo importante que es llevarlos siempre en brazos, me pregunto si alguien se da cuenta de que las mamás de múltiples lo tenemos más complicado. Queremos estar con nuestros bebés y atenderlos, pero necesitamos mucha ayuda, y no siempre se tiene. También he de decir que el amor y el cariño es doble».

Alba

10.

Preparando la llegada

¿Dónde voy a parir?

Quizá en tu zona no haya opciones, no sea algo que te preocupe especialmente o no lo has pensado aún. Por el contrario, a algunas puede que sea algo que os inquieta desde el principio. En algunas ciudades, al haber varios hospitales, existe la posibilidad de elegir. También surgen dudas respecto a si público o privado.

¿De qué depende escoger hospital?

Depende de nuestras inquietudes, necesidades y opciones. Cada vez más mujeres deciden averiguar qué diferencias hay entre unos lugares y otros: con qué recursos cuentan, qué protocolos tienen o cuáles son sus estadísticas.

¿Pero no deberían trabajar todos igual? Es decir, ¿bien? La realidad es que cada hospital tiene protocolos diferentes, y unos están más actualizados en la asistencia que otros. Las instituciones tienen el deber de trabajar a partir de evidencias y respetando la ley de autonomía del paciente: «Toda actuación requiere, con carácter general, el previo consentimiento de los pacientes, obtenido después de haber recibido una información adecuada».

Estar embarazada no es una excepción. Los protocolos de actuación son orientaciones que facilitan la organización del trabajo y su realización. Deben basarse en conocimiento riguroso y actualizarse siempre que sepamos cosas nuevas. ¡Pero no son leyes! Tu autonomía ha de prevalecer.

Los resultados de los centros aportan una fotografía muy completa del tipo de asistencia. A mayor nivel de complejidad de un hospital, mayor tasa de intervenciones, como es lógico, pero siempre dentro de unos límites de buena práctica.

Si entre hospitales del mismo nivel existe mucha diferencia en sus resultados, la respuesta siempre está en la asistencia. No en las mujeres. Cuando se siguen las recomendaciones y se asiste a partir de evidencia, los resultados siempre son mejores.

¿Por qué no todos los hospitales publican sus estadísticas? Deberían ser accesibles a todo el mundo. Conocer los números los ayuda a identificar dónde hay que mejorar. ¡No es nada malo! Siempre puedes hacer una petición en atención al paciente, ya que los datos los tienen.

Sobre parto en casa y casas de nacimientos

En países nórdicos y anglosajones, parir en casa o en casas de nacimientos son opciones normales incluidas en el sistema sanitario. La sociedad no lo percibe como algo peligroso. Datos recogidos de estudios grandes concluyen que son opciones igual de seguras que el hospital, partiendo de la base de que el riesgo cero no existe, en el hospital tampoco. Especialmente para mujeres que ya han parido anteriormente. La cuestión es qué juicio se hace en cada caso. No siempre hay que estar de acuerdo: solo respetar las decisiones de las mujeres.

«Avisé a mis matronas. Apoyada sobre mi sofá, las contracciones comenzaban a ser intensas, empezaban a sobrepasarme. Y entonces llegaron ellas. Apenas las oí entrar por la puerta, pero las sentí. Sentí cómo aguardaban discretas, cómo acompañaban atentas, admiraban y respetaban el momento más sublime de mi vida. Y no necesité más. No deseé estar en otro lugar. Me sentí más segura que con un escuadrón de médicos entre mis piernas. Sentí mi fuerza como nunca antes la había sentido. Así era como quería que mi hijo llegara al mundo, respirando nuestro olor y aquel ambiente de placidez, respeto y ternura con el que, minutos más tarde, estrenó sus pulmones, en mi propia casa».

Bea

El parto en casa requiere cumplir con una serie de criterios que lo hacen seguro y debe ser asistido por matronas. Hablamos de mujeres de bajo riesgo y embarazos sanos, sin complicaciones. Cuando es así, la morbilidad en casa es inferior a la del hospital para madre y bebé (morbilidad se refiere a enfermedad o desviación de la salud). Por ejemplo: menos episiotomías, hemorragias o reanimación neonatal. Las mujeres que paren en casa lo hacen informadas. Así, la vivencia es íntima y familiar, y las mujeres paren cuidadas y libres.

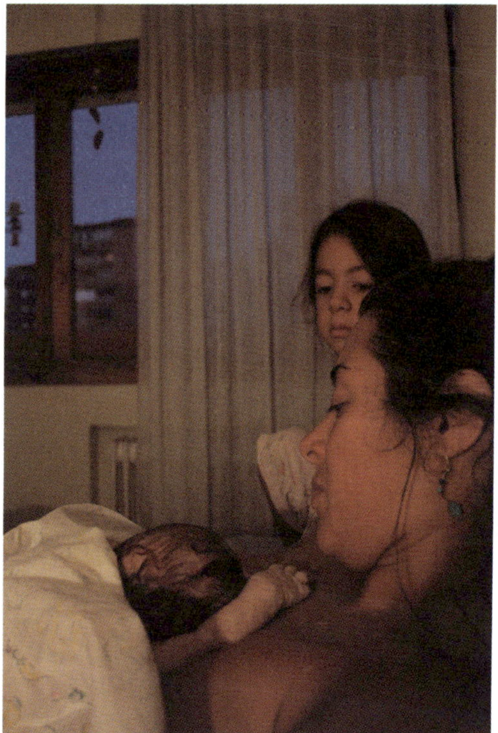

Parto en casa y piel con piel

Cabe señalar que, en general, la tasa de traslados al hospital es mayor en primeros partos que en subsecuentes. La primera causa es por parto prolongado y agotamiento materno. Partos que se hacen largos y cansados.

Algunas sociedades científicas de obstetricia y ginecología, como la estadounidense, británica o canadiense, avalan y respetan la opción. Esto es porque los números son objetivos y porque la libertad de la mujer en cualquier caso no es cuestionable.

Puedes consultar la *Guía de asistencia al parto en casa* publicada en Cataluña por ALPACC, ACL y FAME en su web. En ella encontrarás todos los detalles sobre criterios de seguridad, cómo trabajan las matronas y de qué medios disponen. Hay un gran desconocimiento sobre todo esto.

La mejor manera de informarte y salir de dudas si barajas esta opción es con los equipos de parto en casa que haya en tu zona. Y, en serio, ¡en Holanda no hay una ambulancia en la puerta en los partos en casa! Hay un sistema de salud coordinado. Puedes encontrar equipos de parto en casa en tu zona, a través de la asociación nacional Nacer en Casa y ALPACC, en Cataluña.

En España apenas existen casas de parto. En el Reino Unido existen más de 120 en todo el territorio. También son una opción en países como Alemania, Dinamarca, Holanda, Suiza, Estados Unidos, Nueva Zelanda o Bélgica. Las mujeres tienen opciones.

En la primavera de 2021, abrió sus puertas en Can Ruti la casa de partos Casa Laietània, en Badalona gracias especialmente al esfuerzo de la matrona y doctora Lucía Alcaraz. Junto a un equipo multidisciplinar de obstetras y pediatras, esta casa de partos se encuentra en funcionamiento, siendo una opción para las mujeres que desean un parto, como en casa, puerta con puerta con un paritorio de alta complejidad. La apertura del centro no ha estado exenta de problemas. El más habitual, por ser un problema nacional: la falta de matronas.

También está en pie, no sin contratiempos, la casa de partos de Martorell. Pensábamos que estas iniciativas abrirían camino para el resto del territorio nacional, pero no ha resultado así. Ciudades como Madrid no cuentan con casas de parto públicas y no parece que haya ningún proyecto en marcha. Otras casas de parto que estaban en proyecto, en Castellón y Mallorca, se han visto suspendidas sin que sepamos muy bien por qué. La evidencia científica respecto a la seguridad de las casas de nacimiento es muy clara. Las mujeres merecemos y queremos alternativas. Queremos poder elegir. Queremos que el parto vuelva a ser nuestro. Por nosotras, pero esta vez, con nosotras.

Las casas de nacimiento son unidades de asistencia al parto de bajo riesgo, lideradas por matronas, generalmente anexionadas al hospital, aunque también existen independientes de los mismos. Su circuito de partos y alta posparto es propio. No perdemos la esperanza de que algún día sean una opción más para todas las mujeres que la deseen.

Igual que el parto en casa, el traslado se realiza a la sala de partos convencional cuando el parto no progresa, la mujer está agotada y necesita epidural o uso de oxitocina, y en cualquier situación en la que el parto se desvíe de la normalidad.

Turismo obstétrico

También es posible cambiar de comunidad o de ciudad. De urgencias, puedes parir en cualquier lugar, pero te recomiendo hacer un cambio de expediente con tarjeta de desplazada para llevar tus citas de seguimiento a término en el hospital en el que deseas parir.

EL MEJOR LUGAR PARA PARIR ES DONDE TÚ TE SIENTAS SEGURA.

Puedes encontrar mucha información en la Asociación El Parto es Nuestro. Veinte años de lucha para mejorar la asistencia al embarazo y el parto de las mujeres.

«Decidí hacer turismo obstétrico porque no me dejaron otra opción. En la eco del tercer trimestre, el ginecólogo me dijo que el día del parto llegara ya pensando si quería hacerme una ligadura de trompas. En ese instante, se despejaron todas mis dudas, me dejó claro lo que pasaría en mi segundo parto al haberme hecho una cesárea previa. Tuve que desplazarme a seiscientos kilómetros de mi hogar, con un niño de cuatro años, unos padres de setenta y un marido que tuvo que solicitar autorización para viajar y tenía que volver al trabajo en plena ola pandémica. Fue duro, pero mereció la pena porque tuve mi parto soñado. El respeto con el que me trataron en todo momento fue admirable. Ojalá se respetase a la mujer y el proceso de su parto en todos los hospitales como hicieron conmigo».

Myriam

Preparación al parto con matronas

Las mujeres estamos diseñadas para parir. Entonces ¿por qué la preparación al parto? Hubo un tiempo en que sabíamos mucho más sobre embarazos y partos. Acompañábamos partos como amigas o hermanas. Veíamos crecer a otros bebés y amamantar como algo cotidiano. En la sociedad actual, vivimos y criamos de manera individual. Lo médico parece ser el único pilar de conocimiento, y esto nos hace muy dependientes, no hemos visto casi nunca un parto. Tampoco sabemos ni concebimos que un bebé normal necesite veinticuatro horas de contacto o qué esperar del posparto. Por tanto, la preparación al parto se convierte en una oportunidad de reflexionar y redescubrir.

Lo llamamos *preparación al parto* a falta de un nombre mejor. Nadie te enseña a ser madre, ni a parir, ni a criar. Eso ya sabes hacerlo. La mayoría de los embarazos y partos son saludables. Parir no es un evento horroroso, sino una vivencia trascendental. Algunos partos se complican y entonces tenemos los recursos necesarios. Cómo nos asisten cambia la experiencia, independientemente del tipo de parto que finalmente resulta.

La preparación al parto aporta herramientas y recursos. El parto no se lleva aprendido ni organizado. Sucede. Las herramientas sirven para tirar de ellas si nos vienen bien: respiración, masaje, rebozo, movimiento, técnicas de apertura, relajación, frases positivas, palabras clave con tu pareja o acompañante, aceites esenciales, calor, música o visualizaciones. El poder lo tienes tú, no las herramientas ni tampoco quien te las ha enseñado. ¡Solo tú!

¡Toda preparación al parto necesita una matrona! Es una cuestión de honestidad. La experiencia en asistencia y acompañamiento a los partos la tiene la matrona. Desde la teoría, desde fuera de los paritorios, se idealiza y mecaniza un proceso que no se ajusta a lo que diga un manual o un curso. Todos los partos no son iguales. ¡No existen posiciones mágicas para dilatar! El parto es instintivo e impredecible, ya que el bebé es activo y determinante en el proceso.

Las matronas nos estamos encontrando cada vez más a mujeres que llegan a paritorio con ideas muy mecanizadas del parto. Alguien les ha dicho cómo tienen que moverse o colocarse. Cómo hay que empujar o, en definitiva, cómo tienen que parir. Generalmente, por parte de profesionales que no asisten partos y que no pueden comprender la variabilidad, la espontaneidad o la necesidad de algunos partos.

Esto no es ético y es un engaño hacia las mujeres. El parto es un proceso fisiológico que no podemos prever. Las herramientas son recursos, pero la idea de partos teóricos y mecanizados no se cumplirá muchas veces.

Existen cursos públicos y privados, online y presenciales, con matrona o multidisciplinares, así como enfoques y contenidos diferentes para necesidades y gustos distintos. Regálate el que más te agrade. Compártelo con quien vaya a acompañarte. Lo que necesitas ya lo tienes: tu propio cuerpo y tu bebé.

¿Puedo...?

¿Viajar?

Puedes viajar si te sientes cómoda haciéndolo. Algunas compañías aéreas piden certificado médico a partir de la semana 28 y recomiendan no hacerlo pasada la 36. Habla con la compañía antes del viaje. Si el vuelo es largo, usa medias de compresión para la circulación y camina por el pasillo si es posible.

Si viajas en coche, debes utilizar siempre el cinturón de seguridad. El cinturón debe ir bien colocado sin holguras: la banda inferior debajo del abdomen, y la banda superior cruzando el hombro sin comprimir el pecho. Procura hacer paradas para estirar las piernas y moverte un poco al menos cada dos horas.

En todos los casos, no olvides llevar siempre tu carpeta con tu historia médica, por si necesitas acudir al hospital en cualquier momento.

¿Bañarme?

¡Sí! En invierno y, sobre todo, en verano, con el calor acuciante y las piscinas y playas, puedes bañarte y nadar hasta el final, hasta el parto. Incluso puedes parir en el agua, así que mira si puedes. El agua proporciona ingravidez, alivia el peso y el cambio del centro de gravedad, mejora las molestias musculoesqueléticas, los edemas y alivia las varices vulvares. Nadar es un ejercicio maravilloso y, si no lo conoces, te encantará el método AIPAP con matronas (método de acondicionamiento general y pélvico en el agua).

Bañarte no tiene riesgos. Solo cámbiate el bañador mojado siempre para evitar la humedad y las cándidas.

Si has empezado a echar tapón mucoso, no pasa nada. No te prives del beneficio del agua y el alivio del calor. No es motivo para no bañarte. No lo contraindica. Hay que acabar con mitos que quitan bienestar y vida.

Quizá te dé miedo que se rompa la bolsa justo en el agua, pero no pasa nada. Si pasa (y ya sería casualidad), te darás cuenta antes o después. Si la rotura es franca, es decir, es muy evidente que la bolsa se ha roto y el líquido sale en abundancia, por supuesto, lo notarás. Y si es fisura, irás notando que mojas poco a poco. Con la bolsa rota también te puedes dar baños, ya sea en casa o en el hospital. Disfruta, si te apetece, ¡hasta el final!

Masaje perineal

El masaje perineal se realiza para relajar la musculatura perineal, aumentar la circulación y dar elasticidad a los tejidos. A más elasticidad, es posible que haya menos riesgo de desgarros. Sin embargo, no se hace para evitar la episiotomía, a pesar de lo que hayas escuchado, pues esta depende del profesional, no de tu periné, y su justificación es acelerar el nacimiento del bebé, ya coronando, si existe un riesgo objetivo de que pierda su bienestar.

El bienestar del bebé en el parto no tiene nada que ver con tu periné ni con si te has hecho el masaje o no. Por el mismo motivo, el dispositivo EPI-NO tampoco previene la episiotomía. Es posible que hayas escuchado que ambas cosas la previenen, pero ¿estamos teniendo en cuenta a los profesionales que asisten el parto? ¿Quién nos vende estos productos? Un profesional actualizado no hace apenas episiotomías. Y no las va a hacer porque te hagas el masaje o no. Otros profesionales las hacen con ligereza, aunque hayas hecho masaje o utilizado el EPI-NO.

El EPI-NO es un aparato que tiene utilidad para conocer la fuerza del suelo pélvico y para mujeres que tienen un miedo atroz al parto por el motivo que sea, pero no como imitación del parto, pues este aparato no se parece en nada a la cabeza de tu bebé; inflarlo para simular el diámetro de la cabeza del bebé es aberrante y puede lesionar tu periné. Carece de sentido: el día del parto hay hormonas, relaxina y lubricación; el periné comienza a estirar de dentro afuera, despacio, según baja la cabecita de tu bebé. El EPI-NO hace el recorrido inverso. Es agresivo e invasivo.

La mayoría de las matronas y fisioterapeutas actualizados y formados desaconsejamos el uso del EPI-NO. Es una intervención agresiva, no exenta de riesgos, que en última instancia perpetúa la idea del cuerpo de la mujer como inadecuado.

Enseñar a hacer pujos con este aparato evidencia una mirada teórica, mecánica e imperativa sobre el parto que crea miedos y necesidades. Si decides hacerlo, que sea comprendiendo para qué es y para qué no es. Sobre todo, no lo hagas porque te lo hayan vendido y te hayan generado nuevos miedos. Y recuerda, ninguna técnica debe provocar dolor. Escúchate siempre: si te convence, adelante, pero no lo hagas por presión.

Si tu suelo pélvico tiene mucho tono, es muy importante tratarlo con fisioterapia individualizada, por tu bienestar y de cara al parto. En el parto, necesitamos un suelo pélvico en equilibrio, con capacidad de relajarse y estirarse, para dejar salir a tu bebé.

Entonces, el masaje perineal se hace para:

- Conectar con tu periné y conocerlo mejor: lo que no se toca tiene menos presencia en el cerebro, y durante el parto el periné es una zona importante; sobre todo, si llevas epidural, ya que puede ayudarte a tenerlo más localizado durante el expulsivo.
- Dar elasticidad, favorecer la circulación, oxigenación y relajación a los tejidos.

Se recomienda empezar los masajes en la semana 32-34, al menos tres veces a la semana durante cinco o diez minutos. Busca la técnica que te resulte más agradable. Puedes utilizar algún aceite como rosa de mosqueta o vitamina E (aunque la mucosa de la vagina no lo absorbe) o lubricantes de base acuosa. El masaje no debe doler nunca. ¡Si lo haces con un profesional tampoco! El dolor provoca lo contrario a la relajación que se pretende.

No existe una manera única de realizarlo. Algunas mujeres tienen muy integrado tocarse, mientras que para otras es menos frecuente tocar su vulva y su periné. Puedes utilizar un espejo para identificar bien tus genitales. Te dejo algunas nociones, pero te animo a experimentar:

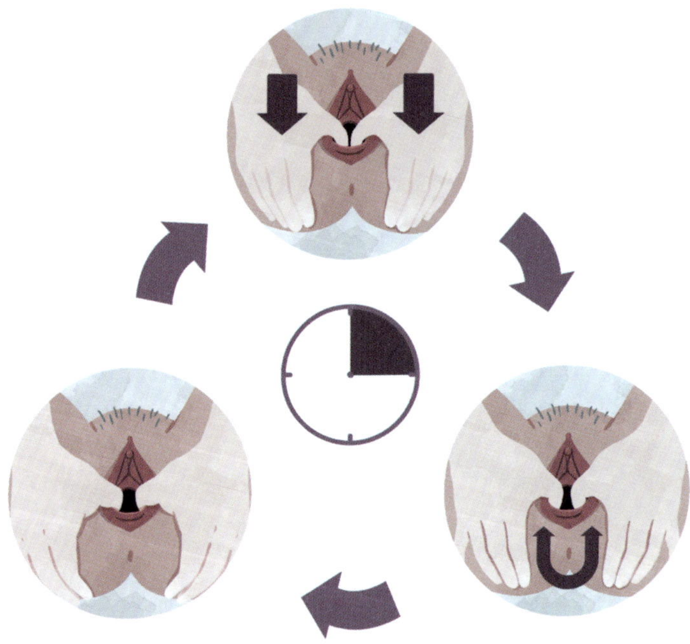

- Encuentra un momento adecuado y, tras lavarte las manos, busca una posición cómoda, en la que puedas acceder a tu periné. Puede ser sentada, con las piernas flexionadas, de cuclillas apoyada en la pared, tumbada con las piernas separadas o de pie con una pierna encima de una silla.
- Utiliza un poco de aceite o lubricante acuoso en tus manos. Masajea la zona externa, de la piel, y la horquilla de la vagina. Recorre y reconoce tus labios mayores y los menores.
- Comienza simplemente sintiendo qué sensaciones despierta tocar esta zona con tus pulgares o tus dedos.
- Introduciendo un pulgar unos 3-4 cm en la vagina, presiona muy suavemente tu periné hacia abajo en diferentes puntos o en forma de U, de un lado al otro. Como si fuese un reloj entre las 4 y las 8. Realiza también el movimiento en U sin presionar. Alterna.
- Amplía los movimientos en U, generando presiones suaves en todos los puntos. Nunca debe doler. Si duele, hazlo más suave.
- Con el pulgar dentro, igualmente, puedes utilizar tus dedos índice y corazón para realizar masaje por dentro (pulgar) y por fuera con los otros dedos, masajeando bien la zona de la piel. Añade presiones si te apetece, para estirar, relajar, abarcando esa U entre las 4 y las 8. Siempre sin dolor.
- Puedes probar con los 2 pulgares a la vez, presionando suavemente hacia abajo y hacia los lados. La presión depende de lo que toleres. ¡Es un juego!
- Termina con un masaje suave en la zona externa, o aplicando vibración.

En caso de que lo realices en pareja, seguid los mismos pasos, y, sobre todo, marca tú la presión que toleras. Sus movimientos no deben ser bruscos, sobre todo al introducir los dedos en la vagina.

¡Masajear el periné no es obligatorio si no te apetece! Los desgarros son multifactoriales, y puedes probar otras cosas para cuidarlo: vibradores por fuera y por dentro, mantener relaciones sexuales con y sin penetración, posición de cuclillas un poquito cada día o un poco de rebozo en la cadera, transmite vibración y relaja los tejidos.

El rebozo es una prenda femenina, emblemática de México. Están hechos a mano y son generalmente de algodón: una obra de artesanía. Su origen en época de la colonización fue la mezcla de la mantilla española, con otra prenda de origen indígena, el ayate de ixtle. Las parteras tradicionales mexicanas utilizan el rebozo durante embarazo, parto y posparto. El dominio de estas técnicas les ha evitado traslados de partos, especialmente en zonas desfavorecidas, con mujeres indígenas, que son mal tratadas por racismo en los hospitales.

Con el rebozo sujetan el abdomen de las mujeres, relajan su musculatura, realizan rituales, reposicionan bebés, reconducen partos que no avanzan o realizan la cerrada posparto. Es un arte de la partería tradicional al que le debemos el máximo respeto. Este respeto se traduce en utilizarlo bien, no olvidando nunca su origen, agradeciendo poder recibir estas herramientas entre mujeres para ayudar a otras mujeres.

Algunas técnicas de rebozo nos son enseñadas por estas parteras tradicionales. El rebozo es una herramienta de relajación muscular potente, gracias a la vibración que transmite el movimiento del tejido sobre el cuerpo. Con el rebozo a la cadera, o el rebozo caramelo, transmitimos vibración a la musculatura profunda del periné, relajando también la musculatura más exterior de la pelvis y la zona lumbar. A falta de rebozo, puedes utilizar un fular tejido (no elástico ni de seda). Se debe colocar bien extendido sobre las nalgas, el inicio de la pierna y la zona lumbar. La tela debe quedar tensa y fija para poder transmitir bien la vibración desde las manos, que permanecen en contacto con el cuerpo de la mujer embarazada, a la altura de la cadera. Pregunta a tu matrona si puede enseñarte a utilizarlo. Es agradable, relajante, y descarga también la zona lumbar. Personalmente, debo su uso a lo aprendido con la partera mexicana Naolí Vinaver.

Puedes ver cómo se hace el rebozo caramelo en este QR:

¿Cómo está colocado mi bebé? Mapeo del vientre

El mapeo te ayuda a identificar la posición de tu bebé a partir de la semana 32-34. Es una actividad sencilla y divertida de conexión en la que tu pareja u otros hijos disfrutarán participando. Se lo debemos a Gail Tully, de Spinning Babies. Has de seguir los pasos siguientes:

1. Dibuja una circunferencia en un folio y divídela en cuatro. Diferencia tu lado izquierdo y tu derecho (en el papel es como un espejo).

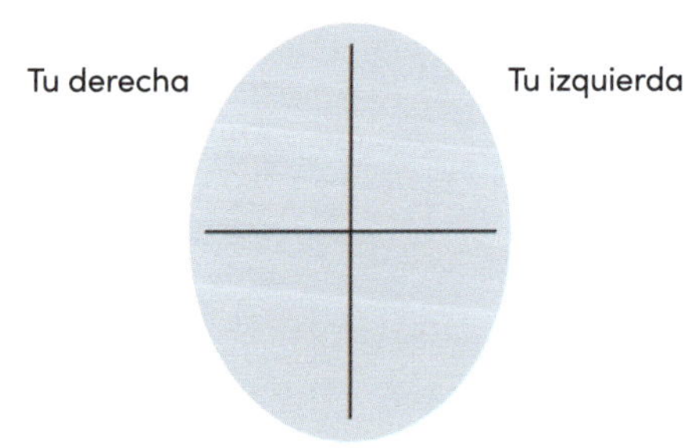

2. Si sabes que tu bebé está de cabeza o de nalgas, anota cabeza/culete abajo y arriba según. Si está en posición transversa, la cabeza es un bulto redondo en un costado.
3. Colócate cómodamente en posición semitumbada. Primero, identifica los movimientos más intensos de tu bebé: son los pies y las piernas. Dibuja unas olas grandes en la zona donde los notes. Si está de cabeza, los sentirás arriba: o a la derecha, o a la izquierda o en todo el centro (del esternón al ombligo). En todo el centro es un bebé en posterior. Si está de nalgas, lo notarás en los cuadrantes de abajo.
4. Al lado opuesto de este movimiento, está el culete del bebé. Si está en posterior, el culete está en el centro también. Es un bulto que se mueve como un péndulo. Dibuja una línea curva para el culete.
5. Por las ecografías y las citas con la matrona es posible que tengas muy claro dónde está la espalda de tu bebé. Es el punto donde se ausculta su corazón y donde se siente el hipo. Es una superficie firme y larga. Siempre está en el mismo lado que el culete, más abajo. Si está en posterior, está metida hacia atrás y no la notamos. [Véase en el compás: OIIP, OP, OIDP].

EJEMPLO DE MAPEO DE UN BEBÉ EN OIIT:
(OCCIPITO ILIACA IZQUIERDA TRANSVERSA)

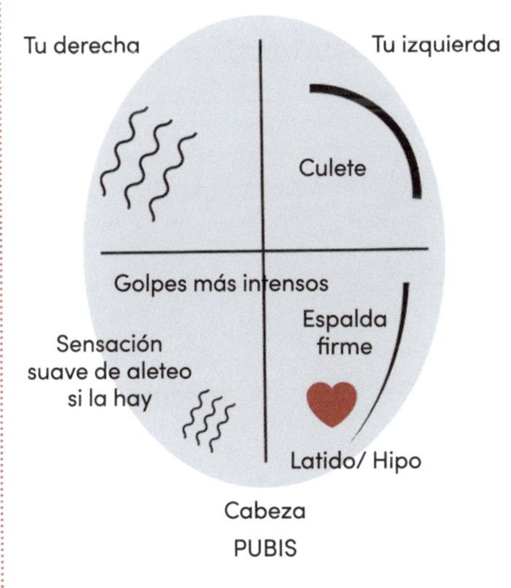

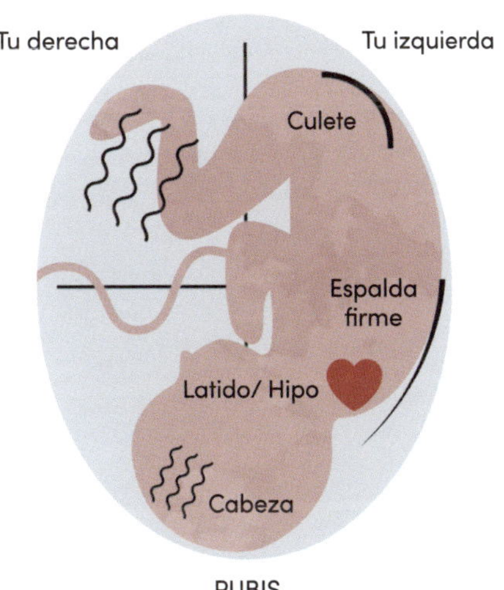

6. Si sientes movimientos suaves, más pequeños, como un aleteo, son los brazos y las manos. Si el bebé está de cabeza, los notarás cerca del pubis. Se notan en posiciones OIDT, OIIT, OIIP, OP y OIDP. Si está de nalgas, los notarás arriba. Refleja estos movimientos como pequeñas olas. Si el bebé mira hacia dentro, no las notarás.
7. También es posible que tu placenta esté delante (anterior) y sea más difícil distinguir. Mira en las ecografías dónde tienes la placenta.
6. Utiliza un muñeco para trasladar los movimientos que has anotado en tu mapa a tu abdomen para identificar de una manera visual cómo está tu bebé.

En mi web, https://comadronaenlaola.com/mapeo-del-vientre, puedes descargar un imprimible con todas las posiciones.

Para nombrar las posiciones del bebé, utilizamos puntos guías que relacionan la cabecita del bebé con la pelvis de la madre.

- Occipucio: parte posterior e inferior de la cabeza.
- Iliaca: se refiere al hueso iliaco de la madre.
- Anterior quiere decir delante.
- Posterior quiere decir detrás.
- Transversa quiere decir lateral.

Quien marca si la posición es anterior o posterior es el occipucio del bebé. Y combinando estos términos obtenemos las diferentes posiciones:

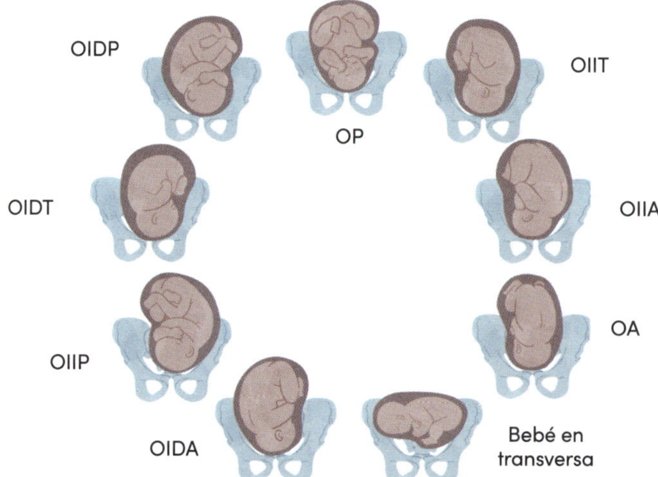

OA	Occipito anterior	OP	Occipito posterior
OIIA	Occipito iliaca izquierda anterior	OIDP	Occipito iliaca derecha posterior
OIIT	Occipito iliaca izquierda transversa	OIDT	Occipito iliaca derecha transversa
OIIP	Occipito iliaca izquierda posterior	OIDA	Occipito iliaca derecha anterior

Mi bebé está de nalgas

Existe cierta tendencia en la obstetricia actual a revisar y recuperar el parto vaginal de nalgas. Se considera viable y bastante seguro cuando se cumplen ciertos criterios y tiene lugar con profesionales bien entrenados. Para el bebé, la mortalidad neonatal no aumenta, ni tampoco la morbilidad a largo plazo, en comparación con las de una cesárea programada. En cambio, en una cesárea la morbilidad sí aumenta para la madre.

¿Y por qué no se asiste este tipo de parto? Pues porque actualmente hay pocos profesionales que sepan hacerlo. Muchos partos de nalgas son más rápidos que los de cabeza: el culete o los pies se apoyan en la pelvis y entran fácilmente en ella. El problema está en el supuesto de que la cabecita tenga dificultad para salir. Entonces, habría que saber maniobrar en el momento preciso y de la manera apropiada, pues estaríamos ante una emergencia. Algunos hospitales siguen entrenando a sus profesionales y asistiendo partos de nalgas. Poco a poco empieza a haber más opciones, aunque por norma general, se programa una cesárea para la mayoría de los bebés que vienen de nalgas a término.

¿SABÍAS QUE...? En al año 2000, se publicó un estudio conocido como *The Hannah Breech Trial*. Concluyó que el parto por cesárea era más seguro para los bebés que el parto vaginal de nalgas. Este estudio, afectó de una manera devastadora a la asistencia al parto de nalgas. Los profesionales dejaron de asistirlos y de formar a los nuevos profesionales. Unos años después, se demostró el sesgo del estudio, el inadecuado planteamiento metodológico y la falta de criterios de inclusión e interpretación de los resultados. Estudios recientes, llevados a cabo por profesionales formados, no encuentran diferencias en resultados adversos para el bebé. (Louwen *et al.*, 2017)

¿Se puede hacer algo para ayudar a que el bebé se gire?

No existe ninguna práctica que consiga que todos los bebés giren, porque hay bebés que no pueden girar y no podemos forzarlos. Los bebés se posicionan de cierta manera por alguna razón. Principalmente, se adaptan al espacio que permiten ligamentos, músculos o la forma del útero.

Que un bebé esté de nalgas es más habitual en estas situaciones:

- Útero septo o bicorne. En el útero septo, un tabique divide el útero en dos cavidades. Según lo largo que sea el tabique, da lugar a dos cavidades totalmente separadas o parcialmente comunicadas entre sí. El útero bicorne es un útero con forma de corazón. En ambos casos, el espacio en el útero se ve reducido. Aumenta la posibilidad de parto prematuro y bebés de nalgas que no tienen espacio para girar.
- Cordón anormalmente corto o tirante: el bebé no puede girar. Aunque sea poco habitual, puede suceder.
- Útero a la derecha muy torsionado sobre sí mismo formando un ocho: ligamentos útero-sacrales torsionados y asimétricos; esta torsión sobre sí mismo, quita espacio en la cavidad uterina, dificultando la rotación del bebé de nalgas e impidiendo que pueda encajarse en la pelvis (posiciones inestables del bebé).
- Abdomen con elevado tono muscular: el bebé tiene menos oportunidad de rotar.
- En embarazo gemelar, por la posición del otro bebé.

Debemos comprender entonces que algunos bebés están de nalgas por algún motivo que no podemos modificar. Sin embargo, otros no giran porque les falta espacio para conseguirlo, y nuestros intentos irán dirigidos a relajar las musculatura y los ligamentos y estirarlos un poco para darle más espacio. Tu bebé tenderá a girarse si puede. Darle espacio trabajando sobre nuestro propio cuerpo podría facilitar también la versión cefálica externa.

Entre las semanas 30 y 32, la mayoría de los bebés están ya colocados de cabeza, pero algunos bebés se giran más tarde. Cada vez empieza la preocupación más pronto y no tiene sentido generar problemas donde no los hay. Los bebés tienden a colocarse de cabeza por una cuestión de gravedad. Antes de la semana 32-34, no debes preocuparte por la presentación del bebé. ¡Las cosas tienen su tiempo! A término, en torno a un 3-4 por ciento de los bebés estarán de nalgas.

A partir de la semana 32, puedes empezar el trabajo corporal; seguramente, se giraría de todos modos. A partir de la semana 34, conviene ser más proactiva. Para muchas mujeres, una cesárea programada o la búsqueda de asistencia a un parto vaginal de nalgas supone un estrés añadido.

Versión cefálica externa (VCE)

Consiste en intentar girar al bebé desde fuera de manera manual. No se debe forzar, sino que se trata de acompañar al bebé. Puede resultar molesto o doloroso. Suele administrarse medicación para relajar el útero y evitar contracciones y puede ser con anestesia o sin ella. Los protocolos de VCE varían de unos centros a otros, así que pregunta cómo se hace en el tuyo.

Tiene un éxito de entre el 50 y 75 por ciento. Sin duda, es mayor si existe un abordaje físico previo: relajar tu musculatura y desencajar al bebé. El éxito es mayor en mujeres multíparas, ya que normalmente hay menos resistencia en los tejidos. La cantidad de líquido amniótico también lo facilita.

En general, es una maniobra segura y recomendable, pero como toda intervención no está exenta de riesgos. Se realiza en la semana 37, y no antes, para evitar un parto prematuro. Los posibles riesgos incluyen necesidad de cesárea urgente; es poco habitual, pero puede suceder. Lo que tú decidas hacer siempre es lo correcto.

Antes de la VCE o cesárea programada, sigue probando. Algunos bebés se giran muy tarde. Estas son algunas propuestas a partir de la semana 34 y a diario si te apetece:

- Trata con fisioterapia u osteopatía especializada en embarazo cualquier dolor, molestias y sobre todo tensión corporal. La liberación miofascial abdominal es muy recomendable, pues relajar el abdomen es clave.
- Abre y relaja tu diafragma y caja torácica.
- Estira y libera el psoas.
- Si no tienes hipertensión ni reflujo, colócate en posición mahometana con el pecho en el suelo. Utiliza un cojín bajo tu cuerpo. Realiza una pequeña modificación: lleva las rodillas más hacia atrás, de manera que tu tronco con tus piernas simula una A. Aguanta en tandas de 3-5 minutos. Ayuda al bebé a descencajarse. Añade rebozo a la cadera en esta posición si te apetece.
- En clases de AIPAP, sigue algún ejercicio en el agua guiada por tu matrona.
- Prueba técnicas específicas, como el rebozo, liberación lateral e inversión, si tu matrona está formada en biomecánica maternofetal y puede enseñarte.

- Recurre a la moxibustión y acupuntura. Estas suman al trabajo corporal, ya que activan los movimientos en el bebé, por lo que es más probable que se gire si le hemos preparado antes el espacio.

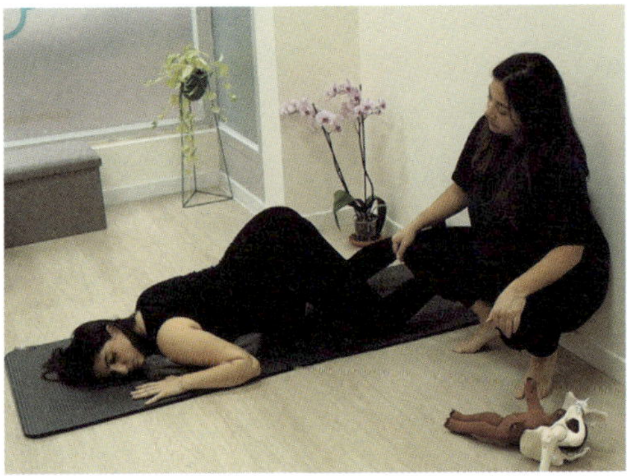

Posición de mahometana modificada

A pesar de poner todo de tu parte, puede que tu bebé no se gire. Si no lo hace, es que necesita estar colocado así.

«Probé tantas cosas: rebozo mexicano, pilates, fisioterapia, acupuntura, moxibustión, higiene postural, piscina... Lo hice todo, pero mi bebé seguía de nalgas. Me realizaron una versión cefálica externa (VCE) pensando que sería mi última oportunidad antes de la cesárea, aunque leer el consentimiento me hizo temblar aún más. Durante la versión, la ginecóloga se puso a hablar con Danel, mi bebé. Lo llamaba por su nombre, le pedía permiso para moverlo, lo animaba, y eso me relajó. Mientras cerraba los ojos y visualizaba el giro, mi pareja vio que Danel daba la vuelta, pero, cuando la ginecóloga soltaba las manos, volvía a su posición. Con tristeza y resignación, entendí que era su posición. Pasados cinco días de la VCE, rompí aguas. ¡Me alegré muchísimo! Algo debió de activarse en mi cuerpo. No tenía ningún miedo, me dirigía al hospital feliz, convencida de que iba a una cesárea de urgencia. Sin embargo, allí apareció de nuevo ella, la ginecóloga que nos había atendido en la VCE, y me dijo: «Podemos intentar un parto de nalgas». Después de un embarazo lleno de mensajes que me angustiaban, escuché positividad, sentí seguridad y me empoderé. Era el Día de la Mujer y el paritorio estaba repleto de médicas y matronas que querían aprender. Lejos de sentirme cohibida por la expectación, consiguieron que me sintiera muy arropada y cuidada. ¡Quién me lo iba a decir! Tras veinticinco minutos de expulsivo, vi a Danel. "¡No me lo puedo creer!", repetía una y otra vez. Aquel bebé de pies en la cara y culo morado acababa de salir de mí. Mi mayor alegría».

Leyre y Danel

11.

Seguimiento a término del embarazo

Semana 37, ¡estás a término! Ten confianza, pues no se sabe cuándo darás a luz. Algunas mujeres paren en la semana 37 y otras más cerca de la 42. Ya lo sabes, ¡la variabilidad es normal! Te toca poner a prueba la paciencia que llevas cultivando nueve meses. ¿Por qué no cambiar el chip y vivirlo de otra manera? Algunos embarazos se hacen largos, a veces algunas molestias te tienen sin moral, quieres que el bebé nazca pronto. Pero recuerda que no sales de cuentas en la semana 40 y el abanico de normalidad es muy amplio.

Pruebas y consultas

Monitores

En embarazos de bajo riesgo, no es necesario un seguimiento semanal ni ir a monitores hasta la semana 40 o 41. Los monitores son una prueba de bienestar fetal consistente en controlar la frecuencia cardiaca del bebé y registrar si hay contracciones. En algunos centros, se hace cada semana desde la 37, y en otros se espera hasta la 41. La buena práctica clínica nos dice que hacerlos por rutina a término en embarazos normales no mejora los resultados perinatales; al contrario, podría causar intervenciones innecesarias. En las mujeres genera sensación de que el bebé debe nacer cuanto antes. Aumenta el pensamiento y verbalización de la frase: «Este bebé no quiere salir».

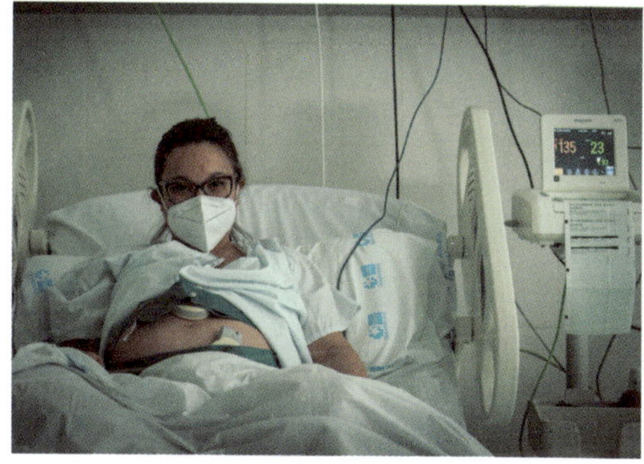

Embarazada conectada a los monitores

En cuanto al monitor, no te obsesiones con los números. El corazón de tu bebé oscila entre 110 y 160 latidos por minuto normalmente. Si tu bebé se mueve, el ritmo se acelera, ¡eso es bueno! Por otro lado, el número verde registra contracciones: mide cambios de presión en tu barriga, y dependiendo de cómo está colocado, a veces no los capta bien; además, si te ríes o toses, también sube. ¡Da lo mismo lo que marque este número! No hay contracciones fuertes o buenas a partir de una cifra.

Lo que importa es su frecuencia, si te duelen o si las notas. Lo que expresas tú.

¿Y cómo sé que mi bebé está bien? Tu bebé se mueve y está activo. Ya sabes que no se queda sin sitio ni se mueve menos. Cada día te dice: «Mamá, estoy aquí, me muevo, estoy bien y preparándome para nacer».

Si tu bebé se mueve menos o diferente, hay sangrado o no te encuentras bien, acude a urgencias o llama a tu matrona. ¡Inmediatamente!

Tactos vaginales

En hospitales que siguen recomendaciones más actualizadas, en embarazos normales, te citarán en torno a la semana 40 y, solo si fuese necesario por cualquier situación, se haría antes o con más frecuencia. En otros centros, te harán todas las semanas un monitor y normalmente se dará por hecho un tacto de rutina.

Sin embargo, no es necesario hacer tactos vaginales de rutina en un embarazo a término en las consultas: es molesto, a veces doloroso, y muy invasivo. Saber cómo está el cuello no predice cuándo será tu parto ni cómo será. Si además te comentan que estás verde, eso podría generarte ansiedad y sensación de que fallas. ¡No eres un plátano! Cada una tiene su tiempo de gestación. Tú decides si quieres la exploración o no. Si es una decisión informada, ¡entonces adelante! Si no la quieres, por supuesto, puedes rechazarla.

También podrías estar, por ejemplo, con 3 o 4 cm de dilatación, sin contracciones ni signos de parto, durante semanas (sobre todo, si no es el primer bebé), y no es raro ni malo. Sin embargo, a muchas mujeres esta información les genera estrés porque piensan que algo falla y por eso no se ponen de parto. Esto también es normal y no es motivo para inducir el parto. Cuando sea el momento, el parto empezará, incluso sin previo aviso y sin síntomas.

El seguimiento a término no debe generar la sensación de que hay algo mal en todo momento. Paciencia, confianza y recogimiento durante estas últimas semanas.

Desprendimiento de membranas: maniobra de Hamilton

La maniobra de Hamilton consiste en despegar las membranas —la bolsa de líquido amniótico— del cuello del útero mediante tacto vaginal. Con dos dedos en la vagina de la mujer, se busca el cuello y, con un movimiento circular de barrido, se realiza el despegamiento. Esto podría favorecer la secreción de prostaglandinas para iniciar el parto. Puede ser molesta o causar dolor y, a veces, provoca contracciones dolorosas sin que empiece el parto. También podría llegar a causar la rotura de la bolsa. Es normal manchar moco sanguinolento tras realizarla.

Como toda intervención, no es buena ni es mala, pero debe ser informada y consentida. Algunas veces se hace sin aviso ni consentimiento en los tactos de rutina, y eso es mala práctica clínica. El cuerpo es sagrado. Tú eliges si la quieres o no.

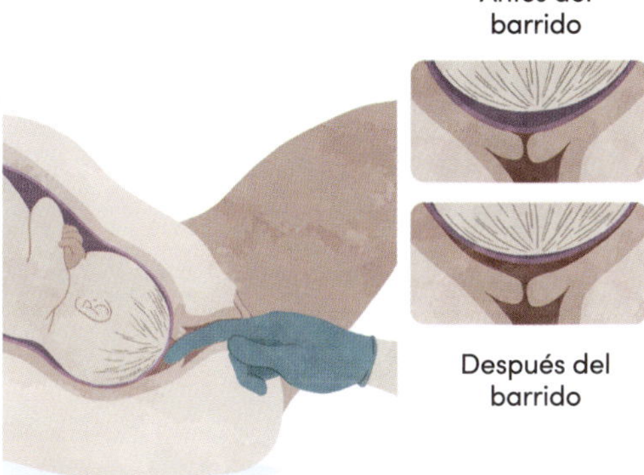

La maniobra no va a desencadenar el parto si aún nos falta mucho (y esto no podemos saberlo). No debe hacerse simplemente por estar a término. Sí podría favorecer el inicio del parto en mujeres próximas a este o con un cuello maduro: ¡no se sabe! Cuanto más a término, más posibilidad de que sea efectiva (en especial tras la semana 41). Tendría todo el sentido realizarla unos días antes de una inducción farmacológica programada (de hecho, es recomendable) o en un embarazo prolongado, siempre que tú quieras. También la puedes pedir tú si así lo deseas.

SOBRE TU CUERPO, LA DECISIÓN SIEMPRE DEBE SER TUYA. MUJERES Y PROFESIONALES DEBEMOS PARTIR DE ESTA PREMISA.

Decisión de inducción

En ciertas situaciones, es posible que te planteen inducir el parto. En algunas es imprescindible (por ejemplo, en caso de preeclampsia o patología materno fetal), pero en otras será relativo. Si estás conforme, perfecto, pero si te genera dudas, es importante que te informen adecuadamente: ¿es necesaria?, ¿existen alternativas?, ¿qué pasa si espero?, ¿qué riesgos hay? Contestando a estas preguntas, podrás tomar más claramente una decisión. En algunas ocasiones, puede ayudarte buscar una segunda opinión. Es algo habitual y completamente legítimo.

Por ejemplo, no es motivo de inducción:

- Edad materna superior a cuarenta años con embarazo normal, en ausencia de otras indicaciones.
- Diabetes gestacional, siempre que haya buen control mediante dieta.
- Diagnósticos tipo: tu pelvis es estrecha, tu bebé aún no está encajado.

Sí puede ser motivo de inducción:

- Diabetes gestacional controlada con insulina: dependiendo del control de las glucemias. Si están bien controladas, no antes de la semana 40.
- Diabetes tipo I previa: depende de la evolución del embarazo y de cómo está el bebé, ya que sí aumentan las complicaciones, en especial si no hay buen control de glucemias, existe polihidramnios o el percentil del bebé es objetivamente elevado.
- Trombofilias: suele inducirse el parto en torno a la semana 40, pero existen tantas variables que sería adecuado siempre plantearlo de manera individualizada. No es necesario en todos los casos. Consultar con hematología también puede ser útil.

En algunos hospitales privados, es frecuente inducir por conveniencia sin situación médica que lo indique. Salvo que tú estés bien informada y aceptes, no es una práctica clínica adecuada ni exenta de riesgos.

¿Hay trucos para ponerse de parto?

Si hubiese algún truco infalible para ponerse de parto, no se harían inducciones y solo habría partos espontáneos. Leerás mil y una ideas que quizá te den un empujoncito si el parto es inminente, ya que, cuanto más a término, más lógico que así sea: todos los partos empiezan en algún momento. Ten en cuenta que pasar la semana 40 no significa que tu bebé no quiera salir. Simplemente necesita su propio tiempo. ¿Realmente crees que necesitas probar estas mil cosas? Cuando nos plantean una fecha de inducción, es difícil evitar el estrés: muchas mujeres no la quieren. Si me permites darte un consejo: no hagas las cosas desde el estrés, sino desde la calma.

Algunas opciones naturales son estas:

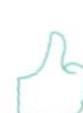

- Infusión de té de frambueso: favorece la contractilidad uterina, pero no hay evidencia de que desencadene el parto ni que este fluya mejor.
- Picante: puede causar diarrea, lo que puede irritar el útero y hacer que empiece a contraerse. En México, se prepara chocolate caliente con cayena y canela.
- Aceite de ricino: causa diarrea, por lo que irrita el intestino, con la consiguiente secreción de prostaglandinas y, por proximidad, provoca contracciones. Puede ser un rato desagradable. Si vas a tomarlo, busca a alguien que te guíe sobre cómo hacerlo. Parece ser más efectivo en embarazos después de la semana 41.

- Estimular los pezones: causa contracciones a término, aunque el útero debe estar preparado y cargado de receptores de oxitocina (aumentan según se acerca el parto). Sin un cuello maduro, no va a desencadenar el parto.
- Acupuntura: favorece el inicio de contracciones, especialmente pasada la semana 41.
- Sexo: como todo lo anterior, por sí mismo no desencadena el parto, salvo que este esté a punto de iniciarse por sí mismo. Pero es una alegría para el cuerpo (el orgasmo equivale a oxitocina). Es cierto que el semen contiene prostaglandinas, pero la realidad es que es en cantidades muy bajas.

Embarazo después de la semana 41

Un embarazo se considera prolongado a partir de la semana 42. Las guías de práctica clínica dicen que se debe ofrecer la inducción de parto entre las semanas 41 y 42 tras informar de los riesgos y beneficios de manera objetiva sobre inducción y manejo expectante. Cuando hablamos de manejo expectante, nos referimos a quedar a la expectativa, esperar, ver qué sucede sin que hagamos nada. Por tanto, es adecuado aceptar la inducción o decidir esperar.

La variabilidad asistencial es grande también en este punto. Algunos hospitales inducen antes de la 41, otros en la 41 cumplida y otros esperan 3, 4, 5 o 6 días más.

Dos de los estudios más recientes de los que disponemos parecen coincidir en que inducir antes de la semana 42, especialmente en primeros partos, sí disminuye la morbilidad en el recién nacido: aspiración de meconio o necesidad de ingreso en neonatos. El riesgo de cesárea o parto instrumental parece no aumentar cuando la inducción se realiza adecuadamente según la madurez del cuello. Las inducciones sin tiempos, sin pasos, sí aumentan significativamente la tasa de cesáreas.

En cuanto al riesgo de muerte fetal, que es quizá el punto que más determina las decisiones, estos estudios hallaron una tasa de mortalidad perinatal de 1,7 por mil a lo largo de la semana 41, y 3,2 por mil a lo largo de la semana 42.

De las mujeres con manejo expectante tras cumplir 41 semanas, entre un 60 y un 70 por ciento se pusieron de parto de manera espontánea antes de llegar a la semana 42. Es decir, 6-7 de cada 10.

El riesgo de muerte perinatal, en números, es bajo. La cuestión es qué quieres hacer tú. Aunque el número es bajo, para la familia a la que le toca, la estadística es el cien por cien. Y esto debemos tenerlo también en cuenta cuando damos información. Las guías de práctica clínica recogen el hecho de que es la mujer quien ha de decidir de manera informada si desea inducción o esperar. Esta sería la clave. Informar adecuadamente. Sin sesgo hacia ningún lado y respetar la decisión de las mujeres y sus familias. Aceptar la inducción es tan válido como pedir esperar.

Durante el manejo expectante, es importante realizar un adecuado seguimiento de la madre y el bebé. Se recomienda realizar controles con monitorización y ecografía cada 48-72 horas. Esto nos permite descartar también que existan factores de riesgo como bebés que no estén creciendo adecuadamente. Una ecografía bien hecha con estudio Doppler completo, incluido índice cerebro-placentario, es muy útil para seguir esperando con más calma. Algunas mujeres deciden buscarla de forma privada.

La maniobra de desprendimiento de membranas se ha mostrado más eficaz a partir de la semana 41 para evitar que el embarazo se prolongue mucho más tiempo. Puede, incluso, repetirse cada dos o tres días si así lo decides.

Si desearas esperar más allá de la semana 42, es importante continuar con el seguimiento estrecho del bienestar de tu bebé. Tienes derecho a recibir asistencia en forma de seguimiento. En la práctica esto no resulta sencillo porque la ley de autonomía del paciente no se respeta adecuadamente.

El mayor beneficio de esperar al parto espontáneo es la posibilidad de que este sea fisiológico. Esto es especialmente importante para la mujer que desea un parto y un proceso no medicalizados, con todos los beneficios que eso puede conllevar. Estos beneficios son muchas veces emocionales, psicológicos y hormonales. Quizá aspectos que no son valorados en nuestra sociedad, pero que son importantes para muchas mujeres y deben ser respetados.

Una buena revisión bibliográfica sobre este tema está disponible en la web Evidence Based Birth, también en castellano.

Un último inciso al respecto. Aunque no se le dé importancia alguna, sabemos objetivamente que las posiciones posteriores y deflexionadas de la cabecita del bebé son una de las causas que prolongan los embarazos. La cabeza del bebé no apoya y no favorece el inicio del parto. Las malposiciones en sí mismas aumenten algunos riesgos, como agotamiento maternofetal, presencia de meconio, parto prolongado y no progresión del parto. Por ello, considero recomendable mapear el vientre o determinarlo mediante una ecografía. Esta información no es para preocuparnos. Es para ocuparnos. En caso de objetivar una posición menos favorable, tenemos la oportunidad de comenzar con trabajo corporal que dé espacio al bebé para que se recoloque, encaje, presione sobre el cérvix y comience el parto.

Desde la calma, nunca desde el estrés, esto incluiría, baños de agua caliente, masaje en la zona lumbar y el sacro, respiración profunda y relajación de diafragma respiratorio. También, estiramientos de todo nuestro cuerpo: cuello, espalda, hombros, y musculatura que envuelve la pelvis. Por último: movimiento. En pelota, en cuadrupedia y en cuclillas. Si alguna posición no te resulta cómoda, no la hagas. Puedes probar con rebozo y liberación lateral, disponibles en video, en mi web.

Si hacemos las cosas desde el estrés, es mejor no hacer nada. Puedes llorar si lo necesitas. Dejar salir la tensión que te están generando. Al fin y al cabo, es la forma en la que se plantean las cosas y la mirada de los demás lo que genera ese estrés. No eres tú, y tampoco es tu bebé.

Cuida mucho todo aquello que te afecte, como el teléfono, los mensajes o la presión del entorno. Ojalá algún día se acompañe la semana 41 con otra mirada. Seguimiento profesional, apoyo y escucha a las necesidades de cada familia.

¿Preparada para el parto?

Cosas materiales hacen falta pocas. Pregunta en tu hospital, porque variará, pero en la mayoría te darán camisón, compresas, empapadores, toallas, pañales y toallitas para el bebé. Te sugiero cosas en las que quizá no hayas pensado:

PACIENCIA, PORQUE NO SABEMOS SI SERÁ CORTO O SERÁ MUY LARGO. TUS RESPIRACIONES PROFUNDAS ENTRE CONTRACCIONES Y EL MOVIMIENTO A DONDE LA PELVIS TE LLEVE. TU VOZ, SIN MIEDO A USARLA Y SACARLA CUANDO HAGA FALTA. COMUNICACIÓN CON TU BEBÉ: VAIS EN EQUIPO. EL ACOMPAÑAMIENTO ACTIVO DE QUIEN ESTÉ CONTIGO. FUERZA PARA QUE, CUANDO CREAS QUE YA NO PUEDES MÁS, SEPAS QUE SÍ PUEDES PORQUE ESTÁS A LAS PUERTAS. LAS HERRAMIENTAS QUE MÁS TE GUSTARON DE TU PREPARACIÓN AL PARTO. TUS BRAZOS Y TU PIEL PARA TU BEBÉ, PORQUE ES LO ÚNICO QUE NECESITA. MANOS QUE TE CUIDEN PARA PODER CUIDAR TÚ... ¡Y PAPEL DE ACUARELA PARA ESTAMPAR LA PLACENTA!

¿Tengo que ir depilada al parto? ¡No! Hace unos años, se rasuraba a todas las mujeres en los hospitales, pero afortunadamente ya no. La depilación no tiene nada que ver con la higiene: es una conducta social y una elección personal. Además, el vello disminuye la posibilidad de contraer infecciones y no interfiere en absoluto en el parto. En la zona donde podría haber puntos, no hay apenas pelo. ¡No te preocupes!

Plan de parto

El plan de parto es un documento legal en el que tú expresas tus deseos y elecciones de cara al parto a los profesionales que te van a asistir. Eso les facilita saber qué idea tienes para tu parto y cuáles son tus necesidades. Está reconocido por el Ministerio de Sanidad, y los hospitales tienen la obligación de aceptarlo y leerlo contigo.

El modelo de plan de parto de la web del Ministerio de Sanidad es completo y se explica cada punto detalladamente.

El plan de parto no es una ofensa al trabajo de los profesionales; es una manera de que puedan acompañarte mejor. En él, expresas elecciones de las que te has informado y consideras importantes para ti. Si surge alguna necesidad, debe poder hablarse. Es importante que exista confianza mutua. Puedes elaborar tu propio plan de parto, no tiene por qué incluir todos los puntos que se muestran aquí, solo aquellos que desees. Este es simplemente un ejemplo para sacar ideas. Algunos hospitales lo reciben antes del parto, pero llévalo ese mismo día impreso para tenerlo a mano. Si algún centro no lo acepta, habría que preguntar por qué.

Es importante que el plan de parto lo hagas tú. Si tienes pareja, podéis hacerlo juntos. Esto es, nadie debe hacer el plan de parto por ti. Ningún profesional. En el plan de parto, queremos leerte a ti, tu voz, tus deseos, tus miedos y necesidades. No es un espacio para nadie más.

El plan de parto tampoco impide que puedas cambiar de opinión en cualquier momento sobre tus elecciones. Además de un plan de parto escrito, el escenario ideal es ese en el que según va evolucionando el parto puedes hablar con tu matrona del proceso de manera fluida y con buena comunicación.

Por ello, también es importante que sepamos que un plan de parto debe ser dinámico. Los partos no siempre llevan el camino que nos gustaría. No sabemos cómo va a ser el parto y por eso no es posible planificarlo de forma inamovible. La diferencia entre no respetar un plan de parto y actuar por necesidad, en función de cómo progresa el parto, es que se te explica, se te pregunta, se te dan alternativas. Desde ahí, es más realista presentar el plan de parto, sin dejar de ser tú y tu bebé, en ningún momento, el centro del proceso.

Despide el embarazo con la celebración que merece

Tanto durante la paciente espera como si aceptas una inducción, el miedo y el agobio ya no suman, no mejoran la situación ni la cambian. Solo puedes fluir.

Te propongo hacer cosas placenteras. Haz una lista. Tu cuenta atrás personal para el encuentro con tu bebé. Deja el agobio y el estrés. Olvida el móvil y entra en tu cueva.

- Habla con tu bebé.
- Busca un lugar tranquilo y ponte cómoda escuchando canciones que te inspiren y relajen.
- Descarga una visualización de parto.
- Conecta. No es una chorrada. Esa conexión trae calma, sensación de que no estás sola. Eres una con tu bebé, y esto es un trabajo de equipo como jamás hayas imaginado. Mueve energía y bienestar.
- Vuelve a tu meditación con respiración.
- Date un baño relajante con velas, música y aceites esenciales.
- Date un masaje de los pies a la cabeza, ya sea en casa con tu pareja o con un profesional. Invita a la oxitocina.
- Sal a comer o a cenar a tu sitio favorito; quizá pase un tiempo hasta que volváis.
- Regálate una sesión suave de movimiento corporal. Libera tensión. Pasando por la cabeza, los hombros, los brazos, la espalda, la pelvis y las piernas.
- Disfruta de una peli, mejor de risa, una serie, un cine sin pensar en el día de...
- Date un capricho, de esos que has evitado todo el embarazo.

LLEGUE COMO LLEGUE, EL ENCUENTRO YA ESTÁ AQUÍ.

MI PLAN DE PARTO

Nombre:

Acompañante:

Bebé:

Al servicio paritorio del hospital:

SGB: (Estreptococo B)
☐ + ☐ -

Diabetes gestacional:
☐ No
☐ Sí ☐ Con dieta
☐ Con _____ UI de insulina

En mi plan de parto, manifiesto mis elecciones y deseos en relación al desarrollo de mi proceso de parto. Deseo que sirva de orientación al equipo de profesionales responsables de mi atención, no como una falta de confianza. Comprendo y me responsabilizo de mis elecciones, ajustadas a las evidencias recogidas en la Estrategia de atención al parto normal (EAPN) del Ministerio de Sanidad.

Solicito ser informada y consultada durante el proceso de parto de su evolución, opciones e intervenciones, tal y como prevé la Ley 41/2002, de 14 de noviembre, reguladora de la autonomía del paciente. Soy consciente de que a veces surgen imprevistos. Solo pedimos trabajar en equipo con las matronas que nos asistan. Deseamos tener una experiencia respetada. Siendo informada y tenida en cuenta, estoy segura de que así será.

Deseo utilizar:
☐ Música
☐ Luz tenue
☐ Voces bajas
☐ Mínimas personas

Si el proceso lo permite, deseo auscultación:
☐ Intermitente
☐ Continua
☐ En caso de ser necesario de manera interna solicito que se me informe

En cuanto a la necesidad de moverme:
☐ Deseo hacerlo libremente
☐ Deseo usar la ducha
☐ Deseo usar la bañera
☐ Quizá descanse en la cama
☐ Deseo usar la pelota
☐ Deseo colchonetas en el suelo si las hay
☐ Otros

En cuanto al manejo del dolor:
☐ Utilizaré movimiento
☐ Respiración
☐ Voz
☐ Agua caliente
☐ Gas (óxido nitroso)
☐ Masaje
☐ Aromaterapia
☐ Tens
☐ Inyecciones de agua estéril
☐ Epidural
☐ Otros:

En cuanto al uso de la epidural:

- ☐ Prefiero que no me la ofrezcan
- ☐ La solicitaré yo cuando crea que la deseo
- ☐ Utilizaré el *walking epidural*
- ☐ Deseo dosis baja
- ☐ Deseo dosis que me quite todo el dolor
- ☐ Deseo que me orientéis sobre el mejor momento para ponerla

En cuanto a intervenciones:

Vía venosa: ☐ Sí ☐ Solo si es imprescindible

Rotura de bolsa: Preferiblemente espontánea. No deseo rotura de rutina. Comprendo que la rotura artificial se realiza si existe una justificación tras haber sido informada.

Uso de oxitocina: nunca de rutina. En caso de existir justificación deseo ser debidamente informada

Sobre los pujos

- ☐ Espontáneos
- ☐ No dirigidos

En caso de epidural:

- ☐ Deseo probar en espiración
- ☐ En caso de no ser eficaz, agradezco orientación

Sobre posición para expulsivo

- ☐ Deseo probar posiciones según me pida el parto
- ☐ Deseo parir en agua (si hay bañera)
- ☐ En caso de epidural: solicito probar posiciones diferentes
- ☐ Prefiero reservar la litotomía para casos de necesidad cuando no hay progreso real
- ☐ Deseo orientación y sugerencias si el parto es más laborioso

Sobre mi periné:

- ☐ Prefiero que no se me estire manualmente
- ☐ Deseo mínimos tactos salvo necesidad por descenso con epidural
- ☐ Deseo paños calientes
- ☐ Solicito que se me informe de la situación y se me pida consentimiento si se valora realizar episiotomía por riesgo de pérdida de bienestar de mi bebé

Posparto:

- ☐ Si mi bebé nace llorando, prefiero que no lo froten
- ☐ Deseo piel con piel inmediato

Pinzamiento:

- ☐ Cuando deje de latir
- ☐ Tras alumbrar la placenta
- ☐ Otros:
- ☐ Deseo cortarlo yo
- ☐ Mi pareja
- ☐ Deseo hacer una foto a mi bebé unido a la placenta
- ☐ Deseo impresión de placenta. Si el personal no puede, lo realizaremos nosotros

Alumbramiento:

☐ Dirigido ☐ Espontáneo

En cuanto a la vitamina K:

☐ IM ☐ Oral ☐ Otros:

En cuanto a la pomada olftálmica:

☐ Sí ☐ No

Deseo lactancia:

☐ Materna ☐ Artificial

Deseo que se me informe de todas las posibles intervenciones que pueda requerir mi bebé, incluido el uso de suplementos. Solicitamos acompañarlo ininterrumpidamente, yo o mi acompañante.

En caso de cesárea solicito su humanización.

Piel con piel con mi bebé sin separación si no existe causa clínica que justifique la separación. En España, el hospital, la ciudad y la Comunidad Autónoma donde las mujeres damos a luz suponen tener más o menos derechos en la atención al parto teniendo en cuenta la disparidad en la actualización de los protocolos. Algunos autores afirman que las mujeres que dan a luz mediante cesárea tienen una experiencia menos satisfactoria del nacimiento de su bebé que aquellas que lo hacen por vía vaginal, y además son más propensas a la depresión posparto y tienen más dificultades para el establecimiento de la lactancia materna. También se ha visto que tras las cesáreas existe un retraso en la interacción madre-hijo, puesto que no es habitual la realización del contacto piel con piel. Las mujeres que fueron separadas en el procedimiento de la cesárea de sus bebés refieren este hecho como traumático, incluso muchos años después. Está en manos de los centros, los profesionales, evitar esta separación por rutina y costumbre. El contacto piel con piel es la norma biológica en el nacimiento humano. Está respaldada y recomendada por las principales sociedades científicas, tanto en parto vaginal como en cesárea, permitiendo que la vivencia de la cesárea sea lo más parecido posible a un parto vaginal y, especialmente, no suponiendo una pérdida de derechos en comparación a las mujeres que paren por vía vaginal, para mujeres, bebés y familias, cuando es necesario realizar una cesárea.

Pinzamiento del cordón al menos un minuto: es la salud de mi bebé. La evidencia científica lo avala sin que haya mayor complicación para la madre.

Acompañamiento y no separación de la unidad familiar.

GRACIAS POR HACER DE MI CESÁREA UN MOMENTO MÁS FÁCIL.

Gracias por acompañarnos en este día tan especial.

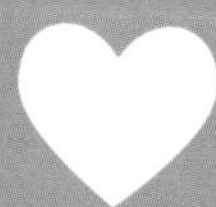

12.

De parto

Nueve meses preparando este momento. Tu cuerpo y tu bebé también. Es hora de ir acallando suavemente la mente.

EL PARTO ES CORPORAL, EMOCIONAL, HORMONAL Y VISCERAL. EL BAILE MÁS POTENTE DE TU VIDA PUEDE LLEGAR EN CUALQUIER MOMENTO.

El bebé es parte activa del parto. Está preparado para adaptarse al medio nada más nacer, y espera que esta adaptación sea en el cuerpo de su madre, del que no quiere ser separado.

La mayoría de los partos pueden y deben ir bien. El diseño del parto es resultado de la evolución: el parto funciona de serie si permitimos que suceda. Evitemos que sean las intervenciones rutinarias las que dificulten el parto. Eso no significa que en la naturaleza el cien por cien de los procesos sean perfectos, sabemos que no es así. Habrá algunos partos que, a pesar de contar con una buena asistencia, se compliquen. Es una realidad que tienes que conocer, ya que no es fácil gestionarla. En tal caso, será necesario intervenir de la manera más adecuada, procurando lo mejor para mamá y bebé.

El movimiento por partos humanizados y respetados y la denuncia femenina de la violencia obstétrica no es otra cosa que la lucha y el trabajo por cambiar la mirada, mejorar la asistencia y dar valor a la experiencia de la mujer, su autonomía y sus derechos.

Cambios y señales a término

Encajamiento del bebé

Si de repente sientes alivio al respirar, menos reflujo y más presión en el pubis, quizá tu bebé se haya encajado y esté más apoyado en la pelvis: la famosa barriga baja. En primeros embarazos, los bebés suelen encajarse entre las semanas 36 y 38, pero esto no significa que el parto sea inminente. Repite el mantra: ¡la variabilidad es normal! Si no es el primero, el bebé puede entrar y salir o encajarse cuando empiecen las contracciones del parto.

Tapón mucoso

¡Qué inquietud causa el tapón mucoso! Es el moco que cierra el canal cervical todo el embarazo y que se regenera a lo largo del mismo. Puede ser marrón, amarillo, claro, rosáceo o sanguinolento, pero es moco. ¿Por qué sale ahora? El cuello, en su proceso de maduración normal hacia el parto, se ablanda, se acorta y se empieza a abrir. Cuando esto sucede, parte de ese moco que cierra el canal cervical se cae. ¡Eso es todo! Significa que hay alguna madurez en el cuello, aunque no se sabe cuánta. No es necesario ir a urgencias y no se sabe cuándo será el parto: puedes ir echando tapón mucoso desde dos o tres semanas antes del parto o parir esa misma noche, pero el tapón se sigue regenerando en parte. Puedes hacer vida normal: bañarte en casa, playas y piscinas, y seguir manteniendo relaciones. No todas las mujeres ven el tapón mucoso, dado que, a veces, va cayendo de manera sutil con el flujo.

¿SABÍAS QUE...? Si empiezas a ver moco tipo clara de huevo, abundante y con hebras de sangre o sanguinolento, es más probable que la dilatación haya empezado. Normalmente, irá acompañado de contracciones intensas y regulares. Es una señal que nos indica con alta probabilidad, un parto activo.

¿Qué necesitan los partos?

Cuando cuidamos todas las esferas, comprendemos que proteger la cascada hormonal y la fisiología mejora los resultados y la experiencia de las mujeres. Una asistencia respetuosa, actualizada y basada en la evidencia aumenta la seguridad para mamá y bebé, y disminuye las complicaciones. Mejorar la experiencia de la mujer importa, porque la salud mental y emocional cuenta tanto como la física, y porque una tiene derecho a vivir el parto como un evento trascendente: esto no lo determina el tipo de parto, pero sí influye la manera en que se asiste a la mujer de parto.

Sobre la vía venosa periférica

Canalizar una vía venosa periférica no es imprescindible en partos normales de bajo riesgo, según las guías de práctica clínica, aunque genera polémica porque en la mayoría de los hospitales parece obligatoria. Es cierto que es una intervención menor: se coloca en el brazo y se deja cerrada sin nada puesto, y no significa que vayan a administrarte algo, es un *por si acaso*, pero no es indispensable. En los hospitales con protocolos de baja intervención no se canaliza, así que no hacerlo no es ninguna locura, se hace así en muchos centros. La decisión debería ser tuya. Por el contrario, sí es necesario canalizarla en partos que presenten algún tipo de riesgo, para utilizar la epidural, o si hay que administrar medicación intravenosa.

¿Puedo beber y comer en el parto?

Las sociedades de ginecología y obstetricia más influyentes del mundo y la *Guía de práctica clínica sobre la atención al parto normal* apoyan la ingesta de líquidos durante el parto, con y sin epidural: agua mineral, agua de coco, bebidas isotónicas y líquidos claros. Definitivamente, puedes y debes beber durante el parto, ya que es un trabajo físico inmenso. ¿Imaginas prohibir el agua a alguien corriendo una maratón? Si tienes sed, escúchate y bebe. Las mujeres de parto beben poco a poco, y a algunas incluso no les apetece.

La idea de prohibir beber se debe al miedo de aspiración en el caso de tener que acabar con anestesia general. Sin embargo, el riesgo es tan insignificante que no justifica esa prohibición, que además no está avalada por la evidencia. Es inhumano prohibir a una mujer beber durante el parto. ¡Puedes beber! Esperemos que apenas queden hospitales tan desactualizados como para que te lo prohíban. Además, el suero intravenoso no quita la sensación de sed. La opinión de una persona no es ciencia ni evidencia.

Las mismas guías también apoyan la ingesta de alimentos ligeros en partos de bajo riesgo. Aunque a muchas mujeres de parto no les apetece comer, tomar algo ligero, como un trozo de chocolate bajo la lengua o cuatro frutos secos, supone un chute de energía y bienestar.

> «Di a luz en un hospital con buena fama por sus protocolos. Sabía que podría beber líquidos. Ingresé de parto, pero las contracciones eran llevaderas y me moría de hambre. Pregunté a la matrona: «No puedo comer nada, ¿verdad?». Y me dijo: «¿Por qué no vas a poder?». Me trajo magdalenas, un par de bombones de chocolate, zumo y, durante todo el parto, agüita fresca».
>
> **Ana**

Tiempo

Los partos necesitan tiempo. Si mamá y bebé están bien, y el parto evoluciona, no se debe intervenir para acelerarlo. Los tactos vaginales para valorar la evolución deben ser cada cuatro horas; así, el parto tiene tiempo para progresar. El consenso científico es unánime al respecto. Tactos cada una hora o dos son excesivos y dan lugar a considerar de progreso lento partos que evolucionan con normalidad, por lo que se interviene sin necesidad.

En partos sin epidural que fluyen, el progreso es observable, y los tactos no suelen ser necesarios. Cómo te mueves, cómo respiras, los sonidos que haces... Si las matronas observamos a pesar de todo que algo no termina de fluir, un tacto puede aportar mucha información, en especial sobre la posición del bebé.

En partos con epidural, es más difícil valorar el progreso por observación, ya que, al no haber dolor, las mujeres están tranquilas y no emiten las mismas señales. Se deben hacer solo los tactos mínimos imprescindibles.

Intimidad

El parto es un proceso íntimo, por lo que deben estar presentes las mínimas personas posibles. Las hormonas que lo ponen en marcha y lo llevan hasta el final son las mismas que las de la actividad sexual. La mujer necesita sentirse segura, y no expuesta.

Tienes derecho a ser informada de quiénes son la personas presentes en la sala de partos. También tienes derecho a decidir si quieres o no la presencia de estudiantes. Esto viene determinado así, en el BOE, Orden SSI/81/2017, de 19 de enero. En cuanto a residentes en formación, la Sanidad debe garantizar su formación, pero deben informarte y presentarse. Todos hemos necesitado formarnos, pero eso no nos exime de respetar el derecho a la intimidad de las mujeres/paciente.

Ambiente acogedor

Cada vez más, los paritorios tienden a ser espacios acogedores donde a una le apetece parir. Es más importante la asistencia que el espacio, sí, pero es muy fácil crear un buen ambiente. Luces, música, intimidad... Una sala fría con aspecto de quirófano no es el escenario más tranquilizador para parir, y la cama no debería ser el centro. Podemos ponerlas a un lado hasta que sean necesarias. Queremos que el paritorio te invite a moverte, a resguardarte.

Movimiento libre

La normalización de los partos con las mujeres tumbadas en la cama bocarriba impide comprender que la verticalidad y el movimiento libre es básico en el parto normal.

El movimiento sucede. Créeme: no necesitas hacer un curso para cada proceso de tu maternidad. No hay posiciones mágicas que aceleren el parto: es más largo o más corto según cada mujer. Tampoco hay posiciones para dilatar: la dilatación sucede por las contracciones y el apoyo de la cabeza del bebé, no porque adoptes una postura determinada. Es tu cuerpo el que decide qué posiciones te vienen bien. ¿Entrenarías cómo moverte en una relación sexual? ¡Para el parto tampoco! Te mueves en función de dónde y cómo

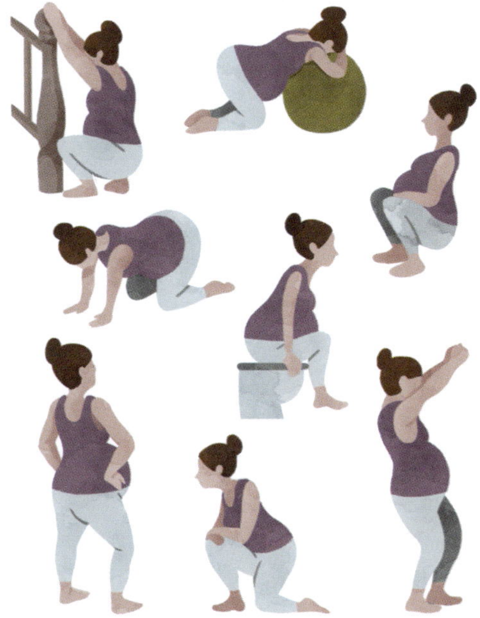

apoya el bebé y el descenso que va realizando. ¡No hay normas! Algunas mujeres pasan por todo tipo de posiciones y movimientos, mientras que otras no necesitan más que un balanceo o quedarse en una esquina. Sigue siendo dinámico, porque lo escoges tú. Sabemos que la verticalidad favorece el progreso del parto. Esto también suele ser instintivo. El progreso de parto te marca empezar más de pie, ir hacia el suelo y las cuclillas, o descansar un poco de lado y tumbada. Déjate llevar.

¿Y los talleres de posturas y movimiento? Son una experiencia sensorial preciosa: te hacen conectar con tu bebé y tu cuerpo. Te muestran qué es fluir, sientes el movimiento surgir desde la pelvis, comprendes por qué no se puede mecanizar un parto, entiendes por qué no hay posiciones para dilatar. Las posturas se prueban como experiencia, como conexión y visualización del día del parto, porque no se sabe qué esperar, ya que no se suelen ver partos antes. La experiencia permite fluir y sentir cómo se abre la pelvis y se mueve, pero no deben enseñarte a mecanizar, organizar, demonizar o idealizar posturas en concreto. No necesitas memorizar si ahora metes la rodilla o sacas la pierna. Ese día, quien lidera el baile es tu bebé. Hay que volver a creer que hay cosas que no se enseñan. El parto es sensual, intenso, animal. Tu cuerpo se abre para traer a tu bebé a este lado.

Si fuese necesario, te sugerirán posiciones el día del parto. Las matronas, después de aprender a acompañar y a observar, intuimos cuándo un cambio de lugar, movimiento o posición va bien, y solo sugerimos.

Tu pelvis el día del parto

Cuidar tu pelvis, su musculatura y los ligamentos que la sostienen durante todo el embarazo potencia lo que es capaz de hacer el día del parto. Hay que proteger su movilidad. Estamos bien hechas, pero si no cuidamos la funcionalidad, el diseño se desvía.

Tu pelvis abre espacio a tu bebé en las articulaciones sacroilíacas y en el pubis. Además, el sacro bascula para que el bebé entre y se encaje: la parte más alta del sacro (el promontorio) se echa hacia atrás, hacia fuera. Es el espacio superior de entrada.

Con el progreso de la dilatación, el bebé se adapta y encuentra el espacio medio en tu pelvis. Ya en pleno expulsivo, llegando al final, la parte más baja del sacro y el coxis se quitan de en medio, se van hacia atrás, y los isquiones se abren, permitiendo a tu bebé pasar por el espacio inferior para nacer.

Parte de la musculatura del suelo pélvico se inserta en coxis y sacro; si esta musculatura puede estirar y relajar, coxis y sacro abren paso. Si tu suelo pélvico está muy contraído, al bebé le costará más. De aquí la importancia de la salud y el equilibrio corporal.

Existen diferentes tipos de pelvis, todas con capacidad de abrirse. Según sea la entrada interna, los bebés buscarán la posición más adecuada. Sin embargo, esto no puede verse ni saberse, por eso no hay una posición fetal buena o mala de base, aunque sí hay señales que avisan cuando la posición en ese parto concreto no fluye y puede prolongarlo o dificultarlo.

El bebé en el proceso de parto

El bebé hace el 50 por ciento del trabajo: flexiona, encaja, rota y desciende; el bebé es activo en su nacimiento, no pasivo. El otro 50 por ciento lo haces tú: dilatación cervical y apertura. Ambos procesos están íntimamente ligados.

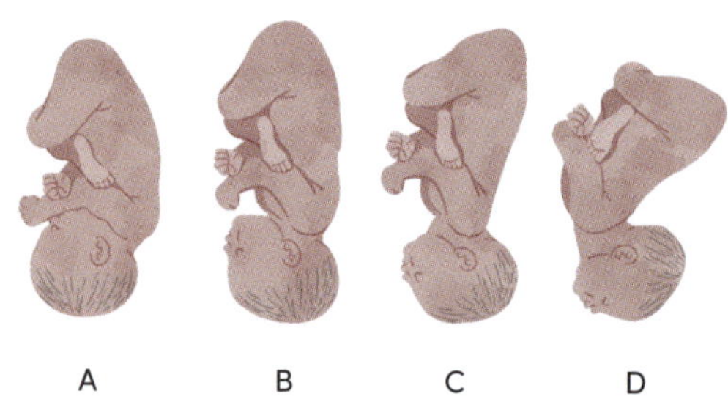

El bebé necesita flexionar: mete la barbilla hacia el pecho. Cuando hace esto, el diámetro de su cabecita es más pequeño y se amolda mejor. Los huesos de su cabecita no están soldados, y eso le permite adaptarse para pasar por la pelvis. No tiene sentido hablar de un bebé con cabeza grande: el bebé se amolda y la pelvis se abre.

En cambio, la cabeza extendida se amolda menos y peor. El parto es más largo y puede ser cansado para el bebé. Unos pocos bebés nacen deflexionados, pero la mayoría necesitan la flexión: así entran y se amoldan adecuadamente y con menos estrés.

Por tanto, la flexión de la cabeza del bebé es más importante que su posición, y la posición del bebé es más importante que su tamaño. Un bebé bien flexionado y en posición óptima para la pelvis de su madre nacerá posiblemente con fluidez.

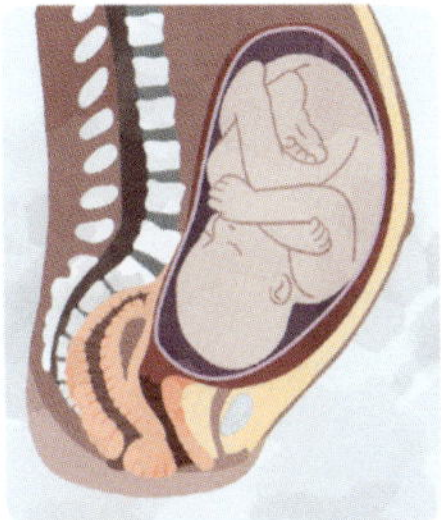

Bebé alto buscando espacio superior

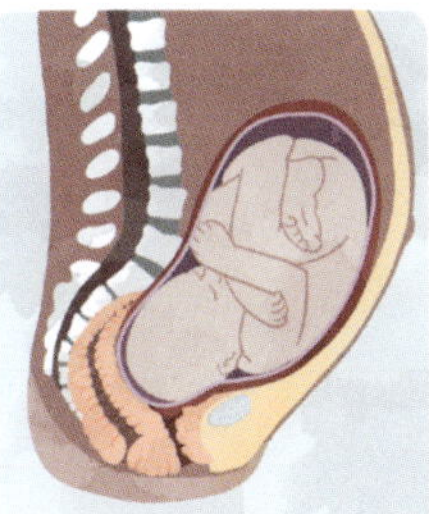

Flexión y entrada en pelvis

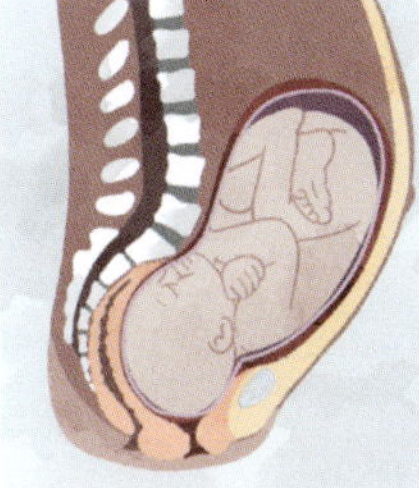

Descenso canal del parto

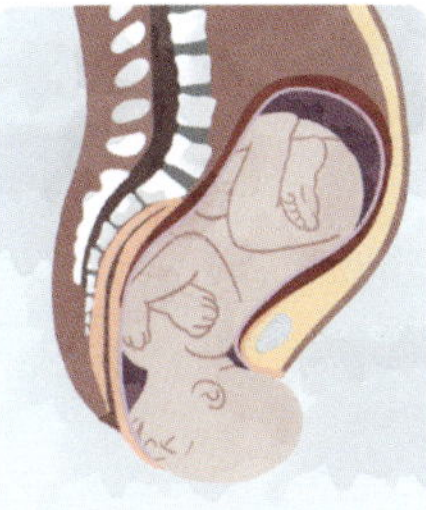

Deflexión, nace la cabeza

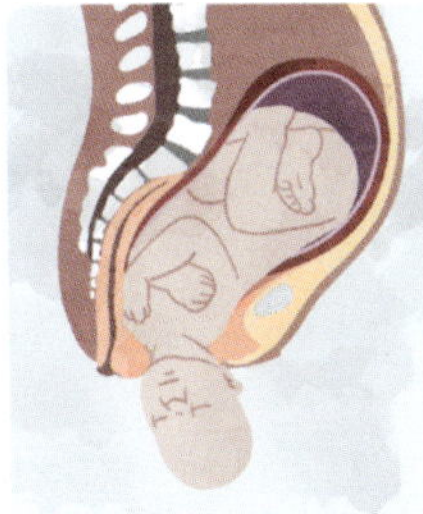

Rotación de los hombros

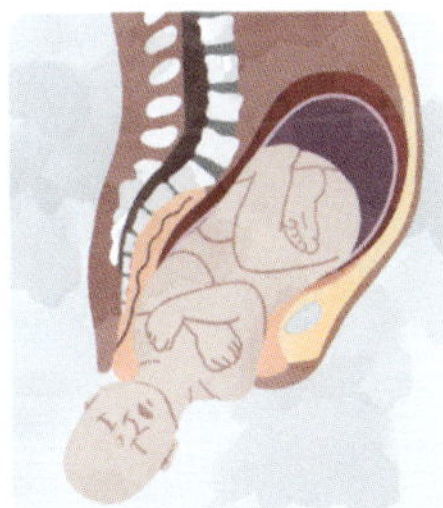

Nacimiento de los hombros

Al encajar, su cabeza se apoya en el cuello del útero; esto favorece la madurez del cuello a término y facilita la dilatación durante el parto.

Sin embargo, algunas veces, los bebés no consiguen encontrar la posición que facilite su camino. Si es el caso, quizá necesites:

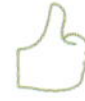

- Relajación con masaje o agua caliente (ducha o baño).
- Puedes acceder a una propuesta de estiramientos y movimientos en mi web:

- Intervenciones: epidural, oxitocina sintética, instrumental o cesárea.

¿Qué es un parto precipitado?

Se llama así al parto que dura menos de tres horas. *Precipitado* tiene la connotación negativa de que es demasiado rápido, pero un alto porcentaje de multíparas (algunas primíparas) paren en menos de tres horas. ¡No hay nada de precipitado en ello! Es normal. Y es que no es más que un parto fácil y fluido: contracciones potentes, tejidos maternos que no ofrecen resistencia, bebé flexionado muy apoyado y cuello maduro y blando. Si se suma todo esto, da como resultado un parto rápido con un gran reflejo de eyección.

Es el tipo de parto que sucede en casa sin planificar, en el portal o en el coche de camino al hospital, y es improbable que presente problemas. El bebé sale solo, no hay que tirar. Hay que dejar siempre al bebé piel con piel con la madre y tapar a ambos. El cordón no se pinza, no se corta, no se toca: ya se hará en el hospital. ¡Sobre todo nunca con unos cordones sucios de zapatos, no hay prisa!

Puedes descargar una guía de parto extrahospitalario no planificado en mi web:

Hormonas de parto

El parto es un momento único de explosión hormonal. Las hormonas de parto están a punto de dar la salida. Cada bebé decide su momento: su madurez envía señales al cuerpo de su madre a través de la placenta. Esto producirá una respuesta inflamatoria materna que dará lugar a la cascada hormonal que inicie el parto.

En *Ser bebé*, profundizamos en la experiencia del parto para el bebé a través de la elevación del cortisol en su cuerpecito y su baile de hormonas, mezcladas con las de mamá.

Las principales hormonas para el parto son cuatro:

Oxitocina: sistema nervioso parasimpático. Calma y conexión

La hormona del sistema de calma y conexión. Es la hormona del amor y el altruismo: permite las relaciones sociales y la convivencia en grupo de animales, incluido el ser humano. Es la hormona de la actividad sexual y el orgasmo. En el embarazo, favorece la absorción de nutrientes y la reducción del estrés. En el parto:

- Permite el progreso mediante contracciones rítmicas e intensas.
- Alcanza los niveles más altos de toda tu vida.
- Produce sentimiento de euforia y receptividad en el momento del nacimiento.
- Causa la eyección de la leche en la lactancia.
- Disminuye el sangrado posparto contrayendo el útero: aumenta en contacto piel con piel con tu bebé.

El bebé tiene su propio sistema de oxitocina: le da calma y facilita la conexión con su madre y su entorno. Necesita piel con piel y contacto visual para activarlo.

Tu piel está llena de nervios que estimulan la secreción de oxitocina, y abrazos, masajes o caricias la aumentan. Háblale a tu piel.

Betaendorfinas

Las betaendorfinas son opiáceos que produce tu cuerpo. Se producen niveles elevados durante las relaciones sexuales, la lactancia, el ejercicio físico, el embarazo y el parto. Actúan como un analgésico y producen sentimientos de placer y euforia. No quitan el dolor del parto, pero hacen posible soportarlo: están ahí.

Pasan a través de la leche, generando sentimiento de codependencia entre madre y bebé, quien siente un enorme placer al ser amamantado.

Catecolaminas: sistema nervioso simpático. Alerta y concentración

Liberamos adrenalina y noradrenalina como respuesta a situaciones de miedo, ansiedad, hambre o frío: permiten estar en máxima alerta. Son las hormonas de la supervivencia o sistema de huida y lucha, eso que te permite correr si hay peligro o te pone el corazón a mil cuando crees que vas a chocar con el coche de delante.

Las catecolaminas detienen el parto si sentimos miedo cuando está comenzando, ya que disminuyen la oxitocina. Hacia el final del parto, la adrenalina aparece de manera fisiológica. Se ve favorecida por posiciones verticales, y deja la boca seca a causa del miedo o excitación. Desempeña un papel importante, pues produce un aumento de energía súbita y, en esta fase final, potencia las contracciones. En algunos partos, desencadena el reflejo de eyección.

El reflejo de eyección es una sensación incontrolable de apertura. Tu abdomen se contrae, el útero empuja y el bebé nace rápida y fácilmente. Como si fuese eyectado desde tu cuerpo. No sucede en todos los partos, y es más probable que suceda en partos fisiológicos y, es habitual en partos «precipitados». El suelo pélvico se relaja y permite una salida rapidísima al bebe. Es irrefrenable.

La adrenalina en la madre también está implicada en el instinto de protección, como una leona que no permite que nadie se acerque a su bebé, aunque es una sensación que se ha ido apagando por sumisión al entorno. ¿Te acercarías a quitarle a una leona o gorila su bebé? Pues a una madre humana ¡tampoco!

El bebé recibe catecolaminas a través del cuerpo materno y por el estrés del parto: lo protegen de la hipoxia (disminución de oxígeno) durante este, estimulan sus pulmones, activan su centro de temperatura y permiten que nazca muy despierto y listo para comunicarse con mamá.

En el posparto, poco a poco, vuelve a predominar la oxitocina en la madre y bebé gracias al contacto piel con piel, ambiente tranquilo y prevención del frío.

Prolactina

La prolactina facilita y permite el maternaje: estado de alerta para responder a las necesidades del bebé por encima de las tuyas. También es la encargada de la producción de leche materna. Tras el alumbramiento de la placenta, se produce un pico muy elevado para iniciar la subida de la leche. A mayor estímulo en la mama los primeros días, mayor desarrollo de receptores de prolactina.

La pareja o acompañante en el parto

La preparación de tu pareja o de tu acompañante para el día del parto es un pilar, pues te conoce bien y estará ahí desde el principio, cuidando el espacio y cuidándote a ti. Por ello, debe conocer las fases del parto y estar preparada para verte transitarlo. Cuando comprende el proceso del parto, puede mantener la calma y sostenerte: sabe que lo que sucede es normal. Su papel no es rescatarte, sino recordarte que está contigo y estás segura.

La participación de la pareja o acompañante en la preparación al parto o en los talleres sensoriales de movimiento le aporta herramientas y le da confianza para este día. Sostiene tu mano, te ofrece masaje para aliviar algunas de las etapas del proceso y sabe acompañar tu movimiento. Comprende la recuperación entre contracciones o te acerca el agua con una pajita cuando tienes la boca seca. Te susurra que lo haces muy bien.

Asimismo, tu pareja o tu acompañante te conoce tus deseos y preferencias, así como tu plan de parto, y lo recuerda en la sala cuando es necesario: es tu voz cuando ya no puedes hablar. Su presencia te brinda apoyo emocional y físico, aporta medidas de confort y seguridad, mejora tu experiencia y fortalece la complicidad de las parejas en el posparto.

Si estás esperando la epidural o no te da tiempo a usarla, parejas y acompañantes no deben ponerse nerviosas al verte con dolor. Eso no te ayuda. Algunas cosas llevan tiempo. Cuando mantienen la compostura, su acompañamiento activo te da la fuerza que a veces no encuentras ya en ti.

Fortaleced su participación e implicación en la preparación al parto hablando de ese día. Es un trabajo en equipo: vuestro, con el bebé y con el equipo asistencial.

Pródromos de parto

Los pródromos hacen referencia a las señales que a veces preceden al parto, aunque algunas veces empieza sin avisar. ¡Variabilidad normal! Se trata de contracciones suaves, no te limitan ni te agotan. Te dicen que tu cuerpo, poquito a poco, se va preparando para el parto, sin que sepas cuándo será. La mayoría de los pródromos son normales, aunque duren muchos días. Algunas de estas señales son las siguientes:

- Aumento de contracciones no regulares y algo molestas: dolor similar al de la regla en el bajo vientre y en la zona lumbar. Muchas veces son las contracciones que maduran el cuello.
- Aumento de energía y conducta nido: necesitas terminar todo lo que tienes pendiente, como la ropita del bebé, la bolsa del hospital o llenar la nevera de comida.
- Aparición del tapón mucoso.

El momento está cada día más cerquita, aunque cada bebé tiene su tiempo, así que no dejes que te agobien con frases como «¿Todavía no?». Si lo necesitas, apaga el móvil. Rodéate de un ambiente que no te genere ansiedad.

¿Estoy de parto?

El parto comienza normalmente de dos maneras: rompiendo la bolsa o con contracciones, y es un proceso único y lineal. Si distinguimos etapas es solo para estudiarlo y comprenderlo mejor.

Puede dividirse en dos fases:

- Fase latente: abarca las contracciones iniciales, más o menos intensas y más o menos regulares, que consiguen borrar el cuello (deja de ser largo) y dilatarlo hasta 4 cm. Durante esta fase estás mejor en casa. Si pares en casa, tus matronas estarán pendientes. ¡Celebra que tu bebé va a nacer! Come algo ligero e hidrátate con agua y sales minerales. Duerme si quieres y puedes. Alterna con movimiento, pelota, rebozo o masajes. Puedes salir de paseo a tomar el aire, o darte una ducha o baño de agua caliente. Utiliza música o aromaterapia. Explora tus preferencias.
- Fase activa: cuando hay dilatación de 4-5 cm (6 según la OMS), cuello borrado y presencia de contracciones regulares. Si has dilatado 4 cm, pero no hay contracciones, aún no estás de parto activo.

Se considera adecuado ingresar en el hospital en fase activa de parto para evitar que el parto se frene o se intervenga sin necesidad. Por supuesto, siempre hay que considerar de manera individual cada caso. Algunas mujeres llegan con 3 cm, pero, al comprobar sus contracciones y su actitud, es evidente que el parto se está acelerando, por lo que podrían ingresar o esperar un ratito en los boxes de urgencia hasta estar de parto franco, es decir, parto en fase activa y en curso.

Dilatación

¿Recuerdas que el cuello del útero durante el embarazo mide entre 3 y 4 cm de largo, está cerrado y se encuentra hacia atrás, posterior? Eso ha permitido que el bebé se geste el tiempo suficiente.

En este momento, el cuello madura: se ablanda, gracias a la relaxina y las prostaglandinas que tu cuerpo produce, y se borra, deja de ser largo. Este tejido se acumula arriba, en el fondo del útero, construyendo un músculo grueso para el parto y el expulsivo.

Borrar el cuello puede ser lo que más tiempo lleva en un primer parto. Pueden pasar muchas horas de contracciones en fase latente para conseguirlo. Aunque un primer parto puede ser rápido, no es lo más frecuente. A partir del segundo parto, el cuello madura con mayor facilidad (memoria) y rapidez.

La cabeza del bebé bien apoyada aporta presión y suma a las contracciones, facilitando la dilatación. Las contracciones traccionan del cuello hacia arriba, como cuando queremos ponernos un jersey de cuello alto y tiramos para que nos pase la cabeza. En este caso, la cabeza del bebé.

Una vez borrado el cuello, prosigue la apertura, lo que se llama *dilatación*, hasta formar una circunferencia alrededor de la cabeza del bebé que le permite salir: descender y nacer. Hablamos de dilatación completa o 10 cm cuando la dilatación se ha completado (centímetros es una manera de hablar ya que es aproximado).

Rotura de membranas o *romper aguas*

Entendemos por ruptura prematura de membranas la salida de líquido amniótico que se produce antes de iniciar el trabajo de parto. Llamamos membranas a la bolsa de líquido amniótico. Ocurre en torno a un 8 por ciento de los embarazos a término. Aunque la cifra varía según dónde consultemos estos datos, se estima que en torno a un 75 por ciento de las mujeres que rompen la bolsa se pondrán de parto de manera espontánea en las primeras veinticuatro horas. En torno a un 90 por ciento lo harán en las primeras 48 horas.

La rotura puede ser franca, si sale líquido constantemente, o puede tratarse de una fisura alta, si sale poquito líquido y genera dudas. En este caso, obsérvalo: ponte una compresa de tela/gasa; si al cabo de un rato calan las capas, será líquido, y no flujo, ya que el flujo se seca y deja cerco. Prueba también a toser en cuclillas para ver si sale.

El líquido debe ser claro: blanquecino, con grumos, o rosáceo (los hilos de sangre son normales). Si el líquido es verde (meconio) o sanguinolento (rojo), debes acudir al hospital o llamar a tus matronas si es un parto en casa para valorarlo. Con frecuencia, el meconio se debe a la madurez del bebé, simplemente una relajación de esfínter puntual, pero, si es oscuro y espeso, el bebé podría estar estresado. Lo normal es que tu bebé esté perfectamente, pero debemos comprobarlo, auscultando su frecuencia cardiaca.

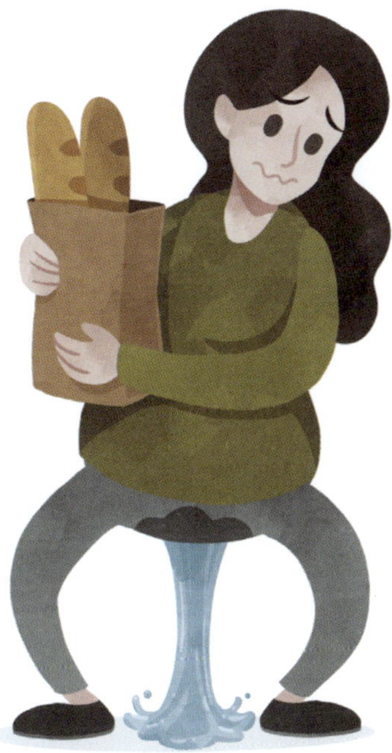

¿Cuándo voy al hospital? Depende de lo que desees y cómo te sientas. Si tu bebé se mueve como siempre, tu temperatura cada cuatro horas es normal y el líquido es claro, puedes esperar en casa con calma. Si estás inquieta, ve al hospital. Siempre debes hacer lo que te dé tranquilidad. Sí sería aconsejable valorar la frecuencia cardiaca fetal en las primeras doce o veinticuatro horas tras haber roto la bolsa.

En el hospital, se puede realizar manejo expectante o activo. Depende de tus preferencias o de las circunstancias clínicas. El aumento de la tasa de infección neonatal con respecto a membranas intactas es de 1 por ciento, en comparación a 0.5 por ciento sin bolsa rota. En general, se recomienda la inducción del parto en las primeras veinticuatro horas desde que se ha roto la bolsa, pues parece reducir la tasa de corioamnionitis y endometritis.

- Manejo expectante: es esperar a que el parto comience por sí solo desde la pérdida inicial de líquido. Dependiendo del hospital, se ofrece una espera de entre doce y veinticuatro horas. Se debería continuar con el manejo expectante en las mujeres que lo solicitan, y los tactos vaginales deberían evitarse, pues sabemos que aumentan exponencialmente el riesgo de infección. En su lugar, se puede utilizar un espéculo para confirmar si hay bolsa rota en caso de que no sea evidente. Cuando se reducen los tactos, y se realiza un seguimiento estrecho de temperatura materna y frecuencia cardiaca fetal, seguir esperando es bastante seguro.
- Manejo activo: consiste en iniciar la estimulación o inducción del parto de manera inmediata. El método de inducción ha de escogerse en función de la madurez del cuello.

El manejo expectante se realiza habitualmente en la planta de hospitalización. En algunos centros, te mandan a casa durante 24 horas con indicaciones, para favorecer el inicio del parto. En parto en casa, las matronas acuden a auscultar al bebé y valorar tu bienestar. Ten en cuenta que el líquido amniótico se regenera constantemente, es básicamente orina del bebé. Por ello, no puede quedarse sin líquido. Sería importante que te hidrates adecuadamente.

Si finalmente se induce el parto en algún momento, tener la bolsa rota no impide seguir los métodos de inducción apropiados por pasos. Si eres EGB +, puedes realizar manejo expectante en las mismas condiciones que una mujer que no es portadora. Simplemente, suele iniciarse el uso de antibióticos cada 4 horas.

No es necesario administrar antibióticos de manera rutinaria ante la rotura de membranas. Algunos centros inician antibióticos a las 12 horas, otros a las 18 horas, y otros a las 24. Centros que utilizan protocolos al día no administran antibióticos en ausencia de signos de infección, independientemente de las horas. Disminuir los tactos vaginales es la principal medida de prevención.

Recomendaciones para el manejo expectante:

- Tomar la temperatura materna en periodos de cuatro o seis horas.
- Propiciar la calma. Si te queda alguna duda, pregunta a tu matrona u obstetra.
- Mantener un ambiente tranquilo, sin visitas, para centrarte en tu proceso de parto, ya que es un proceso que se desencadena de manera hormonal y precisa intimidad.
- Alternar, según necesites, periodos de descanso con periodos de actividad. Si es de noche, procura dormir para recuperar fuerzas.
- Pasear o utilizar una pelota de partos. El movimiento y la verticalidad favorecen el encajamiento de la cabeza del bebé y la estimulación de contracciones.
- Comer y beber. Mantenerte hidratada es esencial y reponer sales minerales también. Quizá no te apetezca comer mucho, en cuyo caso puedes optar por alimentos densos en nutrientes, como un plátano, chocolate o frutos secos, y bebidas como agua de coco.
- Si comienzan las contracciones: es una señal positiva. Recuerda que deben ser regulares e intensas.
- Con bolsa rota, minimizar al máximo el número de tactos vaginales o evitarlos es la mayor prevención frente a la infección.

¡Contracciones!

La manera más frecuente de empezar el parto es con contracciones. Pueden ser suaves, cortitas e irregulares al principio y, poco a poco, volverse más largas, intensas y seguidas. Otras veces comienzan de golpe y son intensas, largas y regulares; el parto se establece rápidamente.

Con las contracciones, notas la barriga dura y generalmente dolor intenso mucho más fuerte que una regla. Es un dolor que empieza en los ovarios o en la zona lumbar. Al principio, te permite seguir haciendo cosas, pues son suaves y llevaderas. También te permiten dormir si es de noche. Es la fase latente. Estarás más de pie, moviéndote en vertical. Sin embargo, cuando las contracciones cambian y comienza la fase activa, ya no podrás hacer otra cosa que centrarte en el parto. Necesitarás moverte, gemir, buscar alivio en distintas posiciones, masajes o agua caliente.

Las contracciones se consideran regulares cuando son cada tres o cuatro minutos y duran un minuto durante al menos dos horas en un primer parto o media hora en los siguientes. Puedes contar con este criterio para ir al hospital, pero es más importante que comprendas que cuando comienza la fase activa de parto, las contracciones se vuelven intensas y largas: no te permiten hablar ni hacer otras cosas cuando vienen. Lo que sientes tú es más importante que los tiempos. Esto es un mejor criterio, pues hay partos muy rápidos y partos más largos. Normalmente, si esperas, identificarás el paso del parto latente al activo. No es un tiempo determinado, sino un cambio de ritmo, un clic. Pero, especialmente, un cambio de intensidad. Las contracciones duelen. Esto no es malo. El dolor tiene una función en el proceso de parto. Son raros los casos de mujeres que no sienten dolor o que no se enteran de que están de parto. Existen, por supuesto, pero son el extremo de la variación normal. No tengas miedo a no saber cuándo estás de parto. Es (casi) imposible, no darse cuen-

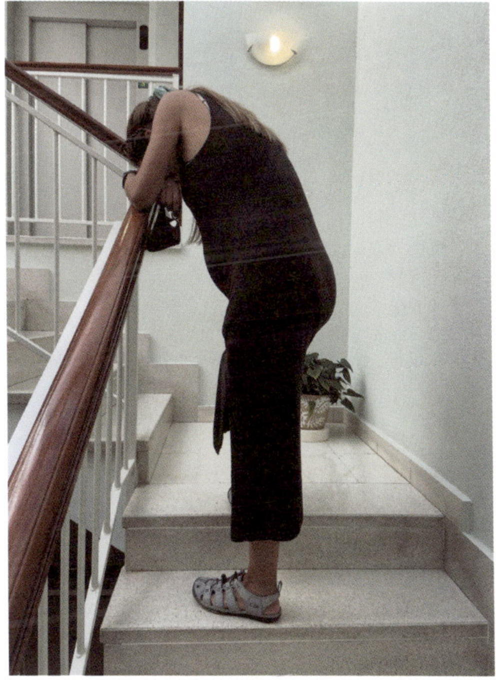

Embarazada con una contracción

ta. Tu pareja también puede apreciarlo desde fuera. El dolor es visceral: cambia la expresión de tu cara, tu sonido, actitud y cómo te mueves. Tu cuerpo pide suelo: apoyarte, cuadrupedia, rodillas. Aunque lleves menos tiempo, si sientes este cambio, seguramente ya estés en fase activa.

Las aplicaciones de contracciones fallan mucho porque son máquinas que no perciben lo que sientes ni pueden evaluarlo. Si necesitas ir a que te valoren porque estás intranquila, ¡hazlo! Siempre haz lo que tú necesites. Lo demás es teoría. Tu bienestar emocional es lo primero. Lo normal es que, si está todo bien y no estás de parto, te manden a casa de nuevo. Si estás de parto, ingresarás en el paritorio.

Pródromos insidiosos

Pródromos insidiosos no son pródromos largos ni normales. Pródromos insidiosos son contracciones dolorosas, largas y más o menos regulares, durante muchas horas y toda la noche. A veces, hay también dolor punzante en el pubis: como si te clavasen algo con cada contracción. Acudes al hospital pensando que estás de parto y para tu sorpresa quizá estás solo con uno o dos centímetros. Te mandan a casa y sientes desconcierto. Es realmente intenso y doloroso para estar tan poco dilatada.

Normalmente, las contracciones paran durante el día. Tu útero necesita descansar, y tú también. Descansar, comer y beber se convierte en tu prioridad: las contracciones volverán, por la tarde o por la noche, iguales o más intensas. Cuando sucede, regresas al hospital: todo igual, si acaso el cuello más borrado. Empiezas a pensar que no vales para esto, que debes de ser muy floja. Tú te habías preparado para un parto fisiológico, y te estás derrumbando. Vuelta a casa. Y vuelta a empezar. A veces durante varias noches sin cambios.

¿Qué pasa? Con toda probabilidad es por la posición de tu bebé. Tu cuerpo no hace nada en vano. Intenta rotar a tu bebé y encajarlo para que empiece el parto. La cabecita de tu bebé busca la flexión o la rotación, y a veces lo consigue, pues su cabecita cambia tras una o dos noches así. Empieza el parto al fin, del tirón y sin incidencias.

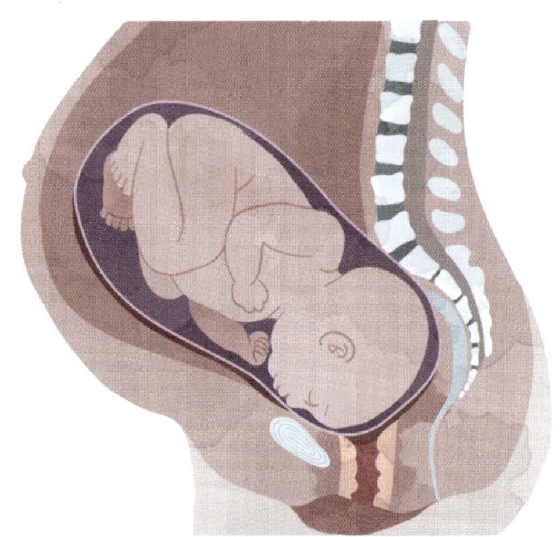

Sin embargo, otras veces no ocurre así, y el dolor y el agotamiento se tornan sufrimiento. No es que seas floja. ¡No es culpa tuya! Suele tratarse de un bebé en una posición posterior o deflexionado y alto, o una mezcla de ambas cosas. La punzada en el pubis es la cabecita de tu bebé chocando en cada contracción con el hueso del pubis. Este dolor punzante, definido como cuchillazo por muchas mujeres, no es normal. No forma parte del dolor de parto normal. Es producido por el choque de hueso contra hueso, en la contracción. Suele ser en el pubis, pero podría ser en algún otro punto de la pelvis. Necesitas que tu bebé cambie de posición. A veces solo es exceso de tono muscular: con relajar y estirar tus músculos, el parto podría progresar.

¡Ojo! La posición posterior no es una malposición para todas. Algunas mujeres paren a su bebé en posterior sin enterarse. Una vez empezado el parto, este fluye, ¡es una posición normal para esa mamá y ese bebé!

Pero, otras veces, aunque el parto se establezca, el progreso es muy lento y el dolor no es el normal, sino un dolor de malposición, que dificulta el parto o incluso lo impide. Para pensar en malposición, se darán varias señales:

- Contracciones largas durante horas, dolorosas y punzantes, sin apenas progreso de parto.
- Agotamiento materno.
- No progresión de parto.
- Deceleraciones en el bebé: registro cardiotocográfico no tranquilizador.
- Presencia de meconio: el bebé estresado puede relajar el esfínter. O, si es por deflexión, con las contracciones se comprime su nervio vago, y por eso relaja el esfínter.

Muchos de los partos en casa que se trasladan por no progresión o por necesidad de epidural debido al agotamiento materno son el mismo caso.

Las malposiciones han existido de siempre, no es algo nuevo. El estilo de vida occidental las propicia también. Igual que los partos que fluyen no necesitan nada por nuestra parte, los que no fluyen necesitan que sepamos acompañar. Movimiento y tiempo son importantes, pero no lo único, y muchas veces no suficiente. Si se mantiene la malposición, madre y bebé se abocan al agotamiento.

¿Qué hacemos entonces? Cada vez más matronas tienen formación en malposiciones y biomecánica maternofetal, así que, con suerte, detectarán el problema y podrán brindar su ayuda intentando dar espacio al bebé para que cambie de posición. Aunque no siempre se consigue, descubrirlo y trabajar en ello es el primer paso.

El uso de epidural en estos partos es necesario a veces desde fases muy tempranas. Aunque solo estés con 2 cm, después de tantas horas con contracciones y la malposición del bebé, quitar el dolor es una cuestión prioritaria si la madre lo necesita.

**NO ERES TÚ.
TÚ PUEDES, COMO TODAS.
ERES MUY FUERTE Y CAPAZ.
PERO ESTA SITUACIÓN
ES DOLOROSA Y CANSADA.
LOS PRÓDROMOS MAL
TOLERADOS POR UNA MUJER
NO EXISTEN:
SON PRÓDROMOS INSIDIOSOS.**

«Mis dos partos han sido con pródromos insidiosos y con mis bebés en posterior. El primero fue una pesadilla que nunca terminaba. Me sentía culpable por no aguantar los pródromos, no entendía qué pasaba. En el segundo parto, al romper la bolsa, parecía que empezaría enseguida. Quise esperar en casa, pero, cuando vi que las contracciones eran iguales que en el primer parto, intensas y nunca regulares, y pasaban las horas, me fui al hospital. Allí me trataron desde el respeto y entendiendo que venía muy sugestionada por un parto anterior muy doloroso (física y psicológicamente). Dejaron que mi cuerpo siguiera su curso, aunque, al cabo de horas sin dilatar, y con mi consentimiento, comenzó una inducción. Decidí ponerme la epidural porque todo se repetía y no quería volver a vivir el mismo infierno. Después de muchas horas, mi bebé se dio la vuelta y el expulsivo fue precioso. No todos los partos son como los soñamos, y creo que es muy importante validar el dolor y ser capaz de entender lo que necesitamos según las circunstancias».

Dunia

Propuesta para pródromos insidiosos

En caso de pródromos insidiosos, la propuesta es trabajo corporal para relajar los tejidos que contienen a tu bebé y abrir espacio para que cambie de posición. A veces, esto será suficiente, pero otras veces no; algunos partos necesitarán intervención, o una epidural para que puedas descansar.

Primero, se mapea el vientre: ¿cómo está colocado el bebé? En general, las posiciones que suelen verse en caso de pródromos insidiosos son OP, OIDP, OIDT. Aunque también podría no ser por la posición, sino por los tejidos, o muy contraídos o muy laxos.

Hay que darle espacio al bebé. Te hago unas propuestas por si quieres probar. Si supone un estrés añadido, si prefieres no hacer nada, ¡está bien! Intenta descansar cuando las contracciones den tregua. Según tu energía, ganas o capacidad, prueba varias veces al día lo siguiente:

- Date un baño de agua caliente para relajar tu musculatura: sumérgete un buen rato a temperatura agradable, que no sea excesiva para que no te baje la tensión. Aprovecha la flotabilidad para contonear la pelvis. Ponte música, luz tenue o un aceite esencial de lavanda o limón.
- Realiza estiramientos de la cabeza a los pies. Puedes estirar los brazos en una puerta como queriendo colgarte, así notarás un estiramiento profundo en la espalda, hombros y caja torácica. Repite mientras te haga sentir bien.
- Estira a ambos lados los costados.
- Estira el músculo psoas de ambos lados.
- Prueba con la liberación lateral. Es un estiramiento que debemos a Carol Phillips. En casa, lo harías al borde de tu cama o sofá, lo que tenga más altura. Si ambas son bajitas, prueba en la mesa del comedor (pon una colchoneta debajo para que no esté tan duro). Empieza sobre el lado que menos te moleste.

- Si no tienes hipertensión, reflujo ni condiciones cardiacas, prueba la posición mahometana en la que formabas una A, en tandas de tres a cinco minutos. Las piernas se alejan un poco de tu cuerpo hacia atrás, formando una A con tu tronco, y dan más espacio al bebé.
- De pie, pega tus escápulas a la pared. Después, flexiona las rodillas un poquito y aleja los pies de la pared, de manera que quedes apoyada en la pared en una posición cómoda. Despega los glúteos. Ahora, cada vez que te venga una contracción, levanta con tus manos tu barriguita desde el pubis, alejando la cabeza del bebé del contacto con el pubis. Repite 10 contracciones. Se llama elevación de abdomen hacia arriba y hacia dentro.

Si se consigue que el bebé rote, el parto continuará de una manera diferente, más fluida. Tal vez incluso te dé tregua un par de días y luego se reanude con normalidad. Pero cuando estás agotada y nada ha cambiado, la epidural es una herramienta casi necesaria, ya que el descanso y la relajación que aporta a veces favorece el progreso. Y necesitas descansar.

Si la dilatación llega hasta dilatación completa y la cabecita permanece alta a pesar del tiempo y no consigue descender, también debería valorarse qué posición presenta. A veces, el ginecólogo o la matrona pueden rotar la cabecita manualmente; si funciona, reduce la posibilidad de parto instrumental o cesárea, pero precisa generalmente epidural.

En algunas ocasiones, el parto ha llegado a un punto en el que puede ser necesario que sea instrumental o hacer una cesárea. Se ha hecho todo lo posible. No es que tú no dilates, tu cuerpo no falla. Es que a veces la posición del bebé presenta la cabecita de una manera en que no consigue descender ni apoyar para el progreso del parto. Tú y tu bebé sois maravillosos.

Progreso del parto

Una vez se pasa a la fase activa, las contracciones son más regulares, duran cerca de un minuto y son muy intensas. Cada contracción es una menos. Poquito a poco, tu bebé presiona más y el cuello se abre. Visualiza: apertura. El tiempo siempre es variable: hay partos que duran 24 horas y partos que duran solo 2. El parto se transita de tantas maneras diferentes en función de necesidades, deseos, preferencias y expectativas.

En torno a los 7-10 cm de dilatación, comienza la transición. Es el punto máximo de intensidad para muchas mujeres. Las contracciones son seguidas, ¡muy potentes! La mezcla de oxitocina y betaendorfinas te meten en trance. Es la transición hacia el inicio de los pujos y la llegada del bebé. En este momento, muchas mujeres sienten que no pueden más, quieren que termine y, si no querían epidural, piensan en ella. «No puedo, me muero, me rindo», son frases de esta etapa.

Recuerdo una mujer que me decía en plena transición: «Tírame por la ventana». Cuando parió, nos reímos mucho.

En este momento, un buen acompañamiento es clave. Sostenerte, darte retroalimentación positiva: ¡lo estás haciendo muy bien! La transición es, efectivamente, una rendición: al proceso, a las sensaciones y al dolor. Tu bebé ya está muy cerca.

Una descarga de adrenalina cambia de pronto la energía y el ritmo de nuevo. La cabecita del bebé llega al suelo pélvico y comienza la sensación de pujo. El dolor cambia, es diferente. Ya no es un dolor visceral, ahora es presión: hay una cabecita descendiendo en tu vagina.

El dolor en el parto

El dolor en el parto es lo más temido y, a la vez, más enigmático del proceso. Algunas mujeres prefieren no llamarlo dolor y hablar de sensaciones. Tú decides cómo quieres describirlo. Eso sí, es un dolor único, porque es fisiológico.

He visto a mujeres quedarse sin herramientas porque prepararon su parto convencidas de que no iban a sentir dolor. Es cierto que algunas pocas dilatan sin sentir dolor: tejidos relajados, cuello maduro y cabeza que apoya y favorece la dilatación. Otras sienten dolor, pero no lo perciben como doloroso, sino intenso, llevadero y casi placentero. Pero la realidad es, que para la mayoría, el dolor es muy intenso. Todas las experiencias son reales e individuales. Olvida el parto de las demás. Tú solo vivirás el tuyo.

A veces las herramientas que llevas preparadas permiten manejar el dolor como esperabas, con calma. En otras ocasiones, esas mismas herramientas no te sirven y sientes que el dolor es inmenso. Los partos son diferentes. Por eso es tan importante fluir, ir abierta a diferentes posibilidades.

El dolor en el parto te avisa: tu bebé va a nacer. El dolor normalmente es un aviso del cuerpo, como cuando te quemas y retiras la mano del fuego. Pero en el parto, no hay daño físico. Te invita a resguardarte. Cuando nace el bebé, las hormonas te dicen: «Mira lo que has conseguido, protégelo».

El dolor en el parto tiene una dimensión sociocultural. Cuanto menos sabemos sobre el parto, más miedo hay como sociedad a ese dolor. Comparar un parto sin epidural con sacarse una muela sin anestesia es ridículo por el desconocimiento que se muestra sobre fisiología del parto. Asimismo, la concepción del dolor en el parto varía según la cultura. En algunas, se impone esconder, acallar, ya que ver a una mujer de parto gritando incomoda. A veces se considera que, como todo dolor, es nocivo y debe eliminarse, pero esto debe ser siempre criterio de cada mujer. En otras culturas, se fomenta expresarlo.

El dolor en general tiene una dimensión subjetiva y psicológica, de historia de vida. Cada una puede tener una relación personal con el dolor, y nadie debe decirnos cómo o qué nos duele. En el parto, el dolor también tiene una dimensión física objetiva: la dilatación, la apertura de la pelvis al dar paso al bebé y la distensión del suelo pélvico. Lo que llamamos dolor en el parto son sensaciones que cambian según progresa, y la zona donde lo sentimos, al principio, es más pequeña y cada vez será más amplia.

El dolor es interno, visceral. Puedes sentirlo por delante o en la zona lumbar: gran cantidad de nervios pasan por la zona lumbosacra. La cabeza del bebé entra y apoya generando presión. Los ligamentos se estiran para permitir el paso del bebé. Puede ser una sensación de abrirte, de partirte. Cuando el bebé desciende, lo que notas es presión, cada vez más fuerte, y una sensación de pujo incontrolable.

A veces, se suman sensaciones de otras zonas del cuerpo, como las piernas, que se van cargando o cansando a lo largo del proceso.

¿Dónde sientes las contracciones? ¿Cómo las sientes? Durante el parto, hacerte estas preguntas da mucha información para proporcionarte mejor ayuda. El manejo de dolor es importante para la mujer, pero también para tu acompañante y el equipo que te asiste: para apoyar tus decisiones y aportar los recursos que necesites.

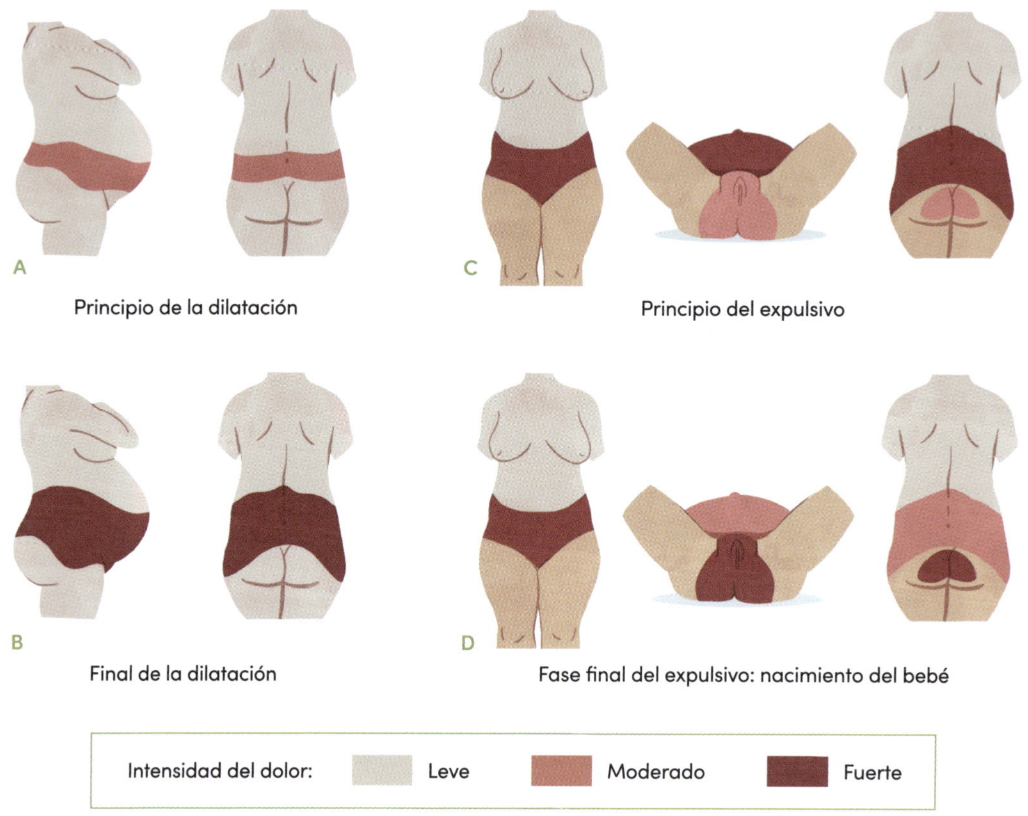

A — Principio de la dilatación

C — Principio del expulsivo

B — Final de la dilatación

D — Fase final del expulsivo: nacimiento del bebé

Intensidad del dolor: Leve · Moderado · Fuerte

Las contracciones son como las olas, ¡intermitentes! Entre ellas hay descanso: es tu momento de recuperación. Recuérdalo como un mantra y ¡aprovéchalo! En la pausa, respira, descansa y relaja. Si se solapan sin apenas descanso, suelen ser partos rápidos o deberse a la posición del bebé.

Existen recursos propios para manejar el dolor, y también recursos externos. Además, hay recursos no farmacológicos para utilizar en casa y en el hospital, y están los recursos farmacológicos.

Los recursos son una escalera. Puedes subir escalón a escalón o decidir a cuál saltar. La promesa del parto sin dolor tiene trampa. Antes de llegar al hospital para utilizar la epidural, sentirás siempre algo de dolor y debes poder afrontarlo. A veces, la epidural no hace el efecto esperado, y otras no da tiempo a ponerla. Contar con recursos siempre es tu mejor arma.

Prometer un parto sin dolor a través de programas de preparación al parto también es pretencioso y no contempla la complejidad del parto. Entonces, si te duele, ¿es porque no has hecho bien el aprendizaje? Ha de haber confianza, positividad, conciencia, trabajo interno, respiración y visualización, ¡por supuesto!, pero romantizar el parto a veces hace mucho daño.

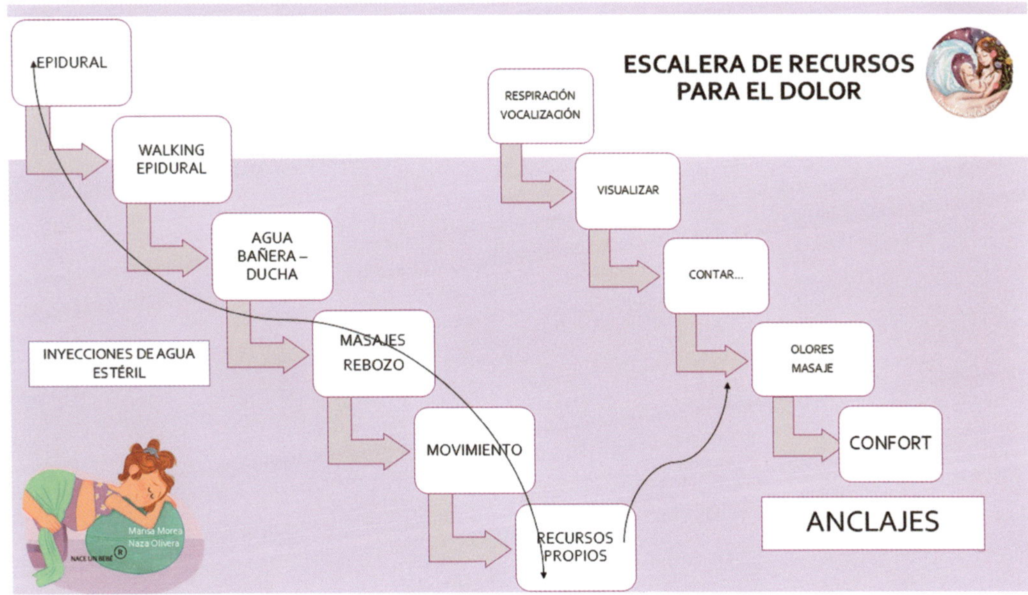

Parto sin epidural

El parto sin epidural es lo biológicamente normal. No es raro querer parir sin epidural, y no tienes que justificar lo natural, lo fisiológico. Muchas mujeres desean parir con todas las sensaciones del parto, vivir la potente experiencia hormonal y la recompensa. Simplemente, no se cuestionan si pueden. Saben que pueden.

El parto sin epidural es una decisión propia. Las hormonas juegan a tu favor. Algunas mujeres no necesitan apoyo externo o quizá un apoyo mínimo. Para otras, el acompañamiento es clave. El parto fisiológico es rendición por encima de todo. No hay lucha. Se trata de fluir donde tu cuerpo y tu bebé te llevan. No es racional.

«Nunca pensé que daría a luz sin epidural. No es lo habitual en mi entorno y hay quien te mira mal cuando lo dices, por eso decidí no contárselo a nadie. Si nos hablasen de la importancia de sentir las contracciones, de que nuestro cuerpo sabe gestionar ese dolor, estoy segura de que más mujeres lo escogerían. Es fascinante sentir tu cuerpo abrirse al paso de tu bebé, el que has tenido en la barriguita durante nueve meses. Yo era casi secundípara (dilaté completamente en mi primer parto) y sentía que uno de los grandes problemas de mi cesárea había sido ponerme la epidural muy pronto. Esa vez quise aguantar en casa lo máximo posible y, para ello, me preparé mentalmente durante mucho tiempo leyendo testimonios, informándome sobre la gestión del dolor y la preparación al parto con mi matrona. Cuando llegó el gran momento, sentía contracciones cada vez más intensas. Iba muy rápido. Me di una ducha calentita en casa. No quería salir. Mi marido me sacó asustado porque la matrona escuchó por teléfono mis gemidos casi orgásmicos y le dijo que teníamos que ir al hospital cuanto antes. Me balanceaba y sabía que me estaba abriendo para recibir a mi nuevo amor. Pensaba en ella y en que podíamos hacerlo juntas, éramos un gran equipo. Llegué con 9 cm de dilatación al hospital. Me metí en la bañera y, tras cuatro contracciones más, el bebé estaba con nosotros. Fue intenso, salvaje, espectacular. Mentiría si dijese que no tuve algo de miedo en el expulsivo, pero ahí estuvo mi matrona, Patricia, para decirme las palabras adecuadas y darme esa confianza y seguridad que necesitaba. Gracias a la vida por darme la oportunidad de vivir esta experiencia maravillosa».

Miryam

Tu voz

Deja salir tu voz si lo necesitas. Utilízala como instrumento. Grita, gime. Cuando en el paritorio oímos el sonido «aaaaaa», sabemos que el parto progresa. Los paritorios son lugares donde los sonidos del parto nos resultan familiares. Tu voz nos cuenta muchísimo, así que no la reprimas. Mira vídeos de partos fisiológicos en internet y escucha los sonidos del parto. ¿A qué te recuerdan?

> «Me salía gritar y gritar con cada contracción, con cada pujo. No podía abrir los ojos, el cuerpo me pedía tenerlos cerrados. La comadrona me decía en los últimos pujos: «Sigue, que ya sale, ¡lo tienes!». Yo le contestaba: «Eso me lo has dicho antes también y aún no ha salido». Se reían todos menos yo, ja, ja, ja».
>
> **Regina**

Respira

Trabajar la respiración consciente en el embarazo cinco minutos al día te oxigena y calma. Esta respiración pausada y profunda puede acompañarte durante el parto, pero, igual que el movimiento, no necesitas llevarla esquematizada. Practica si te apetece con visualizaciones durante el embarazo.

Con contracciones, déjate llevar:

- Si gritas, gimes o vocalizas, hazlo con la mandíbula libre, sin apretar.
- Tu pareja puede susurrarte la «aaaa» o exhalarte al oído. Cuando nos susurran al oído en este estado de conciencia, imitamos lo que nos sugieren.
- Tu acompañante puede acariciarte la mandíbula para recordarte que la relajes.

Entre contracciones, en la pausa:

- Respira profundo y despacio. Repón. Oxigénate.
- Suelta la mandíbula. Suelta todos los músculos.
- Tu matrona o tu pareja pueden recordarte con voz suave: «Ahora, respira. Coge aire profundamente y déjalo salir despacio».

Algunas mujeres paren con respiración tranquila, meditativas; otras gritando. No es mejor lo uno ni lo otro. Somos diversas y los partos también.

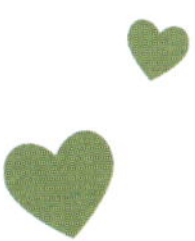

> «Durante toda la fase de dilatación y parte del expulsivo, el cuerpo me pedía vocalizar con una «aaaaaaa» las contracciones. Me ayudaba a concentrarme y estar en conexión con mi bebé. En la última fase del expulsivo, gritaba y lloraba. De emoción. Sabía que en cuestión de minutos tendría a mi bebé piel con piel, como tanto había deseado».
>
> **Cristina**

Agua caliente y calor

El agua es la epidural no farmacológica, ya que relaja tu cuerpo y disminuye la percepción dolorosa. Este método alcanza su pico máximo a los veinte minutos de uso, ¡dale tiempo! Báñate o dúchate en casa y en el hospital el tiempo que necesites.

En la zona lumbosacra o el pubis, en función de dónde necesites el alivio, también se puede aplicar calor (sacos de semillas o bolsas de agua caliente).

El calor no solo alivia el dolor, también relaja los tejidos, favoreciendo el progreso del parto.

Medidas de confort

El masaje es una de las medidas por excelencia, en especial si hay dolor lumbar. Con un poco de aceite, pueden masajearte la zona lumbar entre contracciones o ejercer presión suave en ella. Practicarlo durante el embarazo es una manera de comunicarse con tu pareja y lograr complicidad. Tú dices dónde y con qué presión. A veces, el masaje en las crestas de la pelvis, en las piernas o la espalda entre contracciones alivia el cansancio y proporciona bienestar. Es un imprescindible en mi preparación al parto. La presión sobre la zona lumbar, si la contracción causa dolor en esa zona, es una medida altamente eficaz para reducir la sensación dolorosa.

Un pañito fresco en la cara en el parto avanzado y durante el expulsivo proporciona bienestar también. Bebe según necesites o toma algo dulce bajo la lengua. Toda medida de confort acompaña tu proceso de parto, favoreciendo el progreso pasito a pasito.

Si deseas usar aromaterapia, habrás escogido qué olores te aportan calma, serenidad o energía. Puedes utilizarlos como olor ambiental o en masaje.

Explora especialmente con los siguientes aceites esenciales durante al parto:

- Limón, bergamota o mandarina: aportan calma y a la vez sensación de energía.
- Lavanda, mejorana e ylang-ylang: disminuyen la sensación de estrés aportando calma.

Pruébalos antes del parto. Quédate con los que más te gusten. Para utilizar en masaje, utiliza un aceite base (almendras, coco, oliva...) y añade una o dos gotitas. Los olores crean memoria, por lo que asociarlos a una sensación positiva nos sirve de anclaje. Un anclaje es un estímulo que por si solo te trae recuerdos y sensaciones. En este caso, buscamos anclajes que te traigan sensaciones positivas. Pueden ser, por ejemplo, olores, música, o una meditación conocida para ti.

Inyecciones de agua estéril

Si hay dolor lumbar, se puede inyectar en la piel. Se hace inyectando entre 2 y 4 ampollas pequeñitas (habones) en el rombo que forma el sacro desde la zona lumbar, hacia el coxis, agua estéril. Su aplicación arde, pero enseguida alivia ese dolor localizado. Pregunta a tu matrona en el paritorio si pueden ponerte las inyecciones.

Las mujeres que las utilizan para paliar el dolor lumbar generalmente refieren alivio notable del dolor, que dura entre 1 y 2 horas.

Tens

Es un equipo de electroterapia de baja frecuencia que utiliza la estimulación nerviosa transcutánea para el tratamiento del dolor. Es bastante económico. Se coloca en la zona de la espalda y se puede regular: subiendo la intensidad con cada contracción y permaneciendo en «mantenimiento» entre ellas. Investígalo durante el embarazo y pruébalo antes del parto, para conocer sus intensidades si crees que puede ser una opción para ti. Es muy popular en países anglosajones.

De hacerte con un TENS, lo más sencillo es buscar uno ya programado y comercializado para el parto. De este modo, su uso es más sencillo. El TENS se coloca y enciende en la zona dorsal y lumbar, desde el momento que las contracciones molestan. Es un recurso muy útil en la fase en casa. Produce un efecto acumulativo, por lo que es importante comenzar a utilizarlo antes de que el dolor se haya vuelto muy intenso. Para algunas mujeres aporta alivio hasta el final del parto. Para otras, es un apoyo hasta fases más dolorosas donde deciden optar por otros recursos o la epidural.

> **¿SABÍAS QUE...?** La risa relaja tu cuerpo, tu mandíbula y tu periné. Aumenta la oxitocina y va muy bien para un parto.

El parto duele a la mayoría de las mujeres. No es nada malo. ¡Es fisiológico! Sin embargo, se puede parir sin epidural y disfrutarlo. Acompañar a nuestro cuerpo y a nuestro bebé puede ser un viaje alucinante. La recompensa es una inyección de hormonas que, si pudiesen embotellarse, sería el negocio del siglo. Pero, aunque creer en tu cuerpo es vital, y no pretendo ser aguafiestas, es cierto que a veces el parto es más difícil y complicado, por lo que no debes sentirte mal si llega el agotamiento. No es que tú no puedas, no es que tú no seas capaz. No es nunca, jamás, un fracaso.

NO TE EXIJAS NI TE IMPONGAS UN TIPO DE PARTO. FLUYE, SIENTE, DISFRUTA, CONFÍA Y DECIDE.

Parto con epidural

La epidural es un método analgésico que consiste en introducir un catéter (un tubo muy fino) cerca de los nervios en la parte baja de la columna vertebral. A través de este catéter, se puede administrar analgesia durante todo el parto.

La decisión de usar la epidural es tuya siempre. Cuando es tu deseo, es una opción igual de buena, no tienes que justificarte lo más mínimo, y puedes cambiar de opinión sobre la marcha. Las mujeres no debemos juzgarnos ni compararnos.

Idealmente, la epidural quita el dolor, pero te permite moverte, y produce relajación y descanso. Muchas mujeres tienen una vivencia de parto preciosa al sentir que pueden estar presentes sin dolor. Una de las mayores ventajas de la epidural es la relajación muscular, que puede facilitar partos cuando hay exceso de tensión y dolor.

Es un recurso en general eficaz para el manejo del dolor en el parto. La administran los anestesiólogos, habitualmente en la propia sala de dilatación, con un consentimiento informado previo, y se le ha de permitir estar presente a tu acompañante. En algunos hospitales, hay consulta de anestesia previa al parto, pues, aunque no es imprescindible, si tienes alguna condición particular es interesante que te valoren antes.

Para administrar la epidural es importante que adoptes una posición concreta: generalmente, sentada en la cama sacando la parte baja de la espalda, como un gato, con los hombros relajados y la barbilla muy pegada al pecho. Pinchando en un espacio entre vértebras, colocarán un catéter en el espacio epidural, a través del cual pasará la medicación. Esta puede ser continua, con dosis de rescate si el efecto no es suficiente, o con dosis cada cierto tiempo, lo que ayuda a conservar mejor la movilidad, con un efecto más atenuado.

La epidural se recomienda con el parto ya establecido, pues cuando se pone de manera precoz es más posible que sea necesario romper la bolsa o administrar oxitocina sintética: intervenir. Esto es porque la epidural puede detener las contracciones. Si estás informada de ello, la decisión de cuándo solicitarla es tuya. Si el parto sigue evolucionando, no es necesario administrar oxitocina ni romper la bolsa por rutina. Si el parto se detiene, ha de valorarse la necesidad de reanudarlo. En caso de pródromos insidiosos, ofrecer la epidural quizá sea necesario por el agotamiento materno. En inducciones, también puede ser necesaria antes de ese parto activo por la intensidad de las contracciones, que, en este caso, no son fisiológicas y pueden resultar más dolorosas.

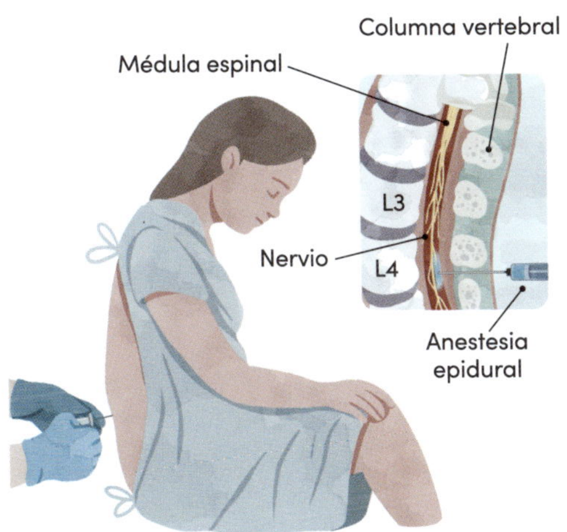

Cuando vengan las contracciones que, en este caso, no son fisiológicas y pueden resultar más dolorosas, no podrás moverte, pero estaremos ahí contigo para ayudarte. ¡Puedes hacerlo! En un parto más avanzado, será más difícil mantener la posición, pero, si aguantas, la epidural puede ponerse hasta el final. No hay un límite si consigues guardar la posición.

La epidural no deja de ser una intervención y hay que tener en cuenta algunos aspectos:

- Se suele administrar suero intravenoso previamente, pues es frecuente que baje la tensión al ponerla, lo que puede afectar a la frecuencia cardiaca del bebé de manera transitoria. Si esto sucede, se pondrá más suero y a veces medicación para remontarla.
- El expulsivo se debe notar, aunque esté atenuado. Anular la sensación de presión prolonga el expulsivo y aumenta el riesgo de complicaciones y parto instrumental.
- Algunas veces, no hace efecto:
    - Anestesia debe revisar que el catéter esté en su sitio.
    - Valorar subir la dosis.
    - Volver a pinchar.
    - Comprobar la posición del bebé: una malposición genera un dolor punzante que a veces la epidural no cubre.
    - En algunos partos no aportará analgesia.
- Puede causar temblores y picor transitorios.
- Existen complicaciones raras pero graves de las que se debe informar antes de realizar la técnica.

Con la epidural es importante realizar un sondaje vesical cada tres o cuatro horas durante la dilatación, antes del expulsivo y en el posparto, pues generalmente anula la sensación de orinar. No vaciar la vejiga puede lesionarla por sobredistensión y resta espacio al bebé en el descenso. En el posparto, la vejiga vacía permite que el útero esté bien contraído.

Asimismo, si en el posparto surge un dolor de cabeza muy intenso, podría tratarse de una punción húmeda por la epidural. Ante la sospecha, debe valorarse por anestesia. Mejora en posición tumbada en horizontal y suele tardar unos días en mejorar. Puede llegar a ser un dolor muy limitante.

Las matronas debemos proponer y manejar cambios posturales con frecuencia para paliar la inmovilidad. Epidural no es sinónimo de parir en litotomía, posición ginecológica. En general, podrás probar varias posiciones de expulsivo hasta encontrar una en la que te sientas en control y en la que tu bebé descienda.

Si la epidural produce un bloqueo muy grande y no sientes nada, habla con tu matrona para detener la bomba o bajar la dosis hasta que recuperes la percepción del pujo y la presión. Pujar con un bloqueo motor total casi siempre va a requerir pujos en apnea, es decir, conteniendo el aire sin soltarlo, pues no se percibe la presión. Aunque hayas entrenado pujos de manera artificial, la realidad a veces no es tan ideal.

En algunos centros, se ofrece la epidural ambulante (*walking epidural*): una opción intermedia que te permite moverte, a veces caminar, y atenúa el dolor considerablemente sin llegar a quitarlo. A muchas mujeres les da tregua suficiente sin condicionar su movimiento y el expulsivo.

La *walking epidural* aún sigue sin ofrecerse en todos los centros. Sin embargo, cuando hemos trabajado con ella, sabemos que es una gran alternativa y podría ser la analgesia obstétrica por excelencia.

En algunos centros, se dice a las mujeres que no sirve, que es una moda, o que es muy peligrosa por el riesgo de caída. Pero estas afirmaciones solo vienen del desconocimiento. Otros centros, llevan muchos años trabajando con *walking epidural*. En algunos países europeos es la epidural habitual. Esta epidural puede ayudarnos a mantener el movimiento más tiempo. En inducciones puede favorecer que no nos veamos limitadas a una cama desde el principio. Y una de sus mayores ventajas es que posibilita expulsivos más autónomos y menos dirigidos, pues favorece la conservación de la sensación de presión y pujo.

Para convertirla a una epidural convencional, solo tenemos que cambiar la bolsa y administrar un extra inicial. No sobrecarga de trabajo al personal sanitario. Con mucha frecuencia, la conversión de la epidural la hacemos las matronas, aplicando el protocolo consensuado con el servicio de anestesia.

Por último, para evitar el riesgo de caída, siempre os ayudaremos a levantaros despacio y acompañadas. Valoraremos la capacidad de estar de pie y deambular. Si no es seguro, sería preciso quedarse en la cama. No es frecuente. También puede darse un punto intermedio, que te permita estar en una pelota, o una colchoneta. Debemos seguir demandando su presencia en todos los paritorios sin excepción.

«En mi caso, la epidural fue un acierto. Tuve un parto de menos de diez horas, sencillo y con una dosis de epidural muy bajita que me permitió moverme. Notaba toda la presión, y así pude dirigir la fuerza de los pujos. Disfruté al cien por cien de mi parto».

Judith

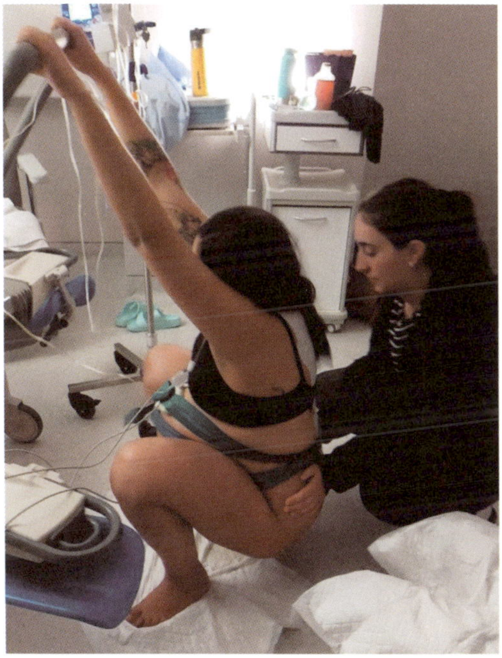

Alba y Sara. Alba en expulsivo utilizando una *walking* epidural en su parto gemelar

«Tenía claro que quería la epidural durante el parto, pero prefería esperar a tenerlo bien establecido. Con 5 cm la pedí, pues estaba muy cansada y ya no quería seguir sintiendo ese dolor. Me la pusieron y, aunque al principio parecía aliviarme, pronto empecé a sentir casi el mismo dolor en el lado derecho. Me giraban, me aumentaron la dosis, pero me dolía igual y no podía moverme. Me pincharon de nuevo, aunque seguía sin mejorar el control del dolor. Durante el expulsivo, me sentí mejor porque empujar me aliviaba y me aferraba a terminar. Con mi segundo, decidí parir sin epidural. El recuerdo anterior me generaba malestar».

Andrea

Inducciones

Una inducción es el intento de desencadenar un parto de forma artificial cuando este aún no ha empezado de forma espontánea. En España, como en muchos otros países, las inducciones no han dejado de aumentar, pasando de una tasa de en torno al 18 por ciento en 2010, a un 35 por ciento en el año 2021. La OMS recomienda no superar más del 10 por ciento. Seguramente el 10 por ciento sea revisable y habría que adaptar la cifra a cada sociedad individual. Por un lado, es objetivamente cierto que algunas patologías van en aumento, pero, por otro, no cabe duda tampoco de que un 35 por ciento es una tasa desorbitada que tendría que revisarse muy minuciosamente, pues afecta a la salud de madres y bebés.

Los criterios, motivos y fechas de inducción no son iguales en todos los hospitales. Y esto debe hacernos reflexionar. Siempre se pueden hacer las cosas mejor.

La inducción farmacológica debe realizarse con buen criterio y por pasos. Si esto no sucede, la posibilidad de terminar en cesárea es mayor. No pasa nada si una cesárea hace falta, pero se previenen haciendo las cosas bien.

El método de inducción varía en función de la madurez del cuello el día de la inducción. Es decir, si el cuello no está maduro (borrado, blando, y algo dilatado), se debe iniciar la inducción mediante la maduración del mismo. Un cérvix duro no se puede abrir-dilatar fácilmente. Un cérvix blando se abrirá con contracciones y la presión de la cabeza del bebé con mucha más facilidad. El cérvix duro se siente similar a tocarse la punta de la nariz. El cérvix blando se siente como tocarse los labios. Se debe madurar, si no lo está, con prostaglandinas o con balón.

Prostaglandinas:

- Dinoprostona o Propess: es una tira de gasa que se introduce en la vagina. Libera la prostaglandina de forma lenta. Se recomienda su uso durante 24 horas, salvo que antes desencadene el parto, o produzca un efecto inadecuado, como exceso de contracciones. Se realiza con ingreso en el hospital y se harán monitores de bienestar fetal de control durante las 24 horas.
- Comprimidos vaginales de misoprostol: se administran por vía oral o vaginal, cada 4 o 6 horas.

Inducción mecánica con balón: consiste en colocar un globo con suero dentro del canal cervical. Esto favorece el ablandamiento y la apertura cervical. Está indicado cuando no se pueden utilizar prostaglandinas. Suele ser el método elegido en mujeres con cesárea previa o bebés CIR. Se coloca durante 12 horas y generalmente desencadenará contracciones.

Tras la fase de maduración, o con un cuello maduro el día de la inducción, se iniciará la fase de oxitocina sintética. La oxitocina sintética requiere que se haga un uso moderado, suave y lento. También se utiliza para reactivar un parto si este se frena por la epidural, o no progresa bien valorado, por algún motivo. En estos casos, se debería siempre tener en cuenta también la posición del bebé. Que el bebé apoye y se coloque bien es importante en todo proceso de parto o inducción.

En caso de que el parto se desencadena con las prostaglandinas, no sería necesario iniciar la oxitocina, salvo que el parto se detuviese en algún momento. En este caso, se debe dejar el parto a su evolución como cualquier otro.

Se administra en la vía canalizada en el brazo. Diluida en suero y administrada mediante una bomba que controla con exactitud la dosis. La oxitocina sintética no debería utilizarse nunca por rutina, ni para acelerar un parto. Tampoco en mujeres con un progreso normal del mismo. Lo normal sería parir sin oxitocina sintética. Buscamos siempre la dosis mínima efectiva:

- Que genere contracciones regulares (cada 2.5-3 minutos máximo).
- Que genere contracciones fuertes que sean efectivas para la dilatación y progreso del parto.

La oxitocina se debe aumentar muy poco a poco. Existe también un límite a partir del cual lo que hay que dar es tiempo para que el parto se desencadene y progrese. El tiempo es una de las mayores claves en las inducciones. Forzar un proceso requiere que al menos le demos tiempo. El éxito de la inducción también radica en que el bebé se coloque bien, apoye la cabecita y así pueda entrar en la pelvis. La oxitocina sintética genera contracciones dolorosas si la cabeza del bebé apoya sobre el cérvix. Si la cabeza está alta o mal posicionada y no ejerce presión, las contracciones podrían ser ineficaces.

La oxitocina propia, endógena, se segrega en pulsos. La sintética es continua y sus contracciones generalmente, más dolorosas. Mujeres que han pasado por ambos procesos definen las sintéticas como más dolorosas en general.

Mal utilizada puede disminuir el riego al útero, afectando al bienestar del bebé. En algunos partos, es posible, viable y recomendable disminuir la oxitocina hasta apagarla, una vez haya arrancado y avanzado la inducción. Esto será más factible en la práctica, cuando no es un primer parto. Generalmente, las inducciones son más sencillas cuando la mujer ya ha tenido un parto previo.

Existe una gran evidencia y bibliografía aplastante sobre la conveniencia de intentar descontinuar la oxitocina sintética:

- Mejora los resultados perinatales.
- Disminuye el riesgo de cesárea.
- Disminuye el riesgo de registro cardiotocográfico patológico.
- Mejora la experiencia materna y permite que sus hormonas tomen el control del proceso de parto

Por último, otro de los procedimientos que forma parte de las inducciones consiste en la rotura artificial de la bolsa. Se utiliza también como método para intentar reanudar un parto que se detiene por la epidural, o algún otro motivo. Igual que anteriormente, no está indicado hacerlo por rutina. La bolsa se rompe sola a lo largo del parto. A veces antes, a veces después. Dentro del contexto de la inducción de parto, se realiza para favorecer el apoyo de la cabeza del bebé, y que esto genere contracciones por sí mismo.

Cuando no se rompen las bolsas por rutina, no es difícil presenciar partos velados: bebés que nacen dentro de su bolsa, evento mágico donde los haya. ¡Tened la cámara preparada!

La bolsa se rompe, mediante un tacto vaginal, con una lanceta de plástico. Se parece a una aguja de ganchillo. Este procedimiento no hace daño al bebé, pues se rasga la bolsa como un globo de agua. Puede ser doloroso por el proceso de tacto vaginal. Su realización debe ser previamente valorada como segura en función del apoyo de la cabeza del bebé, y explicada y consentida por la mujer, tras recibir la información de su indicación. En los procesos de inducción, en ocasiones, sí es una pieza clave para poner en marcha el proceso de parto.

En cuanto al manejo del dolor, debemos tener en cuenta que una inducción no es un parto fisiológico. Recuerda que habrá inducciones que arranquen fácilmente. A veces solo con prostaglandinas o balón en la fase de maduración. Y habrá otras que precisen 24 horas de maduración y luego la fase de oxitocina. Por tanto, el manejo del dolor también va a depender de esto y de cómo lo vamos viviendo, del cansancio y de la necesidad. Para muchas mujeres, una inducción supone una especie de pérdida o renuncia a su idea o deseo de parto inicial. Es importante estar conformes con la inducción e ir abiertas a lo que vayamos necesitando:

- Mientras no haya dolor aún, aprovecha y, si necesitas, descansa.
- Si es de día y no estás especialmente cansada, puedes ir alternando descanso con movimiento y estiramientos. Pero alterna. No es necesario meterse una maratón. Una de las pocas herramientas en nuestras manos durante la inducción es favorecer el apoyo de la cabeza del bebé y su entrada en la pelvis. A más apoyo adecuado de la cabecita, más posibilidad de que la inducción fluya. Los estiramientos rela-

jan tejidos y, por tanto, abren espacio al bebé. El masaje con las manos o un rebozo, también.

- Utiliza el agua caliente: ducha o bañera según tengas acceso. Tanto en maduración cervical como en siguiente fase mientras te apetezca.
- La presión con masaje sobre la zona que duele alivia la sensación dolorosa. Aplicar calor alivia y relaja tejidos. Especialmente en el parto: zona lumbar y sacro. Utiliza sacos de semillas, bolsas de agua caliente, aceites esenciales o crema para masaje en cualquier etapa del parto.
- En cuanto a la epidural, en una inducción, se debería poner cuando la mujer la necesite. Estamos forzando contracciones y el proceso de parto. A veces son extremadamente dolorosas. Es cierto que debemos intentar dar tiempo a la maduración y dejar actuar prostaglandinas. Pero si la mujer está sufriendo o dice que no puede más, es inhumano negarle la epidural. La *walking epidural*, sería una opción maravillosa donde la ofrecen. Si nos ponemos la epidural pronto por necesidad en la inducción y antes del parto activo (4 cm), nos permite seguir en movimiento mucho más tiempo. Puede convertirse a la normal en cualquier momento.

La inducción, sin uso de epidural, es más probable cuando los partos arrancan medianamente bien con la inducción. Para algunas mujeres es importante y debemos acompañarlas. En inducciones largas es más complicado porque el cansancio es absoluto, real y desgastante. Esto no va de capacidad, sino de circunstancias, de asistencia, y de contexto.

Cuando las cosas se hacen bien y se acompaña y asiste con cariño, respeto y profesionalidad, muchas mujeres tienen una buena experiencia de inducción. Tanto si es duro como si es fluido. Y este aspecto es fundamental. El parto es una experiencia con un alto impacto emocional, de sensación de seguridad o miedo según se acompaña. Cómo y qué hacemos importa.

Bienestar fetal

El bienestar de la madre y del bebé marcan la seguridad del parto. Sabemos que el bebé está bien controlando su frecuencia cardiaca durante el parto. Esto se puede hacer de varias maneras.

Monitorización intermitente, auscultación inteligente

La auscultación intermitente debe ser de elección en embarazos sanos y partos espontáneos, no medicalizados. La auscultación intermitente fomenta la fisiología del parto gracias a la libertad de movimiento. Se hace cada quince minutos durante la dilatación, y cada cinco en fase de pujos o después de cada contracción. Se escucha al bebé durante un minuto largo. Las matronas estamos formadas y sabemos cómo escuchar, buscar e interpretar. Esta práctica está respaldada por la evidencia científica como buena práctica clínica. Se realiza en hospitales actualizados con protocolo de atención al parto de baja intervención, y también en partos en casa y casas de parto.

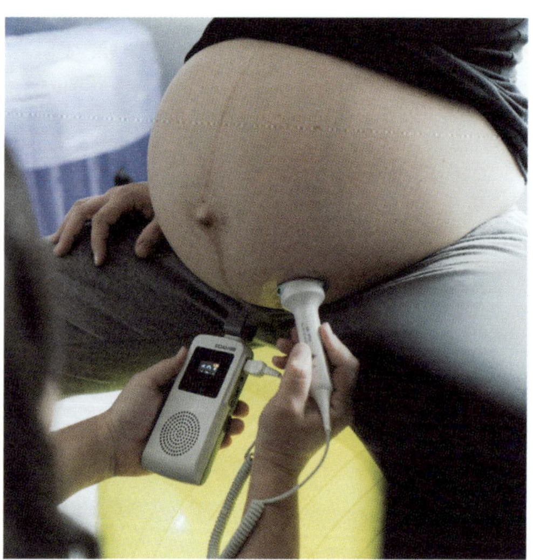

Auscultación intermitente

Monitorización continua

Se hace ininterrumpidamente y puede ser externa o interna. Es la indicada en embarazos de riesgo o en el momento que se medicaliza el parto con oxitocina sintética o epidural. En partos de bajo riesgo, la evidencia nos dice que utilizar monitorización continua aumenta las intervenciones sin que se obtengan mejores resultados perinatales.

La monitorización interna consiste en colocar un electrodo en la cabecita del bebé. Esta opción ha de reservarse para casos concretos donde es importante una monitorización estrecha y directa del bebé. Es invasiva para el bebé y, por tanto, debe hacerse solo si es indispensable, nunca por rutina.

Expulsivo: pujos y nacimiento del bebé

Una vez en dilatación completa, entras en la segunda etapa del parto: la fase de pujos. El expulsivo se divide en fases por la asistencia, pero piensa que es un continuo:

- Expulsivo pasivo: tiempo en el que se espera a que lleguen las ganas de pujar espontáneamente o tiempo que se da en partos con epidural para que el bebé descienda con las contracciones. El expulsivo pasivo debe durar al menos dos horas en partos con epidural. Se interrumpiría antes si la mujer tiene ganas de empujar. Esto quiere decir, generalmente, que el bebé ha descendido y presiona sobre el suelo pélvico.

- Expulsivo activo: inicio de pujos espontáneos o voluntarios. Igualmente se utilizan tiempos en los hospitales de entre una y dos horas, en función de si es tu primer bebé y si hay epidural o no.

Sin epidural, lo normal es que la sensación de pujo llegue sola. Suele seguir a la dilatación completa, aunque a veces hay pausas: descansos fisiológicos. Otras veces, llega antes de la dilatación completa. Es incontrolable. No tenemos que hacer nada más que dejar que suceda. Los pujos son involuntarios. No se ensayan. No se aprenden. ¡Son como vomitar! En el pujo fisiológico, la unión de la contracción del útero, más la presión de la cabeza del bebé, genera espasmos en el transverso del abdomen. La misma sensación de espasmo que cuando vomitamos. Solo que esta vez la presión se dirige hacia abajo. El pujo fisiológico puede incluir espiración y en la mayoría de las ocasiones apneas breves y espontáneas. Apnea quiere decir que se contiene el aire al pujar, de forma espontánea.

En esta fase, la cabecita del bebé llega al suelo pélvico, que lo ayuda a rotar para nacer. El útero y el transverso del abdomen se contraen y lo empujan hacia abajo. Son como espasmos, con sonidos guturales de pujo. El bebé desciende, por lo que cada vez sientes más presión, hasta que empieza a coronar y nace. Suele ser más largo en primeros partos: esto ayuda al periné a distender despacio.

Las posiciones deberían ser libres en partos sin epidural, como te pida el cuerpo: de rodillas, en cuclillas, de lado en la cama, en silla de partos o de pie. No deberían tumbarte en una cama ni colocarte de una determinada manera. Mientras el bebé está bien, no hay motivo para no permitir la libertad en la postura.

Con epidural, a veces notarás presión y otras no. Hay una variabilidad inmensa, pero suele ser más largo, especialmente si es el primer parto. Se deben ofrecer y probar posiciones diferentes durante el expulsivo. La idea es buscar una donde estés cómoda y los pujos sean efectivos.

La matrona debe estar contigo. Lo más adecuado es que vayas probando pujos diferentes. Debemos dar con el que sea efectivo y ayude al bebé a nacer. A veces se idealizan los pujos que enseñan en algunos sitios y esto pocas veces es posible de reproducir en un contexto real de parto con epidural.

Una epidural no es cualquier cosa, y esto no se tiene en cuenta. A veces, al contraer transverso y pujar en espiración, como os han enseñado, algunas mujeres activan el periné, metiendo al bebé hacia dentro en lugar de dejarlo salir. Sabemos que el pujo en espiración es menos lesivo y se prueba de varias formas, te irán guiando. Pero si no es eficaz de ninguna manera, habrá que utilizar apnea. Se intentará minimizar este tipo de pujo, pero es indispensable en un alto porcentaje de expulsivos con epidural, siendo el primer parto. Y esto tiene sentido. Las mujeres sin epidural también hacen apneas. En la biomecánica humana, la fuerza está en la apnea. Cuando realizamos cargadas con pesas en el gimnasio, hacemos apnea en el momento de la cargada. Es pura biomecánica. Te irán contando todo y probando lo que necesites en cada parto de manera individual. Confía en la matrona que está contigo. ¡Pide el espejo para verlo! Puede ayudarte mucho a encontrar tu pujo.

Aro de fuego

Tu suelo pélvico se estira y permite el descenso de tu bebé. Sentirás una presión indescriptible cuando el bebé esté en tu vagina empezando a coronar. La vagina acoge la cabecita y se abre como un acordeón, elástica. La cabecita empieza a asomar y la vulva comienza a abrirse: el bebé está coronando.

El periné se distiende despacio para adaptarse, y de repente arde y quema: es el aro de fuego. Ya es el final. Gritas: «¡Que salga ya! ¡Sácamelo!».

Quizá te sugieran que respires, suave, soplando para que la cabecita salga despacio. A veces, el cuerpecito se desliza fuera acto seguido cual pez. Otras veces, en la siguiente contracción. No se debe tirar de los bebés, sino dejarlos acomodar los hombros y rotar por sí mismos cuando todo es normal.

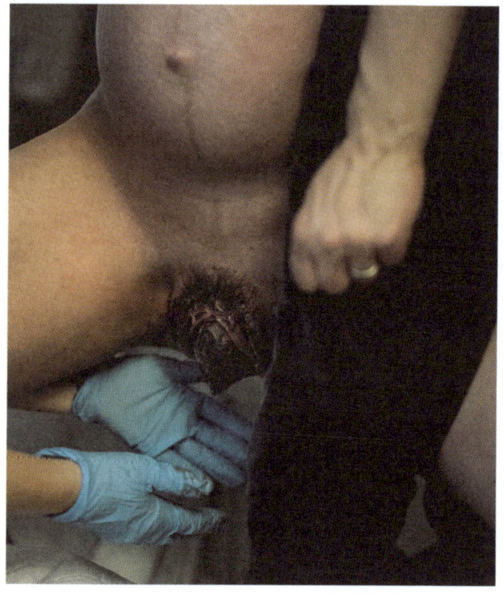

Bebé coronando

> «Sentí el aro de fuego cuando la cabeza de mi bebé empezó a asomar. Notaba un ardor tan intenso que quería que terminase ya. Quizá fueron solo unos segundos. Al recordarlo me emociono. Siento que vale la pena sentirlo una y mil veces. En cuanto nació, vino una sensación muy placentera. Coger al bebé por sus brazos mientras el resto de su cuerpecito se desliza desde dentro del mío es maravilloso».
>
> **Inma**

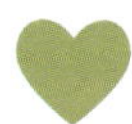

EL ARO DE FUEGO ES EL INSTANTE QUE PRECEDE A TENER A TU BEBÉ EN BRAZOS.

Hacer caca

A veces, sale caca en el expulsivo: es lo más natural del mundo. Muchas mujeres van mucho al baño un día o dos antes del parto: un vaciado fisiológico. Hace años, se ponía un enema por rutina, pero ya no se recomienda, aunque hay mujeres que lo piden, pues sienten mucho pudor y apuro. Es una decisión tuya.

La cabecita del bebé va a apoyar en la ampolla rectal al nacer. Literalmente. Por tanto, cuando se avisa de esta sensación tan clara de querer hacer caca en un parto avanzado, es música celestial. No hay nada por lo que preocuparse, es tan normal como cualquier otro fluido en el parto. Las matronas limpiamos con compresas, paños calientes y de la manera más discreta posible, quitando importancia al asunto. Lo que importa es que estamos viendo la cabecita del bebé.

«Dije mil veces en la sala de partos que me hacía caca y que qué vergüenza. No sé cuántas veces lo diría. Las matronas me respondían: "Eso está genial" y yo pensaba: "¡Pero qué leches va a estar genial que me haga caca encima!". Después entendía que era porque significaba que el bebé podía nacer en cualquier momento».

Irene

Si no se ha puesto epidural, ir al cuarto de baño suele ser maravilloso, porque permite relajar y facilita el nacimiento. El baño es un gran paritorio.

El periné en el parto

Desgarros

Los desgarros se producen aproximadamente en un 45 por ciento de todos los partos y no se pueden prevenir por completo. Aunque es ideal no tener desgarros, se suturan sin mayor problema, cicatrizan muy bien y no suelen dejar secuelas, así que no debes preocuparte demasiado por ellos. Los desgarros son multifactoriales:

- Dependen de la elasticidad de tu tejido. Edad y genética influyen.
- El masaje perineal aumenta la elasticidad. El sexo también.

- Pariendo de lado puede haber menos desgarros.
- La salida lenta de la cabecita los disminuye, pero a veces es incontrolable.

Existen cuatro tipos de desgarros, aunque los más frecuentes son de primer y segundo grado. El primer grado afecta solo a la vagina, y el segundo incluye músculo. Los desgarros de tercer y cuarto grado son profundos y afectan de diferente manera al esfínter anal. Ocurren en un porcentaje mínimo de los partos y, aunque pueden darse en partos normales, es más frecuente en los instrumentales y si hay episiotomía. No se pueden prevenir, pero se deben evitar prácticas que aumenten su riesgo.

Lo más importante en estos desgarros es que se detecten para repararlos adecuadamente y disminuir las posibles secuelas (incontinencia de gases/heces). Su incidencia es baja, pero la detección fundamental. Por ello, estaría recomendado un tacto rectal en la revisión del periné tras cualquier parto antes de suturar.

Episiotomía

La episiotomía consiste en un corte quirúrgico en el periné, equiparable por defecto a un desgarro de segundo grado, salvo que el desagarro cicatriza mejor y deja menos secuelas, aunque siempre hay excepciones.

La episiotomía no es necesaria casi nunca y su práctica debería ser extraordinaria. Sin embargo, se normalizó y se volvió rutinaria con la atención al parto medicalizado. Muchas de nuestras madres y abuelas creían, y creen, que hace falta. Es duro que hayamos asumido algo así.

Cortar con la tijera en una zona tan íntima del cuerpo de una mujer debe tener una indicación de peso. Si fuese necesaria, te deben informar y pedir tu consentimiento, y el corte ha de ser lo más pequeño posible. Según el Ministerio de Sanidad, no deberían practicarse más de un 15 por ciento de episiotomías.

Desde que la medicina ha comenzado a basarse en la evidencia, sabemos que la episiotomía no debe hacerse por rutina ni previene desgarros graves —no reduce los desgarros profundos de tercer y cuarto grado— y puede causar secuelas físicas y emocionales a corto y largo plazo.

¿Cuándo está indicada la episiotomía? Cuando hay un riesgo objetivo de pérdida de bienestar de tu bebé, es decir, cuando es preciso acelerar su nacimiento. Se realiza con la cabecita ya coronando para ayudarlo a nacer antes. No se hace por tu periné, por lo que es indiferente que hayas hecho o no el masaje perineal. En parto instrumental, puede estar recomendada según la urgencia y la complejidad. Es la ginecóloga quien lo decide.

Paños calientes

En los partos, se puede proteger el periné con la aplicación de paños calientes cuando la cabecita está coronando. Disminuyen los desgarros y resulta una medida de confort agradable. Si no te los ofrecen, pregunta.

Sutura

Tanto desgarros como episiotomías se suturan con hilo que se cae solo, por lo que no es necesario quitarlo. La tendencia actual es hacer sutura continua: no se dan puntos sueltos, sino que se empieza dentro en la vagina, se sutura el músculo y, por último, la piel, todo seguido con el mismo hilo. Este tipo de sutura disminuye el dolor. Es difícil decir cuántos puntos te dan, pues no hay puntos como tal, sino un cierre continuo. No te preocupes por el número de puntos, sino por la función de la sutura y su comodidad.

La sangre es del bebé

Sobre el pinzamiento del cordón umbilical

El momento adecuado para pinzar el cordón umbilical es cuando deja de latir.

La sangre del bebé sale de su cuerpecito, se oxigena y nutre en la placenta, y luego regresa sin mezclarse con la tuya, ¿recuerdas? La sangre de cordón no existe: es sangre de tu bebé, pues el cordón no es un ente con sangre propia, sino una prolongación de su sistema circulatorio. La sangre que te sacan del brazo a ti, ¿es sangre del brazo o es sangre tuya? Pues la sangre del cordón es del bebé, porque es un circuito cerrado entre su cuerpo y la placenta.

En el embarazo, los pulmones de tu bebé no son funcionales: están colapsados, llenos de líquido y apenas necesitan recibir sangre; la placenta respira por el bebé. Sin embargo, al nacer, los pulmones comenzarán a funcionar: pasan de necesitar un 8-11 por ciento del volumen de sangre a un 45-50 por ciento. La sangre que requieren es la que ya no circulará hasta la placenta. Hay una redistribución, pues la sangre ahora sí debe recorrer los pulmones para oxigenarse.

Si no se toca el cordón, y no se debe, esperando al pinzamiento fisiológico, el bebé recupera toda su sangre: un tercio de su volumen está entre el cordón y la placenta. Mientras empieza a respirar, la placenta le bombea oxígeno, igual que en la gestación, facilitando su adaptación al nacer. En prematuros, bebés con crecimiento intrauterino restringido (CIR) y bebés pequeños para edad gestacional (PEG), es más importante aún proteger el pinzamiento tardío del cordón, pues disminuye la mortalidad.

También, la sangre que tu bebé debe recuperar de la placenta contiene reservas de hierro para un periodo de entre tres y ocho meses, hasta ocho meses si el pinzamiento se hace después de tres minutos. La adecuada concentración de hierro previene la anemia neonatal y favorece la óptima mielinización y desarrollo neurológico de su cerebro.

Por otro lado, las células madre que circulan en todo el sistema fetoplacentario las necesita tu bebé, pues forman parte de su sistema inmune: se establecen en su médula ósea al nacer y reparan tejidos dañados. Su pérdida intencional podría predisponer al bebé a ciertas patologías, como enfermedades pulmonares crónicas, asma, diabetes, parálisis cerebral, infecciones y neoplasias. Cuanto más se comprende esta realidad, más hay que cuestionarse si es ético donar sangre de los bebés recién nacidos. Premisa bioética: primero no hacer daño. El pinzamiento fisiológico del cordón es la norma biológica, el precoz es iatrogenia humana. Iatrogenia quiere decir que se causa un daño por parte del personal sanitario al paciente, de manera no intencionada.

El pinzamiento precoz y arbitrario se introdujo en la asistencia moderna al parto sin que nadie comprobase si era seguro para los bebés. Como es lógico, la biología no se equivoca en algo tan importante: si no se interviene, el circuito se completa.

Por el contrario, el pinzamiento fisiológico permite al bebé equilibrar su volumen sanguíneo, perfundir los pulmones, hasta ese momento colapsados, y equilibrar sus niveles de oxígeno.

Aquí tienes algunos hechos respecto al pinzamiento fisiológico:

- La sangre no es de la placenta: el grupo sanguíneo del bebé se saca del cordón porque es sangre del bebé.
- Este no causa más ictericia: las diferencias con el pinzamiento precoz son insignificantes según los datos más actuales, mientras que los beneficios para el bebé son aplastantes. Hay que dejar de enfatizarlo como peligroso, porque no lo es.
- La policitemia (muchos glóbulos rojos) es fisiológica y no existe ni un solo caso sintomático en la literatura.
- En caso de madre con Rh-, el pinzamiento fisiológico no solo es posible, sino que disminuye la necesidad de transfusión si surgen problemas por incompatibilidad sanguínea.

En cuanto a las vueltas de cordón, no se deberían pinzar nunca: podría provocar una pérdida de sangre importante en el bebé. Se quitan tras nacer. Aunque parezcan apretadas, los profesionales formados nunca las cortan. Es necesario que los profesionales comprendamos la responsabilidad que tenemos en las manos.

Por tanto, lo ideal es esperar a que el cordón deje de latir o pinzarlo tras el alumbramiento de la placenta: pinzamiento fisiológico. Un pinzamiento tardío es pasados al menos tres minutos, un tiempo óptimo para que el bebé recupere su sangre; un minuto es el mínimo decente para el bebé.

En cesáreas, se debe proteger este minuto a toda costa por la salud y mejor adaptación del bebé. Algunos hospitales lo tienen asumido, mientras que otros no son conscientes de su importancia. ¡Solicítalo en el plan de parto!

El pinzamiento de más de un minuto en cesáreas es posible la mayor parte de las

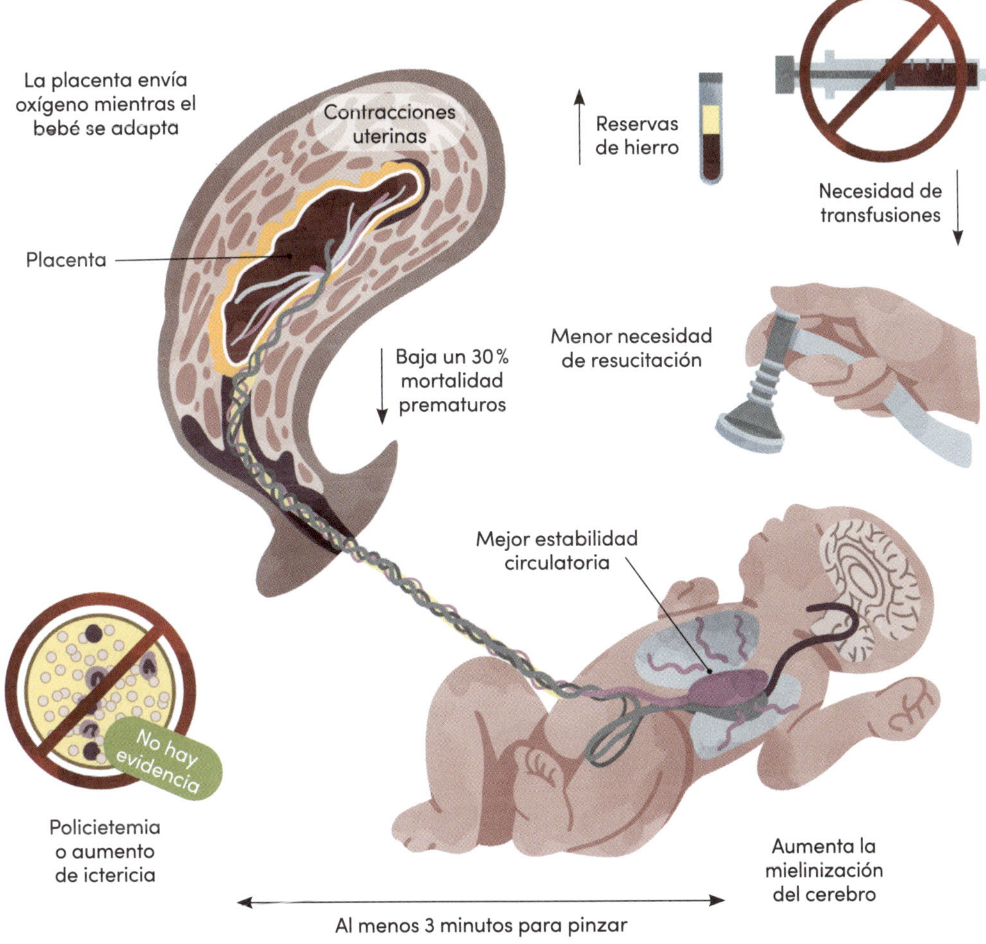

veces. Solo requiere voluntad de hacerlo. Es algo más que instaurado en centros comprometidos con la asistencia al parto.

> «Mi hijo nació de 28 semanas por cesárea de urgencia. El equipo que nos atendía dejó latir el cordón todo lo posible, alargando el momento de pinzar. Después, se lo llevaron rápidamente a la UCIN. Decían que era vital para él esperar lo máximo posible. Al descubrir después la importancia de ese pinzamiento tardío en los bebés, y más en prematuros, me he sentido realmente conmovida y agradecida».
>
> **Aina**

Puedes descargar en mi web bibliografía completa al respecto. https://comadronaenlaola.com/la-sangre-es-del-bebe.

Donación

Los profesionales de salud que ofrecen la donación de sangre del bebé tienen la obligación de dar información completa, no sesgada, que queda reflejada en el Plan Nacional de Sangre de Cordón Umbilical 2020-2025 de la ONT (Organización Nacional de Trasplantes). Es obligado informar de los siguientes puntos:

- El pinzamiento fisiológico es beneficioso para el bebé. (Es falso explicar que esta sangre se tira).
- Nunca se debe pinzar antes de los primeros sesenta segundos (cronómetro en mano).
- En la donación de médula ósea hay una mayor disponibilidad de células madre. La donación de médula de los adultos es una buena alternativa si se quiere hacer un acto altruista. ¡Dona médula!
- Existe una tendencia a la baja en el uso de la sangre de bebé que se extrae de su cordón gracias al desarrollo de nuevas terapias.
- Entre el 65 y 70 por ciento de las muestras ¡se desechan! (Mejor dejar que el bebé recupere su sangre. Todos los bebés, en cualquier parte del mundo, merecen protección).

En cuanto a la recogida privada de la sangre del bebé para uso propio, debes saber que sociedades científicas como la Sociedad Española de Hematología y Hemoterapia, la Organización Nacional de Trasplantes, o el Consejo de Europa, la desaconsejan:

- Muchas enfermedades tienen un componente genético y, por tanto, la sangre no valdría para uso propio. Para un hermano sí podría servir (donación dirigida), aunque no para el niño siendo ya adulto, pues la muestra es insuficiente.

- La mayoría de los supuestos beneficios aún no se han demostrado. Muchos de los ensayos clínicos que se están llevando a cabo se encuentran en fases iniciales. Sus resultados son inconclusos.
- Los padres deben ser informados sobre la baja probabilidad de usar la propia sangre para ese bebé y que no garantiza una terapia efectiva ante determinadas enfermedades.

> Puedes consultar el Plan Nacional de Sangre de Cordón 2020-2025 de la ONT.

En honor al nacimiento de tu bebé, para proteger su sangre, su salud, su adaptación, hazte donante de médula y anima a tus familiares a hacerlo. Dejemos los cordones intactos. Infórmate bien. Los bebés necesitan que se cambie esta práctica de una vez por todas. El cuerpo de tu bebé es el mejor banco de inversión.

Alumbramiento de la placenta

Después de que nazca el bebé, el parto no ha terminado: falta el alumbramiento de la placenta. Por tanto, el ambiente ha de seguir siendo tranquilo, cálido y silencioso.

Con las últimas contracciones, cuando el bebé desciende y corona, la placenta empieza la devolución de sangre al cuerpo del bebé. Cuando la cara del bebé entra en contacto con el aire, los receptores de oxígeno se ponen en marcha. El bebé comienza a respirar, habitualmente enseguida, aunque algunos pueden tardar unos segundos más.

Cuando la madre y el bebé se reconocen, el cuerpo materno produce una descarga inmensa de oxitocina, el pico más elevado de la vida, y propicia el desprendimiento de la placenta, que es y será siempre un evento hormonal e íntimo. En un tiempo variable para cada mujer, la placenta comenzará a desprenderse del útero. El contacto piel con piel y el inicio de la lactancia materna (secreción de oxitocina) favorecen su desprendimiento, así como el masaje de los pies del bebé sobre el abdomen materno. Tras la salida de la placenta, el útero se contrae para proteger a la madre del sangrado excesivo. Es un momento importante para la madre que cuidaremos observando.

En la mayoría de los hospitales, se realiza un alumbramiento farmacológico o dirigido de la placenta: se administra oxitocina a la madre al nacer el bebé, lo que produce una contracción uterina muy potente que favorece un rápido desprendimiento de la placenta. Es compatible con pinzamiento fisiológico. Se trata de una práctica recomendada por la OMS y todas las sociedades científicas para la prevención de hemorragia.

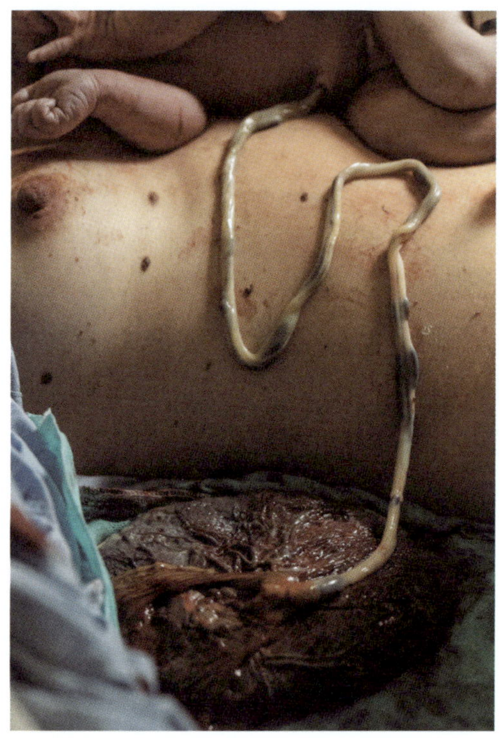

Pinzamiento fisiológico

Sin embargo, la última revisión de la Cochrane de 2019 matiza que mientras que el alumbramiento dirigido parece reducir la hemorragia materna en mujeres con riesgo moderado-alto de sangrado posparto, no queda claro que existan diferencias en mujeres con baja probabilidad de sangrado. Por tanto, se debe dar a las mujeres información sobre pros y contras de ambos tipos de alumbramiento. En partos de bajo riesgo y sin intervenciones, la mujer que desea un alumbramiento espontáneo debe ser apoyada en su decisión.

Hay que tener en cuenta que si escoges el alumbramiento espontáneo, en la mayoría de los hospitales se da media hora para que esto suceda. Sería adecuado en caso de alumbramiento dirigido, pero, en caso de alumbramiento fisiológico, guías como la del Ministerio de Sanidad establecen una hora antes de iniciar maniobras invasivas. Habría que dar este tiempo con observación tranquila. Las posiciones verticales favorecen la salida de la placenta, especialmente sentarse en el retrete, aunque también vaciar la vejiga o dar un masaje suave en el útero.

Si tras la salida de la placenta, el útero no se contrae, de menos a más, se ponen en marcha las medidas necesarias para controlar la hemorragia materna lo antes posible, generalmente con medicación y masaje.

La hemorragia posparto es un evento que puede suceder después del parto. Siempre estaremos muy pendientes de la contracción del útero y el sangrado. Afortunadamente, disponemos de una escala de medicación amplia. La mayoría de las hemorragias se controlan con medidas físicas: masaje y vaciado de la vejiga, así como con medicación de primera línea. De no ser así, empezaremos a escalar en la medicación. Algunas hemorragias más complicadas, precisarán pasar a quirófano para colocar un balón intrauterino que genera presión sobre el sangrado. Son las menos frecuentes.

Son riesgos para hemorragias posparto el mal uso de oxitocina sintética, las inducciones, los partos muy largos, los bebés muy grandes (por distensión del útero), salas muy frías y un ambiente de parto donde la mujer no se siente segura.

Dilatación y parto en el agua

La hidroterapia es una opción eficaz con alta evidencia como analgésico para el dolor en el parto. La inmersión en agua caliente relaja la musculatura de tu cuerpo y alivia el peso y el cansancio por la ingravidez, disminuyendo la percepción dolorosa. No es necesaria ninguna preparación previa para usar la bañera en la dilatación o parir en el agua. Los hospitales que lo ofrecen tienen personal altamente cualificado. El agua consigue lo siguiente:

- Reduce la necesidad de epidurales. La epidural es una opción, pero el agua también debe serlo y no tiene apenas efectos secundarios. ¡Solo es agua!
- Aporta un espacio protegido a la mujer de parto y favorece la secreción de oxitocina, disminuyendo el tiempo de dilatación.
- Aumenta el número de partos vaginales.
- Disminuye el uso de oxitocina sintética.
- Aumenta la elasticidad del periné, disminuyendo la tasa de desgarros y de episiotomías.
- El bebé puede nacer en el agua en un parto normal, ya que pasa del líquido amniótico al agua. Un parto velado es como un parto en el agua. La respiración del bebé se inicia al entrar en contacto con el aire. Los estudios disponibles no

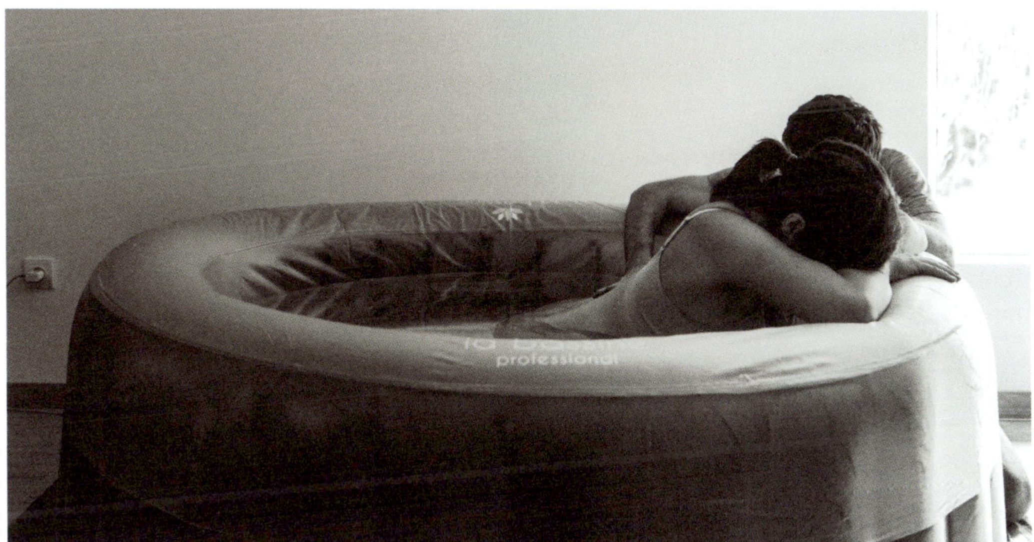

Parto en el agua

han hallado malos resultados neonatales en comparación a partos en tierra.
- Su seguridad está respalda por estudios que han analizado miles de partos en el agua asistidos adecuadamente.
- Se puede monitorizar en el agua tanto de manera intermitente como continua. Las mujeres con cesárea previa pueden parir en el agua sin problema. Algunos protocolos no lo contemplan, pero es factible y seguro.

En partos en casa, es un recurso muy utilizado, y cada vez más hospitales lo ofrecen. Si el parto activo se detiene, con salir y moverse un poco se reanudará. Las pausas en los partos son momentos fisiológicos de descanso, ¡no te preocupes!

Parto instrumental

En algunos partos, será necesario el uso de instrumental para ayudar al bebé a salir, generalmente ventosa o fórceps. Este se utiliza por riesgo de pérdida de bienestar del bebé —debe nacer cuanto antes—, por la detención del parto en el expulsivo ya muy avanzado o tiempos dilatados sin progreso (por malposición del bebé, pujos no efectivos a causa de la epidural o, algunas veces, hipertono de suelo pélvico que no permite el descenso completo).

La elección es del ginecólogo, que es quien valora en estos casos la situación, la posición y altura del bebé. Los partos instrumentales no se hacen si el bebé está alto; en ese caso, se recurrirá a la cesárea por seguridad para mamá y bebé.

A veces, el uso de instrumental es la manera necesaria de terminar el parto, aunque la vivencia será muy diferente cuando el personal acompaña y explica la situación: disminuye el miedo y la ansiedad. Las matronas trabajamos con los ginecólogos y estamos a tu lado y al de tu acompañante para todo.

La maniobra de Kristeller, consistente en subirse encima de la mujer para presionar la barriga, está desaconsejada en España y prohibida en otros países, ya que puede ser lesiva para la madre y para el bebé, además de muy dolorosa. Esta maniobra se considera violencia obstétrica. No deben realizarla si tu no la has consentido. No tengas miedo de frenarla, tu pareja tampoco. Debe terminar de desaparecer de los paritorios de una vez por todas.

Cesárea

La cesárea es una intervención de cirugía mayor. Cuando es necesaria, es una suerte poder contar con ella. A veces, los bebés necesitan salir por la puerta de arriba. Siempre ha de procurar realizarse de la manera más humanizada que la situación permita.

Sabemos por organismos internacionales y nacionales de salud que la tasa de cesáreas injustificadas es elevada. Aunque las complicaciones graves son muy infrecuentes, los estudios nos dicen que aumenta la morbimortalidad materna y morbilidad fetal en comparación al parto vaginal. Para la madre aumenta el riesgo de trombosis y hemorragia; aumenta la posibilidad de una cesárea de repetición en un próximo embarazo, las placentas previas en siguientes embarazos, y aumenta el riesgo de una histerectomía durante la cirugía. Además, la recuperación suele ser dolorosa dificultando el cuidado del bebé y la lactancia materna. En cuanto a los bebés, aumenta problemas de adaptación respiratoria como pulmón húmedo (distrés respiratorio), y por tanto, mayor ingreso en unidades de neonatos. También afecta a la colonización beneficiosa de bacterias al no pasar por el canal del parto, pudiendo predisponer al bebé a ciertas enfermedades en la vida adulta.

Siembra vaginal

Algunas mujeres han leído sobre la siembra vaginal, en caso de cesárea. Consiste en impregnar gasas estériles, con la mucosa vaginal de la madre, y pasarlas por la carita, la boca y el cuerpo del bebé tras nacer por cesárea. En un parto vaginal, los bebés al pasar por el canal del parto se impregnan y degluten la microbiota materna presente en la vagina. Esto favorece el desarrollo de su microbiota intestinal. La siembra vaginal intenta aportar al bebé parte de estas bacterias maternas.

Lo cierto es que no tenemos evidencia clara al respecto. Los estudios existentes son de muestras muy pequeñas y se realizaron bajo una metodología estricta: se realizó en cesáreas programadas, mujeres con estreptococo negativo y tomando tira de pH vaginal, para asegurar que se encontraba por debajo de 4.5. Se insertó una gasa estéril impregnada en suero salino durante una hora en la vagina de la madre, y antes de la cesárea, se retiró y guardó con cuidado a temperatura ambiente. Al nacer los bebés, se les impregnó con la gasa. Se hizo seguimiento de los bebés y se observó que, al año de vida, la siembra vaginal había contribuido a restaurar su microbiota de forma parcial, en comparación a bebés que no tuvieron la intervención de siembra vaginal. (Song *et al.*, Med 2, 951–964, 2021).

No se sabe si a largo plazo también podría reducir los riesgos atribuidos al nacimiento por cesárea en los bebés (asma y alergias). A día de hoy, no tenemos unas indicaciones claras sobre cómo debe hacerse. En principio, en cesáreas programadas, si es tu deseo, puedes pedirlo o hacerlo por ti misma.

En cesáreas intraparto, donde la bolsa ha estado rota, se considera que el bebé sí entra en contacto con la microbiota vaginal de la madre, aunque sea en menor medida.

En los próximos años, seguramente se

avance hasta determinar cómo y cuándo realizarlo.

En definitiva, la lucha por mejorar la asistencia al parto y cuidar la fisiología tiene como objetivo disminuir la probabilidad de cesáreas no necesarias. Y que todas las cesáreas necesarias se hagan de la forma más humanizada y respetada posibles.

A veces las complicaciones son inevitables, y la cesárea es la manera más segura y necesaria de terminar el parto para la mujer o para el bebé.

> «Las noticias no deseadas llegan así, sin avisar. Me veía teniendo un parto idílico, y de repente surgió la indicación de una cesárea necesaria (maravillosa y respetada), pero tuve que darle un tiempo a mi mente para procesar que las cosas no salieron como esperaba. Aunque la situación me empujaba a mirar hacia delante, tuve que pararme a aceptar. Después, no me gustaba que me compadecieran por que me hubiesen hecho una cesárea. Yo estaba feliz por tener a mi hijo en brazos. Lo que me empoderaba como madre reciente era el refuerzo positivo, la escucha y el apoyo. No entendía que mucha gente antepusiera la compasión a la felicitación».
>
> **Mar**

La cesárea puede ser:

- Programada.
- Urgente o de recurso: se presenta la necesidad de realizar una cesárea durante el transcurso del parto, pero no hay urgencia vital por realizarla.
- Emergente: es una situación de urgencia vital intraparto o repentina.

Las cesáreas emergentes pueden suponer un estrés elevado. En pocos minutos, la mujer entra en el quirófano y no es capaz de procesar lo que está pasando. Es normal tener miedo, pero se hace rápido precisamente para cuidar el bienestar del bebé y de la madre. Si es tu caso, estaremos a tu lado. Durante la intervención, será necesario colocar una sonda vesical permanente, pues la vejiga debe permanecer vacía durante toda la cirugía, ya que, si no, puede dificultarla y, además, podría resultar dañada durante el proceso.

Algunos hospitales pinzan el cordón al menos un minuto tras el nacimiento del bebé en cesárea, salvo que exista una urgencia para el bebé y no sea posible. Esa sangre desempeña un papel importante en la adaptación del bebé nacido por cesárea, pues favorece la eliminación de líquido de los pulmones, disminuyendo el riesgo de distrés respiratorio, cuadro clínico más frecuente en cesáreas.

Tras la cesárea, como cirugía que es, será prioritario el control del dolor. La mayoría de las mujeres sienten mucho dolor los primeros días, por lo que es precisa una correcta pauta de analgesia.

Algunos centros realizan una analgesia en quirófano tras la cirugía, que consiste en infiltrar el transverso abdominal con anestésicos. Se hace guiado por ecografía. Se tarda 5 minutos y permite a las mujeres estar sin dolor durante 48-72 horas. Es una técnica ampliamente conocida y, sin embargo, ínfimamente utilizada. Debemos empezar a demandarla. El dolor postquirúrgico de las cesáreas está altamente infravalorado.

En otros hospitales se administra analgesia continua en bomba y también resulta en un mejor control del dolor. Sin embargo, aún hay muchos centros que solo ofrecen analgesia más básica, de forma oral, como paracetamol, ibuprofeno o dexketoprofeno. Insiste en el control del dolor. No es posible que siendo una cirugía abdominal mayor se aborde tan inadecuadamente el dolor postoperatorio.

Además, si la madre tiene que recuperarse en reanimación o en la UCI, una vez despierta y estable ha de favorecerse que se reúna con su bebé lo antes posible. Si no es aún factible, se puede iniciar la estimulación y extracción de calostro si es su deseo. No son pocas las mujeres que relatan no reconocer a su bebé cuando al fin se reúnen o cierto enfado al saber que otros familiares han conocido y cogido a su bebé antes que ellas. Esto ha de cuidarse y evitarse. Es duro verbalizarlo, pero es frecuente. Una vez juntos, es aconsejable para ambos recuperar el tiempo pasando días y días en piel con piel. Es preciso un ambiente tranquilo, sin visitas o muy reducidas.

Cesárea humanizada

No existe motivo por el que un hospital no humanice la cesárea de manera habitual: evitar la separación, fomentar el piel con el piel en el quirófano y que la mujer esté acompañada. Es cuestión de voluntad. Se hace en tantos hospitales..., ¡cómo no se va a poder en todos!

> Puedes descargar de mi web una petición para presentar en los hospitales donde aún no está normalizado: https://comadronaenlaola.com/descargas.

Es necesario seguir luchando por este derecho. Si te es posible, vale la pena hacer turismo obstétrico y enviar una carta al hospital del que te vas haciéndoles saber que se debe a este motivo. Las mujeres, sus bebés y sus familias merecen prácticas humanizadas. Separar de rutina es discriminatorio en comparación a los derechos de una mujer que pare por vía vaginal. En cesáreas emergentes o urgentes, no siempre es posible, ya que la rapidez puede resultar vital.

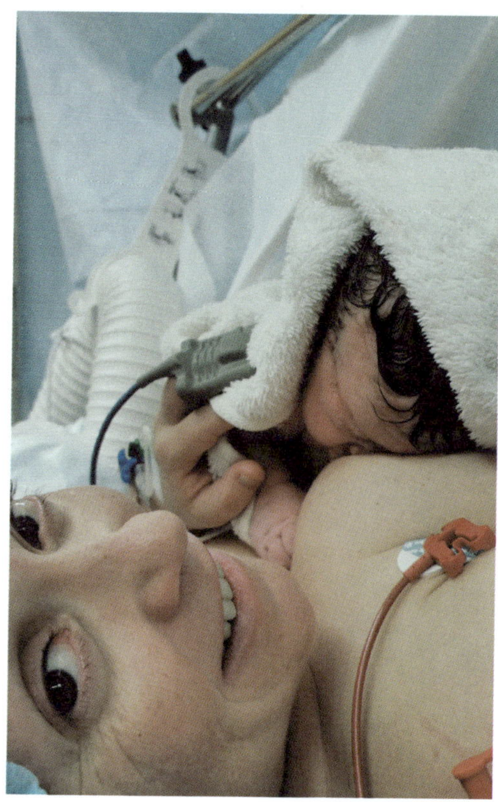

Cesárea piel con piel

miedo o preocupación en ningún momento. Hubo piel con piel en la cesárea y pinzamiento tardío del cordón. Recibimos cariño, apoyo y comprensión de matronas, ginecólogos y anestesistas. La profesionalidad a la hora de intervenir fue clave. Al salir del hospital, le decía a mi marido "Me pasa algo extraño, veo más luz en la gente"».

Azra

En los hospitales donde no se humaniza, la mujer y su bebé son separados por protocolo. Esto resulta traumático para ambos y agrava el sentimiento de miedo o pérdida que a veces surge, en especial si la cesárea ha sido repentina.

«Mi parto fue muy especial gracias a las dos matronas que estuvieron conmigo durante todo el proceso. Ni me imaginaba lo importante que era estar bien acompañada. Fue aprender a confiar para mí. Me cambió para siempre y marcó el comienzo de la vida de mi hija. Mi parto era complicado y acabé en cesárea. La experiencia fue preciosa. Ni mi pareja ni yo sentimos

«Apego. Una palabra tan pequeña que guarda un significado tan grande. A mí me lo robaron cuando me arrebataron a mi bebé por protocolo durante más de cuatro horas tras una cesárea innecesaria. Protocolos absurdos que no cuidan a las madres y a los bebés. Cuánto daño puede hacerse a una relación maternofilial. Después de muchos meses de tristeza, mi matrona me recomendó que buscase a una psicóloga perinatal. Fue el comienzo de la sanación de la herida emocional que me abrieron el día que debía haber sido el más feliz de mi vida. Empecé la terapia y, aunque fue muy dura en muchos momentos, me ayudó a reconciliarme conmigo misma. Aún me queda un largo camino de trabajo emocional. La separación deja una huella que no se olvida nunca».

Miryam

Parto vaginal después de cesárea

La mayoría de las mujeres con una cesárea anterior pueden optar a un parto vaginal después de una cesárea (PVDC), aunque es importante que hayan pasado al menos dieciocho meses entre la cesárea y el nuevo parto. Las cesáreas de repetición aumentan la morbilidad para la mujer.

El riesgo principal es la rotura uterina en la zona de la cicatriz, de en torno al 0,5 por ciento, es decir, una mujer de cada doscientos partos con cesárea previa. La tasa de éxito ronda el 80 por ciento, pero aumenta considerablemente con una asistencia cuidadosa que proteja la fisiología.

Después de dos cesáreas, también se puede optar a un parto vaginal. El riesgo de rotura aumenta en torno al 1,5 por ciento, y el éxito es de en torno al 60-70 por ciento. Aunque en muchos centros se niega esta posibilidad, está avalada por sociedades científicas como la SEGO (Sociedad española de Ginecología y Obstetricia). Infórmate sobre tus opciones si es tu deseo.

Muchas mujeres que desean intentar un parto vaginal después de dos cesáreas hacen turismo obstétrico para poder ser acompañadas en su derecho a intentarlo, bajo una asistencia basada en evidencia.

Algunas primeras cesáreas son totalmente necesarias y no tienen por qué repetirse. Si la primera cesárea fue por malposición no detectada, puedes trabajar en ello en este embarazo. Si fue por una mala asistencia, parir en otro lugar podría ser una opción.

«Siempre tuve claro que deseaba ser madre. Mi primer parto fue una cesárea por bebé de nalgas. En el segundo, parir después de la cesárea me ha hecho darme cuenta de que, además, se puede disfrutar del momento. Es lo mejor que he hecho. Mi mayor sueño. Conseguirlo me ha convertido en una mujer feliz para el resto de mi vida».

Raquel

«Mi primer hijo nació tras una cesárea fría y poco humanizada. No quería vivir algo parecido con el parto de mi segundo bebé y fue uno de los motivos que me hicieron decidirme por un parto en casa tres años después. Fueron unas horas increíbles. Sin embargo, mi naturaleza, la suya o ambas nos llevaron al hospital, al quirófano. Segunda cesárea. Las palabras cariñosas y las caricias de la matrona, las explicaciones del proceso del anestesista y ginecólogas y un acompañamiento muy humano hicieron que me reconciliase con el proceso. No lo viví como un fracaso, mi segunda cesárea fue clave para sanar la primera. Me sentí acompañada, respetada e inmensamente feliz».

María

Ambas experiencias fueron sanadoras, con un trabajo personal precioso, y acompañamientos respetuosos y empáticos. ¡Mujeres extraordinarias!

El parto es un mar de olas

Y cada ola te acerca a tu bebé.

El embarazo pasa. Gestas vida. Tu bebé necesita este tiempo para estar preparado.

Tu bebé vive en ti. Te acompaña en cada momento. Presente cada segundo. Se comunica contigo.

El embarazo, la llegada de un bebé: revolución de la vida que conocíamos.

Paciencia, calma. Respetamos los tiempos del bebé.

Fuerza física, mental. Para el parto. Para su llegada.

Déjate llevar. La mente a un lado. Tranquila. Tu cuerpo sabe qué hacer.

La contracción te mueve, integra lo que te pide. Balanceo. No pienses, siente.

Se va. Pausa. Relajación. Respiración.

Viene otra ola. Cógela. No luches contra el mar.

Pausas. Olas. Se suceden. Siguen viniendo. Grandes. Intensas. Revueltas.

No hay lucha. Rendición. Hacia la orilla.

Respira. Tregua entre las olas.

Intensidad. Crees que no puedes. Y estás tan cerca de la orilla.

Presión, pujos, gemidos, fuego. Respira.

Una ola inmensa te envuelve, te arrastra y te deja en la orilla. Con un bebé en brazos.

Húmedo, caliente. Huele a vida. Inocente, puro.

Pausa. Ya está. Pausa. Amor.

Y a veces la ola final es una cesárea. Exactamente igual, tu bebé ya está aquí.

Las olas. Agua. Mujeres. Bebés. La vida.

13.

Posparto

Posparto inmediato

Piel con piel

Inmediatamente después de nacer, la norma biológica para mamá y bebé es estar piel con piel.

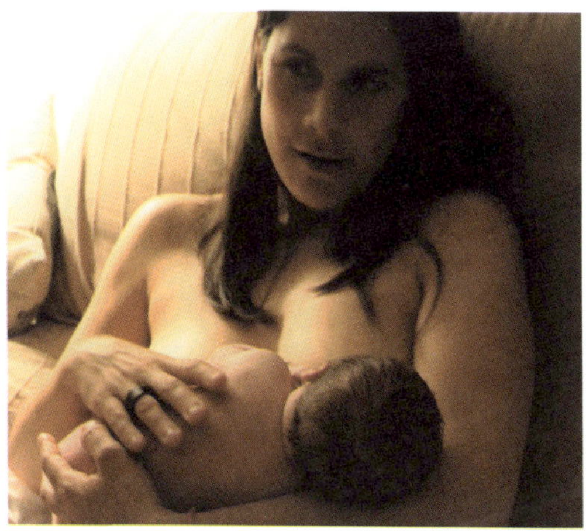

Piel con piel

«Nada en la vida del recién nacido tiene sentido si no es desde el punto de vista del cuerpo de la madre». Nils Bergman, neonatólogo.

Esta frase resume qué es y qué necesita tu bebé. Sobre tu cuerpo, se siente seguro y protegido, y es donde sus recursos sirven para algo. Nace inmaduro, pero con recursos si está donde espera estar. Empieza la exterogestación, la gestación fuera del útero. Los bebés humanos nacen «antes de tiempo» para poder pasar por el canal del parto. A diferencia de otros mamíferos, dependen al cien por cien de quien los cuida. No pueden hablar, ni caminar ni seguirte. Solo confían y esperan que comprendamos que necesitan seguir gestándose, unos meses más. En brazos. Cerca. Si lo entendemos así, comprendemos que nuestros bebés son normales. No se malacostumbra, no te toma el pelo ni es de armas tomar. ¡Exterogestemos!

Beneficios del contacto piel con piel:

- El bebé se adapta mejor: se estabilizan mejor la respiración, frecuencia cardíaca, su temperatura y la glucosa. Por eso, cuando un bebé está piel con piel con su madre, no es necesario ponerle un gorrito. Tu cuerpo aporta el calor que necesita. El olor de la cabeza del bebé desencadena respuestas hormonales en la madre. No te pierdas ese olor y retenlo en tu memoria.
- Disminuye el riesgo de hemorragia, por elevación de la oxitocina, gracias al contacto piel con piel.
- Favorece el comportamiento instintivo de maternaje en la madre.
- Refuerza el vínculo o ayuda a empezar a establecerlo.

- Favorece el inicio de la lactancia materna (de ser nuestra opción).

Al minuto de nacer y a los cinco minutos de vida, se hace el test de Apgar, observando cómo se adapta el bebé a la vida extrauterina (color, tono muscular, frecuencia cardiaca, respiración y reactividad).

Durante las siguientes horas tras el nacimiento, lo más importante es que os empecéis a conocer a este lado de tu piel. Algunas madres se enamoran locamente en el primer instante, y otras lo harán con el tiempo. Poco a poco, os iréis conociendo. Algunas veces, el amor llega a primera vista, y otras veces el amor se construye. Te prometo que antes o después aparecerá la sensación de amor.

«Cuando mi bebé tenía tan solo seis horas de vida, una enfermera me dijo que la dejase en la cuna, que se iba a malacostumbrar. Mi bebé acababa de nacer, estábamos felices, juntas, igual que hacía unas horas cuando vivía dentro de mi cuerpo, y ya me estaban diciendo que no la cogiese, que la enseñase a estar sola. Los siguientes meses eso se repitió en todo tipo de contextos. ¿Por qué tantas personas desean que no cojamos a nuestros bebés? No puedo comprender qué más les da. Mis entrañas me piden cogerla, llevarla encima, darle todo lo que necesita mientras crece y va madurando. Soy su madre. Ella sabe que siempre estoy. Sé que esta es la manera saludable en la que se forja su autoestima: sintiéndose segura».

Laura

Las primeras dos horas tras el parto, se cuidará de cerca el bienestar de la madre, la contracción uterina, el vaciado de la vejiga y su estado general.

En el bebé, se cuidará su adaptación, su color, su respiración y el inicio de la alimentación. Es importante estar pendiente en todo momento del bebé. A veces el cansancio acusado, y responder a la familia por teléfono, nos distrae. Es importante tener cuidado con la distracción que suponen a veces los móviles. Disfrutad de este momento único e irrepetible.

Si has escogido lactancia materna, el bebé debe iniciar las tomas en este periodo, ya que nace alerta y predispuesto para ello. El olor y el color de la aréola lo guían, pues el líquido amniótico huele parecido a la grasa de la aréola. Primero, se chupará las manitas y después comenzará su búsqueda. Puedes ayudarlo o dejar que lo haga solo. La succión del bebé al pecho favorece la contracción del útero y podría producirte entuertos. Los entuertos son contracciones en el posparto. No son tan intensas como las de parto, pero a veces pueden ser molestas. Suceden para mantener el útero contraído y protegerte de la hemorragia. No suelen sentirse demasiado en primeros partos, y podrían ser más fuertes en segundos y terceros. Esto es porque el útero necesita hacer un poco más de esfuerzo para mantenerse bien contraído. Si son muy intensos, puedes tomar analgesia, aplicar calor en el abdomen o tomar una infusión de hierbaluisa.

Existen situaciones en las que se realizarán mediciones de glucosa al bebé. Esto será en aquellas situaciones en las que exista la posibilidad de que al bebé le baje la glucosa y pueda hacer una hipoglucemia. Por ejemplo, madres con diabetes gestacional o bebés CIR. Realmente, el proceso de adaptación del bebé en cuanto a la estabilización de la glucosa es fascinante. Profundizamos en ello, en el libro *Ser bebé*. Muchos hospitales no valoran individualmente a cada bebé y se sigue un protocolo general para todos.

Si nuestra elección va a ser lactancia materna, para estas situaciones sería interesante la extracción prenatal de calostro.

La extracción prenatal de calostro consiste en extraer calostro a partir de la semana 36, antes de que nazca el bebé. Es totalmente seguro. Se recomienda si pensamos que el bebé tendrá algún riesgo de hipoglucemia. Su finalidad es evitar la suplementación por esta causa con leche de fórmula si nuestra opción es la materna. Si un bebé hace una hipoglucemia, se debería priorizar la administración de calostro cuando es posible. Esto es porque favorece la estabilización de la glucosa en el bebé mejor que la leche de fórmula. También, por la importancia que tiene el estímulo del bebé al pecho para la subida de la leche. La introducción precoz de suplementos a veces dificulta el inicio de la lactancia al pecho. Si el bebé necesita un suplemento, por supuesto, debe administrarse. Pero deberíamos cuidar más y acompañar mejor el deseo de lactancia materna en las familias. La falta de personal y de formación en lactancia genera mucha falta de sensación de apoyo y acompañamiento los primeros días.

Para realizar la extracción, podemos pedir a las matronas del hospital jeringuillas de leche. Son jeringuillas de color morado y solo son de uso hospitalario. No se consiguen en farmacias, aunque online es posible en algunos sitios. Son moradas para que todo el personal sepa que son alimentarias y no para medicación. Estas jeringuillas tienen tapón (por eso son ideales) y pueden enroscarse a canulitas de alimentación. Si no te las pueden proporcionar, puedes utilizar jeringuillas de insulina que si venden en farmacias.

Con las manos limpias, debes masajear la mama con suavidad. Puedes aplicar calor también. Comprimiendo el pecho, con toda tu mano en forma de C, presiona hacia atrás levemente y comprime en dirección a la aréola cerca del pezón. Debes encontrar tu propia manera de «ordeñar» tu pecho. Eres tú quien mejor lo va a hacer y sin dolor. Experimenta, comprime la aréola pero no el propio pezón. Cambia la zona de compresión. Al principio verás salir unas gotitas nada más. Puedes recogerlo en una cucharita o vasito y después aspirar con la jeringuilla donde se guarda. Cuantas más veces al día repitas, más rápido empezarás a ver el calostro. Poco a poco irás sacando más mililitros. Y con las semanas, tendrás una buena reserva de jeringuillas.

Congela las jeringuillas con fecha en una bolsita. El día del parto, llévalas al hospital con bloques de congelación y pide a las matronas que te lo guarden en la nevera. Se descongelan a temperatura ambiente. Si tu bebé lo necesita, dale las jeringuillas al pecho o mientras te succiona un dedo. También es útil dárselo si está muy adormilado y no come mucho los primeros días.

Si eliges lactancia con fórmula, tendrás que iniciarla cuando el bebé parezca buscar y tener hambre. Se empezará con cantidades muy pequeñitas, acordes con su estómago. Generalmente, se empieza con cantidades de 10 ml. Te proporcionarán la leche ya preparada durante toda tu estancia en el hospital. Aunque puedes darle biberón desde la primera toma, también puedes optar por utilizar dedo jeringa. ¿Por qué? Porque de este modo tu bebé podrá no sólo alimentarse, sino succionar. La succión para el bebé es importante pues les induce a la calma. Los biberones del hospital suelen ser de alto flujo. Harán la toma muy rápido y no obtendrán toda la succión que necesitan. En casa, podrás utilizar biberones de bajo flujo, más adecuados para los recién nacidos.

Poco a poco irás aumentando la cantidad. Dáselo despacito y no dejes de tenerlo en piel con piel.

Algunas veces, los partos se complican y quizá tu bebé tenga que ingresar en la unidad de neonatos. Tampoco se está nunca preparada para esto. Las unidades de neonatos deben permanecer abiertas 24 horas al día. En cuanto sea posible, deben permitirte y favorecer el reencuentro con tu bebé tras el parto. En caso de separación y lactancia materna, es recomendable iniciar la extracción de calostro al menos cada 2 horas para suplir el estímulo del bebé y favorecer la subida de la leche. El personal debe apoyarte en lo que necesites en estos momentos con los que no contamos.

Profilaxis del recién nacido

A las dos horas tras el nacimiento, se realizará la revisión de mamá y bebé. En ese momento, se suele administrar la profilaxis del recién nacido. Profilaxis se refiere a medidas de prevención. En este caso, enfermedad hemorrágica e infección ocular.

Pomada oftálmica

Se administra para prevenir infecciones oculares. Las bacterias que podrían causar infección grave son clamidia y gonococo. Se aplica una dosis única en los ojitos, al menos dos horas tras el nacimiento, pues interfiere en la visión y el olfato del bebé de cara a la lactancia.

Las enfermedades de transmisión sexual como la clamidia vuelven a estar al alza. Una alternativa a la pomada sería el cribado durante el embarazo y tratamiento de la infección, pero actualmente no se considera una intervención coste-efectiva. Lo cierto es que, en ausencia de estas infecciones, la pomada oftálmica no tiene una evidencia fuerte. La mayoría de las familias deciden administrarla, pero no es imprescindible. En cualquier caso, siempre que el bebé presente signos de conjuntivitis, administrada o no la pomada, debemos consultar con su pediatra.

Vitamina K

Es un cofactor de coagulación que los bebés casi no tienen al nacer. Esto es así fisiológicamente, para que la sangre fluya bien por el circuito extracorpóreo del bebé durante la gestación. Es una anticoagulación fisiológica. Es decir, es así por protección, no por defecto. Al nacer, los bebés comenzarán a fabricar vitamina K según madure su microbiota, especialmente gracias al calostro y la leche materna.

La vitamina K previene cuadros de hemorragia en el recién nacido. Aunque es una complicación extraordinaria, podría ser grave. Por ello, se recomienda la administración de vitamina K en todos los bebés al nacer. Esta intervención tiene un alto grado de evidencia. Se administra de manera intramuscular una única vez, a las dos o tres horas de vida, en el muslo del bebé. También podemos optar por la vía oral. Esta pauta consiste en la administración de 3 dosis: al nacimiento, a la semana y al mes de vida. Su eficacia es similar a la intramuscular.

Posparto tardío

Nadie puede decirte cómo será tu posparto. Marcado por tu propia historia de vida, tu embarazo, tu parto, tus expectativas, el apoyo de tu entorno, la pareja si la hay, y los caprichos con los que nos sorprende la vida.

¡Enhorabuena por tu bebé! Pasamos de fase: modo adaptación y supervivencia ON. Ahora todo gira en torno a cuidar al bebé y adaptarse a él. Cuidar al bebé 24 horas al día a ratos puede ser abrumador. La adaptación y la recuperación se ven afectadas también por cómo ha sido el parto; por eso es tan importante cuidar la asistencia.

Cuidados de la madre

Nunca hay que olvidar a las madres: que te cuiden para que puedas cuidar. El papel de la pareja o la familia es fundamental.

Descansa...

Con tu bebé encima, claro. Toca reposo. Tu bebé marca ese ritmo. No hay nada más urgente ahora que esta entrega en cuerpo y alma para criar esta vida recién aterrizada tan dependiente de ti. Cuando hay hermanitos, esto es más difícil, pero también tendrás más experiencia.

Sangrado posparto

Tras el parto, normalmente el útero se encuentra mediante la palpación por debajo del ombligo. Tócalo tú misma, como un globo firme y contraído. En caso de cesárea, puede estar levemente más alto.

Las primeras horas, el sangrado es mayor que una regla y se suele sentir su salida por pulsos. Al levantarte y moverte, sangrarás. El útero se contrae para cerrar el lecho donde se insertaba la placenta.

Durante los tres o cuatro primeros días, el sangrado es rojo brillante, como una regla abundante. Es posible que veas algunos coágulos. Se forman por sangre acumulada en la vagina o en el útero. Si encuentras coágulos muy grandes, coméntalo cuando pasen a verte por la habitación. Simplemente por comprobar la contracción del útero y la altura a la que se encuentra.

A partir del quinto día, aproximadamente, el sangrado irá en disminución. Será de un rojo cada vez menos intenso, acabará siendo más rosado, después marrón, y finalmente, una especie de flujo amarillento.

A los diez o doce días, el útero volverá a ser intrapélvico. Esto quiere decir que vuelve a ser pequeño y cabe dentro de tu pelvis nuevamente. Ya no podremos palparlo desde fuera. Por ello, ¡claro que después de parir muchas mujeres siguen teniendo barriga! Es el útero maravilloso que albergó a tu bebé durante 9 meses. Démosle tiempo para ir poco a poco haciéndose pequeño nuevamente. Luce tu barriguita con orgullo. Gestar bebés es un súper poder. Las mujeres en el posparto irradian una belleza especial. Como María en esta foto, 48 horas posparto y ya en casa.

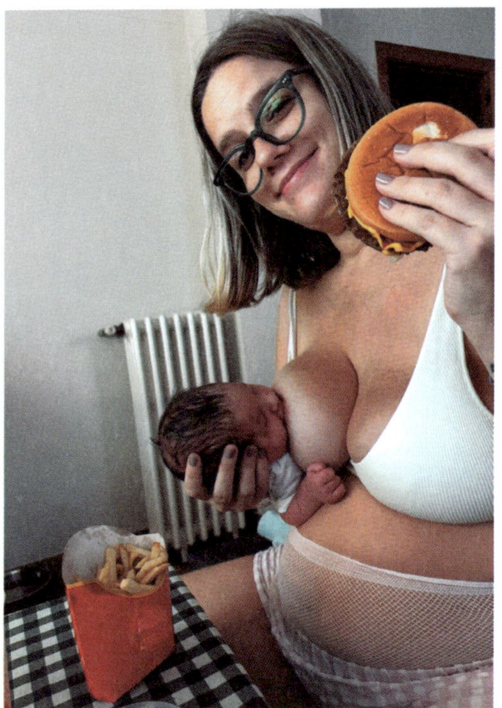

María con Teo dos días postparto

Es completamente normal sangrar entre dos y seis semanas tras el parto, pero después de los diez primeros días es un sangrado más leve y escaso. A veces, hacia los quince o veintiún días hay un repunte en el sangrado en cuanto a cantidad y color. Se conoce como el partillo. No es peligroso, simplemente una reactivación del sangrado. ¿Has estado muy activa? Si puedes, baja el ritmo de nuevo.

Un sangrado abundante y continuo que no cesa es motivo de consulta, así como que haya coágulos grandes. Es raro, pero a veces podría quedar algún resto de placenta. Podrías expulsarlo o sangrar. Por ello, en caso de que el sangrado sea muy abundante, es recomendable siempre acudir a urgencias.

En el posparto, consulta también siempre si aparece fiebre. Es importante determinar de dónde viene para poder tratar la posible infección a tiempo y evitar mayores complicaciones.

Para el sangrado posparto, no se deben utilizar tampones, copa menstrual ni compresas de plástico. Esto es porque no se debe introducir nada en la vagina pues podría causar una infección. Recuerda que la placenta ha dejado una herida en el útero. Debemos escoger compresas de celulosa o de algodón. Las venden en supermercados y farmacias. Las hay más cómodas y caras o más rudimentarias y baratas. Es posible utilizar bragas menstruales una vez el sangrado ha disminuido, si tenemos suficientes para ir recambiando. Lo mismo sucedería con las compresas de tela. Algodón y celulosa permiten una mejor transpiración y, por tanto, prevención de las infecciones, a la vez que favorece la cicatrización de desgarros y episiotomías. Procura cambiarte con relativa frecuencia.

Ir al baño los primeros días

Tras el parto, hacer pis puede arder, tanto si hay desgarro como si no, ya que la zona se ha distendido y quizá sientas escozor. Es muy frecuente que haya algún desgarrillo en la piel de los labios, cerca de la uretra. Para evitar este escozor, utiliza una botellita de agua con pitorro para irrigar tu periné con agua a la vez que orinas. Ya en casa, ten preparada infusión de cola de caballo y tomillo en la nevera para usarla como alternativa al agua en la botellita para irrigar. ¡Es muy calmante!

En cuanto a ir al baño a hacer caca los primeros días, hay mujeres que no tienen dificultad y van con normalidad. También es frecuente que antes o durante el parto, algunas mujeres hayan vaciado y no necesiten ir hasta el segundo o tercer día. De todos modos, algunos consejos que va bien tener presentes:

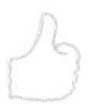

- Hay mujeres que no tienen dificultad y van sin dolor ni miedo. Es muy frecuente que antes o durante el parto hayamos ido mucho al baño y por tanto estemos muy vacías. Puede que no tengamos ganas de ir hasta el segundo o tercer día. **Utiliza la buena posición con rodillas elevadas sobre un taburete**.
- En caso de estreñimiento, además de las medidas dietéticas (agua, fibra y grasa saludable), no dudes en utilizar un **microenema** si eso te facilita los primeros días. Ya sabes que se debe evitar pujar.
- Es buena idea limpiarte con **agua** en lugar de papel si hay puntos.
- **Aplica presión sobre ellos si tienes miedo, con una gasa o toalla limpia. Te permitirá relajarte.**
- En caso de **hemorroides, sigue las mismas recomendaciones que en el embarazo. Evita sentarte generando presión sobre ellas. Escoge recostarte**.

Cuidados del periné

El periné acaba de pasar por una gran distensión y debes cuidarlo con mucho mimo. Tanto si hay puntos como si no, la higiene con ducha diaria es suficiente, solo con agua o con una gotita de jabón en la zona de la herida. Recuerda que la vulva no se lava con jabón. Puedes utilizar productos especiales, pero no es imprescindible. Si hay herida y puntos, seca la zona dando toques con una toalla o gasas. Evita el papel porque se pega.

Mantén lo más aireada posible la cicatriz: en casa, puedes ir sin braguitas, estando sobre empapadores o toallas. Las braguitas desechables de rejilla son cómodas los primeros días. ¡Se mancha bastante! Cambia la compresa muy a menudo y usa ropa interior de algodón siempre. No utilices el secador en los puntos: podrías quemarte la piel, pero además, los puntos se secan a su debido tiempo. Hay que dar tiempo a la herida a cicatrizar. Secarlos forzosamente no tiene sentido, pues el tejido sigue necesitando tiempo.

Si la herida perineal se infecta, esto es, se pone roja, edematosa o sientes un dolor grande, acude siempre a urgencias o a tu matrona en el centro de salud. A veces, las heridas se infectan y los puntos se abren. Es posible que necesites antibiótico y curas más específicas. Es probable que una vez limpia la herida, te recomienden utilizar blastoestimulina. Favorecerá el proceso de cicatrización.

Muchas mujeres dicen que no pueden ni sentarse. Así es: ¡no te sientes ni uses flotadores!, pues aumentan la presión en el periné, favoreciendo el edema y la posibilidad de que se suelten los puntos. Lo más recomendable es que procures estar tumbada o reclinada, quitando así presión a la zona del periné. Si tienes inflamación en la zona, más razón para no sentarte sobre ella. Puedes darte baños de asiento para aliviarlo, aplicar hielo (en tandas de diez minutos) o compresas heladas de cola de caballo y tomillo: se empapan las compresas de gasa o toallas pequeñitas tipo bidé, con la infusión de cola de caballo y tomillo y se meten en el congelador protegidas por plástico; después, aplícalas en el periné inflamado o si hay herida. Utiliza cola de caballo y tomillo de herbolario. Las bolsitas de infusión no tienen apenas propiedades. Utiliza una cacerola grande en casa, hierve el agua e infusiona las hierbas. Esto alivia y calma mucho la zona. También puedes tomar antiinflamatorios (salvo que seas alérgica). Es compatible con la lactancia.

Toma la analgesia que necesites, en especial en caso de episiotomía. Recuerda que los puntos se caen solos, aunque tu matrona les echará un ojo en la consulta la primera semana tras el parto y, si un punto tira mucho, se puede soltar.

Más adelante, una vez cerrada la cicatriz, no dejes de tratarla (en especial la de episiotomía) para evitar dolor y molestias a largo plazo. El dolor crónico que sufren algunas mujeres por episiotomía puede tratarse y prevenirse. A las tres semanas, puedes empezar a masajear la zona si está cicatrizada y aplicar vibración, siempre con mimo y cuidado, poco a poco. Utiliza aceite de vitamina E o productos para el masaje perineal. ¡No debe doler! La revisión de suelo pélvico con fisio se recomienda a las seis semanas, pero puedes ir antes si estás muy molesta. El tratamiento de la cicatriz evitará retracciones del tejido, previniendo el dolor a corto y largo plazo. Si alguien no sabe qué regalarte, una valoración con fisioterapia está entre las mejores opciones.

En caso de que hayas tenido un desgarro grave de III o IV grado, deben realizarte rehabilitación en el hospital. Pero, independientemente de ello, una fisioterapeuta especialista en cicatrices, periné y recuperación del esfínter puede marcar también la diferencia en una recuperación óptima que no deje secuelas.

Es infrecuente, pero algunas mujeres tienen incontinencia urinaria absoluta tras el parto. Está relacionada con partos difíciles, instrumentales o cesáreas. También con el sondaje vesical. Lo normal es que vaya remitiendo en la primera semana, diez días. Puede ayudarte reeducar activamente la sensación de micción. Para esto, ponte una alarma en el móvil cada dos o tres horas. De esta manera, puedes ir al baño a orinar, anticipando la salida de orina por rebosamiento. En unos días, tu cerebro volverá a hacer clic. Si el problema persiste, valora con tu matrona, fisio, o ginecóloga.

Higiene postural

¡Seguimos sin librarnos! Cuida mucho tu zona abdominal. Recuerda levantarte siempre de lado, nunca boca arriba, para no aumentar la presión en tu abdomen y suelo pélvico.

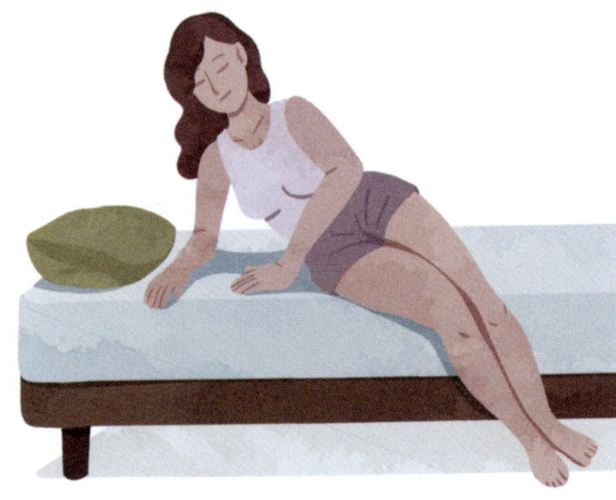

Con la lactancia, es posible que adoptes posiciones que te acaben generando dolor. Siempre ponte cómoda tú primero y luego coloca a tu bebé. Puedes utilizar tu fular o cinturón pélvico posparto si lo tienes y te apetece. Te ayudará a sentirte más estable y a cerrar la pelvis y contenerla.

Nutrición e hidratación

Ya no tienes restricciones respecto a algunos alimentos, pero no dejes de seguir consumiendo alimentos con alta densidad nutricional. Da prioridad a aquellos ricos en hierro por las pérdidas del parto y el posparto, y proteínas para reparar tus tejidos. Si has sangrado mucho durante el parto, o te has quedado bajita de hierro, escoge un suplemento suave, que no te genere molestias digestivas. Recuerda que las mejores opciones son el bisglicinato, el hierro quelado y el liposomado.

El perfil graso de la leche materna es uno de los componentes que sí varía en función de tu alimentación. Por ello, procura consumir alimentos que contengan Omega 3 DHA. Es esencial para el desarrollo neurológico de tu bebé. Si no consumes suficiente, puedes optar por suplementarlo.

Se recomienda también continuar con el suplemento de yodo durante la lactancia, salvo que tengas muy claro que consumes suficiente.

Si estás dando el pecho, tendrás muchísima sed las primeras semanas. ¡Ten una botella de agua siempre a mano!

En cuanto a otros suplementos, considera continuar con el folato y vitaminas del grupo B, pues ejercen cierto papel protector frente a la depresión posparto. Valora continuar con vitamina D durante el posparto si tus valores eran inferiores a 40. Aunque no todas las comunidades autónomas la hacen, sería muy importante realizar una analítica a las 4 semanas posparto, que incluya la vitamina D, ferritina y tiroides, para ver cómo estás en general y, de esta manera, poder ajustar tus necesidades.

Posparto y cesárea

Cuando una mujer pare por cesárea, estará en un proceso de posparto, a la vez que está convaleciente de una cirugía. Por tanto, es un posparto postquirúrgico. Es importante que tu entorno no pierda esto de vista y te cuiden con doble causa.

Procura priorizar la posición recostada. También, recuerda mover las piernas y los pies en ejercicios pasivos o dando pequeños paseos para activar la circulación y prevenir el edema. En las cesáreas, a veces se hinchan mucho los pies y las piernas. Intenta movilizar el líquido dentro de tus posibilidades:

- Eleva las piernas siempre que puedas.
- Realiza ejercicios circulares con los pies.
- Activa las pantorrillas poniéndote de puntillas y bajando a los talones varias veces seguidas.
- Puedes utilizar medias o calcetines de compresión si notas que te alivian.
- Recuerda consumir sal y proteínas de forma adecuada.
- Si existen factores de riesgo para trombosis tras la cesárea, te pautarían heparina.

Para levantarte de la cama, hazlo siempre de lado y muy despacio, recogiendo la herida con tus manos ejerciendo presión con una toalla o gasa sobre la misma para contenerla. Recuerda tomar toda la analgesia que necesites y evita coger peso y hacer movimientos bruscos. El abdomen no responde las primeras semanas debido a la cirugía. Se irá recuperando poco a poco.

Para alimentar a tu bebé, tanto con lactancia materna como con biberón, busca posiciones que eviten que te roce el abdomen con sus piernitas y pies. Por ejemplo: posición biológica con bebé en horizontal o posición de rugby y también tumbada de lado. Para biberón, semirrecostada, apoya a tu bebé verticalizado sobre uno de tus brazos. Es importante romper con el mito de que la leche tarda más en subir por la cesárea. Es la separación y la dificultad para amamantar con dolor lo que a veces reduce las tomas y, por tanto, afecta a la subida de la leche.

En cuanto a la cicatriz, mantenla siempre limpia, seca y aireada si es posible. Utiliza ropa holgada y braguitas altas sin costuras que no te rocen la herida o las grapas. Observa que no supure, se enrojezca o te duela en exceso. Si tienes dudas, acude a tu matrona o ginecóloga para valorarla.

Cuando se cierra con grapas, tu matrona te las quitará, por lo general, a los diez días. Si se hace una sutura intradérmica, no es necesario retirar los puntos. Existe una tendencia cada vez mayor a reemplazar las grapas por sutura pues la cicatrización suele ser mejor. Pregunta en tu hospital qué suelen hacer y, si es posible, sugiere que preferirías una sutura.

Una vez la incisión está bien cerrada y cicatrizada, podrías comenzar a hidratarla y masajearla suavemente con algún aceite con vitamina E. A algunas mujeres no les apetece nada tocar su cicatriz. La zona puede haber perdido sensibilidad y esto, mezclado en ocasiones con la vivencia del parto, puede generar rechazo emocional hacia la misma. Es algo habitual, no te fuerces.

Si la herida se inflama o está muy dura, pero no hay infección, desde los primeros días, puedes aplicar una vibración suave cerca de los bordes, sin tocarla. Aliviará el edema y mejorará la circulación en la zona, facilitando de alguna manera una mejor cicatrización. Existen vibradores con un cabezal pequeño, manejable e ideal, para este tipo de técnica.

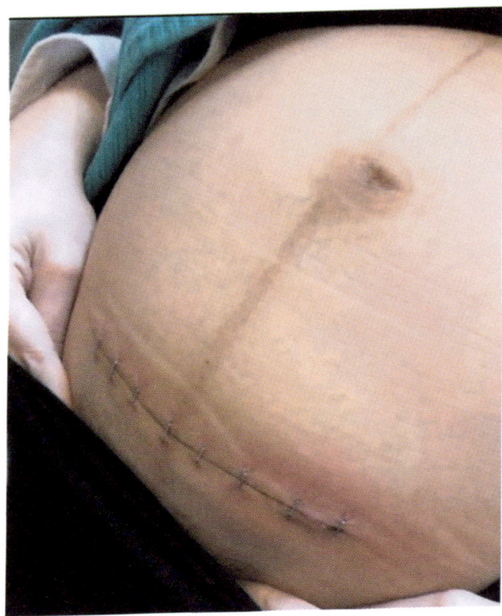

Cicatriz de la cesárea

Las cicatrices de cesárea es importante tratarlas a partir de las 6-8 semanas de posparto, con fisioterapia. El tratamiento no es solo por la estética, sino principalmente para evitar que se formen adherencias, retracciones y posible dolor lumbo-pélvico. Se valorará en conjunto con tu suelo pélvico y musculatura abdominal. Haber tenido una cesárea no evita que pueda verse afectado tu suelo pélvico también. Recuerda que abdomen y suelo pélvico trabajan en conjunto.

¡Que tu entorno te cuide como te mereces!

¿Baños en el posparto?

Ducharse no tiene ninguna contraindicación y es posiblemente lo que más te apetezca tras el parto. Sin embargo, cuando se habla de baño, a la mayoría de las mujeres se les dice que esperen a pasar la *cuarentena* o a dejar de sangrar. El motivo: que entre agua en la vagina y en el útero y se produzca una infección. En España (y otros países), se da esta recomendación de manera casi universal, mientras que en países como Reino Unido o Estados Unidos a la mujer se le prepara un baño tras el parto o en los días posteriores.

El cérvix permanece abierto y blando, equivalente a una dilatación de 2-3 cm los dos o tres primeros días tras el parto. A la semana, la apertura es de menos de 1 cm, similar a cuando menstruamos. ¡Claro que puedes bañarte si quieres! De todos modos, si prefieres esperar esa semana, o más tiempo, perfecto.

Por su parte, el útero permanece contraído. La presión dirige el sangrado de dentro afuera. En el hipotético pero improbable caso de que el agua entrase en la vagina, es imposible que llegue a un espacio contraído, apretado y ya ocupado por el sangrado, que es expulsado hacia fuera. De hecho, el baño se recomienda como método relajante, analgésico, de higiene y tratamiento del periné inflamado tras el parto o las hemorroides, y es una de las primeras medidas para tratar la retención urinaria. Puedes bañarte cuando quieras en un posparto normal. En caso de cesárea, por la cicatriz, espera al menos quince días para baños de inmersión. Ten cuidado con la temperatura del agua y los espacios cerrados para evitar mareos por bajada de tensión.

Asimismo, al agua se le puede añadir una infusión de hierbas con propiedades cicatrizantes y relajantes. Es un ritual maravilloso para las mujeres que acaban de tener un bebé. Tu bebé puede darse el baño contigo. El baño de hierbas consiste en hacer una selección de hierbas con propiedades cicatrizantes, antiinflamatorias, relajantes o revitalizantes. Se prepara una infusión de unos 2 litros con las hierbas y se añade a la bañera llena. Algunas de estas hierbas pueden ser: flores de caléndula, flores de lavanda, hojas de salvia, romero, tomillo o cola de caballo. Puedes mezclarlas. Además, añade media taza de sal marina al baño. Disfruta y seca siempre muy bien los puntos al salir.

En verano es evidente que no vas a meterte en una piscina pronto tras el parto porque sangras y no debes utilizar ni tampones ni copa menstrual, ya que no hay que introducir nada en la vagina. Sin embargo, en el mar puedes bañarte sin problema. Cámbiate el bañador al salir para poder volver a ponerte si necesitas la compresa. Otra opción sería utilizar bañadores menstruales. Pero aun así, es conveniente cambiarte para mantener la zona perineal seca tras salir del agua. Si tienes una episiotomía o desgarro aún sin cicatrizar, evita sentarte en la arena, pero el agua del mar sienta de maravilla. ¡Nada de pasarte el verano sin refrescarte si te apetece!

Otras cuestiones

Si criamos en pareja, el ir en el mismo barco es imprescindible desde el embarazo. Una vez que llega el bebé, estaréis unidos para lidiar con las opiniones de los demás. No es una cuestión fácil escoger y poner límites, pero en ocasiones es muy importante que lo hagamos.

Si crías sola, tanto en el embarazo como en el posparto, también es importante hacer saber al entorno que vaya a apoyarte cuáles son tus elecciones y necesidades. Establecer qué tipo de ayuda te gustaría recibir y qué necesitas para sentirte cuidada.

El estado emocional en el posparto

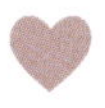

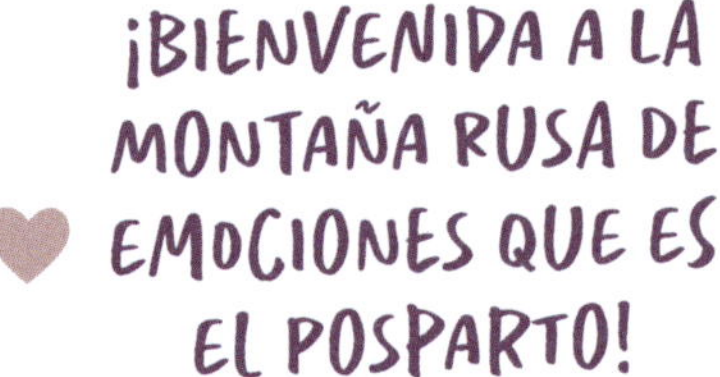

No es posible contarte el posparto. Hay que vivirlo. No debería ser tan duro, pero muchas veces lo es. La aceptación del ritmo y naturaleza de tu bebé, el no tener expectativas ideales, fluir con la crianza y saber que todo lo demás puede esperar lo harán más llevadero (aunque cansado, será un rato).

Y, sobre todo, necesitas apoyo, esa es la piedra angular. Apoyo real, con manos: pareja, familia, amigas..., ¡una tribu! Ellos lo hacen más llevadero y compartido. Cuando crees que algo que sientes no es normal, la tribu te dice: «A mí me pasó lo mismo». La tribu se encuentra en grupos de crianza, posparto, lactancia (¡da igual si das teta o biberón!). Cread grupo en la preparación al parto, en los grupos de ejercicio y yoga. También hay grupos online.

En el posparto, el cansancio, la caída brusca de hormonas, la responsabilidad de sentir que esta criaturita te necesita tanto son abrumadores. Asimismo, cuando la lactancia va regular, cuando el bebé llora y nadie da con qué le pasa, la soledad y la incomprensión son una losa. También podría sumarse el duelo por un parto que no fue, o una lactancia que no es lo que esperabas. Tienes la sensibilidad a flor de piel, y aparece la culpa y te preguntas: «¿Lo estoy haciendo mal?». ¡Ya te digo yo que no! Cierta tristeza inexplicable algunos días es frecuente. Llora, ríe, suelta. Sal a que te de la luz y el aire, da un paseo con tu bebé, tu pareja o tus amigas.

La mayoría de las veces, cuando nos preguntan qué tal estamos, la respuesta automática, suele ser: «Bien». ¡Qué vas a decir! Pero si te miran a los ojos, te cogen de la mano y te preguntan: «¿Qué tal estás?», déjalo salir. Todo. Llora. No hacen falta palabras para expresar la olla exprés de emociones que eres en este momento. Llorar es contarlo todo. Habla del parto, de la lactancia, del bebé, de cómo haces lo que buenamente puedes, de lo sola que te sientes, de las vueltas que das, de las mil indicaciones diferentes que te da cada profesional. Habla de cuidados, de esas heridas, de descanso, de apoyo en el entorno. Y sobre todo, que te den un buen abrazo.

Por otro lado, si necesitas hablar de tu parto o tu cesárea, si sientes que no estás emocionalmente bien tras ella, si a tu alrededor nadie te comprende, busca ese espacio donde puedas contarlo y te sientas validada. Lo que sientes es real y legítimo, y es más frecuente de lo que puedas imaginar. Lo que pasa que no tenemos apenas espacios para compartirlo. No estás sola. Que te mimen, que te cuiden, sigue piel con piel con tu bebé para nutriros mutuamente. Encontrarás apoyo en los grupos de posparto y crianza, y en tu profesional de referencia si muestra empatía y escucha. Si necesitas comprender qué sucedió, pide tu historia clínica y busca una matrona que te ayude a reconstruir el proceso (*debriefing*).

El acompañamiento de la psicología perinatal es clave para muchas mujeres. Tanto si solo necesitas ordenar tus ideas, como si te sientes mal, busca a tu psicóloga. Y no te pierdas el libro de la psicóloga perinatal, Noelia Extremera, *Las emociones de mamá*.

Cuando la tristeza es algo más, cuando te sientes incapaz de cuidar, de levantarte, miedo a quedarte a solas con tu bebé porque piensas que puedes hacerle daño o no sabes cuidarlo, ¡ALERTA!

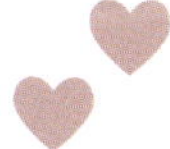

«Las primeras semanas tras nacer mi bebé, sentía angustia, y pensaba que no se iría nunca. Mi parto fue bueno, me había preparado y leído sobre posparto, pero, aun así, se me vino encima como algo durísimo, no esperaba sentirme tan mal. Por suerte, estaba acompañada por mi pareja, mi madre y otras madres. Mi matrona me escuchaba y me dedicaba su tiempo. Había días que pensaba que lo hacía todo mal con mi bebé. Sin ese apoyo, me hubiese vuelto loca».

Marta

Habla con tu pareja y buscad ayuda. La depresión posparto está infradiagnosticada, como todo lo relativo a la salud femenina y materna. Busca una psicóloga perinatal o habla con tu médico, pero pide ayuda, por favor. No lo dejéis pasar.

También habrá que hacer una analítica para descartar anemia y problemas de tiroides: dan síntomas que pueden asemejarse, o empeorar, en cualquier caso, a los de la depresión posparto.

Relaciones sexuales en el posparto

A veces, aparecen las ganas enseguida..., y otras pasan meses sin rastro de ellas. Quizá sea la pareja quien no siente deseo o ganas. No os agobiéis, ni exijáis nunca nada. El tipo de parto puede condicionar esta faceta. Si hay dolor, aumenta el miedo a restablecer las relaciones. Además, la realidad es que algunas mujeres no tienen especial interés en las relaciones durante algunos meses, a veces muchos, pues su energía se encuentra volcada hacia su bebé. Esto es fisiológico y hormonal. Deberíamos poder normalizarlo y respetarlo. El papel de la pareja es propiciar y cuidar también esto. Hablad sobre ello, pero, sobre todo, no te sientas forzada. Existen muchas formas de expresarse cariño. Criar juntos, pasear juntos, un masaje en los pies sin más intención que el contacto y el placer de que te cuiden, pues te lo mereces.

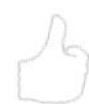

- El sexo se puede retomar cuando os apetezca. ¡No hay que esperar a pasar la cuarentena!
- Si el sangrado es activo, es mejor esperar para la penetración y, en cualquier caso, utilizar preservativo por el riesgo de infección. Idealmente, esperad a que cese el sangrado. Sin penetración, sois libres de hacer lo que os plazca.
- Si hay dolor, es inviable pensar siquiera en sexo. Si ha habido episiotomía, desgarro o cesárea, y duele, hay que tratarlo. Las cicatrices deben estar cerradas y, una vez cerradas, tratar ese dolor. Una fisio de suelo pélvico puede tratar tus cicatrices para devolver la elasticidad al periné. No se puede hacer ni forzar nada con dolor: el dolor no es normal. La solución no es usar lubricante. Es tratar ese dolor en su origen. No mantengas relaciones con dolor. No lo hagas por tu pareja. Tu pareja no debería querer tener relaciones si te hacen daño. El dolor no es normal nunca. No se irá solo. Hay que valorarte y tratarte. A veces con fisioterapia se soluciona muy bien, pero otras veces quizá sea necesario un abordaje más multidisciplinar. Una ginecóloga especialista en suelo pélvico también puede valorarte y pautar antiinflamatorios locales si hay contracturas, infiltración local si el dolor es resistente, o alguna crema con leve contenido de estrógenos para aliviar la sequedad y la irritación.
- Aunque no hayas tenido herida, si hay dolor, revisa tu suelo pélvico y trátalo.
- La libido puede estar bajita por muchas causas, especialmente porque estás cuidando y disfrutando de tu bebé. Otras veces es cansancio, falta de tiempo, dolor

o un mal recuerdo del parto. Si la causa tiene tratamiento, cuídate e intenta tratarlo. Si necesitas apoyo psicológico, ojalá no dejes de buscarlo.

- Si no hay causas en especial, va pasando el tiempo y te preocupa la situación; es cierto que, el deseo a veces hay que buscarlo y propiciarlo. Igual si te quitan carga de encima te sientes más liberada y con ganas. Tampoco hace falta tener mucho tiempo. Como decía Ascensión Gómez (matro-fisio): «¡Recuerda la adolescencia! En cualquier sitio y en cualquier momento».

Con lactancia materna y sin menstruación, nos encontramos en una situación hormonal parecida a la menopausia. La falta de estrógenos produce síntomas a veces leves y a veces más acusados en la mucosa vaginal. Los estrógenos actúan directamente en el epitelio vaginal e influyen en su grosor, vascularización e hidratación, por lo que unos niveles bajos de estrógeno pueden causar sequedad y adelgazamiento de la pared vaginal y, con ello, aparecen síntomas como picor, escozor, quemazón y dispareunia (dolor en las relaciones). No todas las mujeres lo notarán de manera acusada. Si es molesto, puedes utilizar hidratantes vaginales para aliviar las molestias varios días a la semana y un lubricante de base acuosa durante las relaciones.

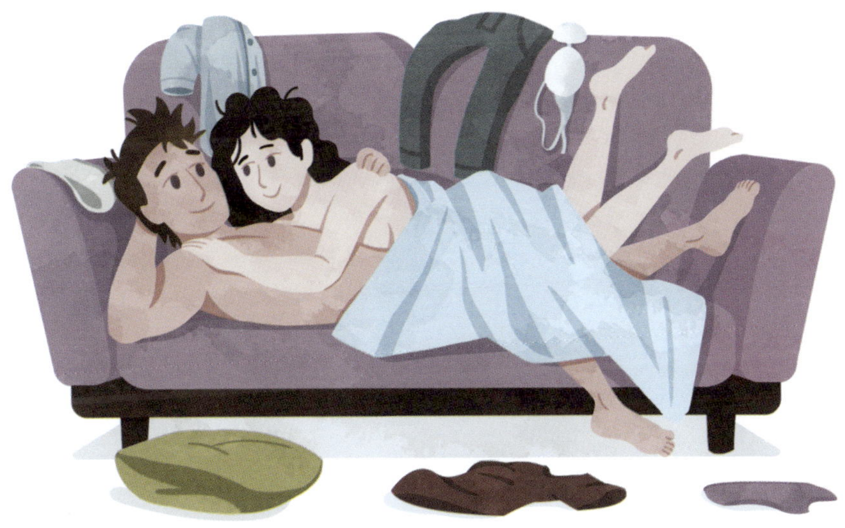

En caso de ser algo muy marcado que afecta a tu vida diaria, habla con tu médico o ginecóloga para que te pauten una pomada vaginal con estradiol. Si estás con lactancia materna, puedes consultarlo en www.e-lactancia.org. Está catalogado como compatibilidad probable, pero leyendo la ficha puedes confirmar que es básicamente indetectable en leche materna y no produce efectos adversos.

Anticoncepción

Tras el parto, la regla volverá en un abanico muy amplio de normalidad. Sin lactancia materna, las mujeres menstrúan generalmente entre las seis y las doce semanas posparto, ya que, al no existir niveles altos de prolactina, el ciclo hormonal femenino se reestablece antes.

Por otro lado, aunque la lactancia materna es un método anticonceptivo natural para espaciar embarazos en la naturaleza, algunas mujeres vuelven a tener la regla seis semanas después del parto, incluso con lactancia materna exclusiva en barra libre, es decir, a demanda y con alta frecuencia. También puede variar tu experiencia entre un posparto y otro. Con lactancia, la amenorrea puede durar desde solo seis semanas hasta más de dos años mientras sigas amamantando. Sin embargo, la mayoría de las mujeres recuperan la regla una vez disminuyen las tomas diarias. A veces, al introducir la alimentación complementaria, otras al destetar por la noche. En ocasiones, aunque haya pocas tomas al día, se sigue sin tener la regla hasta destetar del todo.

Los primeros ciclos de tu menstruación tras el parto pueden ser anovulatorios. Sin ovulación, recuerda que no hay progesterona y las reglas son más abundantes. O quizá ovules, pero con una fase lútea corta (menos de diez días), sin suficiente progesterona para, por ejemplo, favorecer la implantación de un nuevo embarazo. Salvo que tengas ciclos anovulatorios, la primera ovulación podría suceder antes de menstruar, por lo que podrías quedarte embarazada sin ver la regla.

Los primeros ciclos pueden ser irregulares. Tal vez tengas una regla y pasen varios meses hasta que vuelva. Es normal. Podrás usar tampones (a ser posible, ecológicos) y copa ya sin problema.

Si quieres reestablecer la fertilidad siguiendo con la lactancia, parecen más eficaces los cambios bruscos que pausados, como destetar de noche, aunque quizá prefieras esperar. Si no vuelve la menstruación, también debemos comprender que nuestro cuerpo no considera en este momento prioritario restablecer el ciclo. Considera que alimentar a un bebé es suficiente demanda energética. Si pasan los meses, y por tu situación personal, no quieres esperar mucho más para poder buscar de nuevo embarazo, podrías también, realizar una analítica, ver cómo estás en general, y aportar a tu cuerpo suficientes nutrientes y energía, de forma que se vea capaz de lactar y ovular a la vez: dos situaciones que requieren mucha energía.

Si, por el contrario, no quieres quedarte embarazada en este momento, el MELA (método de lactancia y amenorrea) puede ser eficaz como anticonceptivo los primeros seis meses si las tomas de pecho son frecuentes de día y de noche y no has tenido la regla. Este método se basa en que la lactancia a demanda y frecuente inhibe las hormonas responsables de la ovulación y, por tanto, no es posible el embarazo. Pero recuerda que, aun así, algunas mujeres menstrúan pronto. Es más adecuado estar atenta a las señales de ovulación:

- Detección de moco cervical tipo clara de huevo o sensación notable de humedad al limpiarnos tras orinar. Esto viene causado por la presencia y elevación de estrógenos. La ovulación podría producirse en estos días.
- Elevación de la temperatura basal.
- Cambio de posición del cérvix (a la exploración con los dedos, el cuello está como hacia delante. Esto se aprende a base de palparlo a lo largo de todo el mes.

Estas señales serían motivo de introducir un método barrera por si acaso, si no deseas quedarte embarazada.

A las cuatro o seis semanas del posparto se pueden utilizar anticonceptivos de progesterona o implantar un dispositivo intrauterino (DIU). Investiga bien pros y contras sobre la anticoncepción hormonal, pues, si estos métodos anulan la ovulación, tiene repercusiones en tu salud. Escoge el método que mejor te vaya con una información completa.

Los libros de Lara Briden son imperdibles a este respecto.

> Para seguir aprendiendo mucho sobre posparto, te recomiendo el libro *Conoce tu posparto* de la comadrona Laia Aguilar y *Puérpera perdida* de Ascensión Gómez.

14.

Lactancia

En este capítulo, abordaremos los pilares básicos para las primeras semanas de lactancia materna y lactancia artificial. Para profundizar y avanzar más allá de las primeras semanas, te recomiendo continuar con la lectura de *Ser bebé*. Hay tantas cosas que contar que cada momento vital requiere su propio espacio.

Lactancia materna

Amamantar nace como un deseo interno, no una imposición. Este deseo de amamantar debe ser protegido. Informarte durante el embarazo solo es el primer escalón. Hay que informarse porque la lactancia materna está plagada de mitos, malas recomendaciones y poco acompañamiento. Aún se sigue creyendo que los bebés comen cada tres horas durante cinco minutos y luego duermen.

Madres, abuelas, vecinas y sanitarios perpetúan los mitos de no tener leche o de producir leche que no alimenta. Esto es lo que les hicieron creer a ellas. Cuando sabes que eso no es verdad, tienes herramientas. La lactancia materna se fue perdiendo hace unas décadas por la agresividad de la industria de la leche artificial hasta que surgieron leyes para protegerla. Aún estamos remontando.

Además, te animo a acudir desde el embarazo a grupos de crianza, lactancia o posparto. Se aprende de verdad de otras madres y sus bebés. Como se ha hecho toda la vida hasta que las sociedades modernas e individualistas lo imposibilitaron. Y es que la lactancia materna tiene un pequeño componente instintivo en la madre: deseo de amamantar, nutrir y consolar a la cría, pero cómo y qué es normal debe aprenderse por observación desde la infancia. Para los bebés, el amamantamiento es instintivo, aunque debemos acompañarlos.

La lactancia va más allá de la preparación al parto. Te animo a hacer un plan de lactancia:

- Tu pareja (si es el caso) debe informarse tanto como tú para apoyar tus decisiones y superar los baches.
- Localiza los grupos de tu zona y a qué profesional vas tener a mano cuando nazca el bebé.
- Los contratiempos surgen desde los primeros días: cuanto antes te valore una persona altamente cualificada en lactancia, más fácil encauzar. Localiza, escoge y habla con esa persona antes del parto. Avísala en cuanto lo necesites tras nacer tu bebé. Incluso si va todo bien, una visita de refuerzo suele ser liberadora.

Surgirán miedos sobre si lo haces bien y si el bebé come suficiente. Los comentarios alrededor no se hacen esperar y muchas veces no ayudan (los miedos de los demás no son una carga que te corresponda). Además, las hormonas caen en picado y el cansancio se vuelve acusado: una bomba emocional perfecta para los primeros días. Llora si lo necesitas, ¡qué menos!

Inicio de la lactancia

La lactancia funciona de la siguiente manera: cuanto más estímulo (succión/extracción) y vaciado del pecho, más producción de leche. La leche sube entre 30 y 72 horas tras el alumbramiento de la placenta. Si por algún motivo quedasen restos placentarios no detectados, esto en ocasiones podría llegar a afectar la producción de leche.

Si un bebé hace pocas tomas, o está al pecho, pero dormido, o tiene problemas de succión y no lo puede hacer como debería, la producción de leche se verá comprometida. Recuerda que, si no puede extraer, la producción disminuye. Cuanto más se vacía el pecho, más produce, y al contrario.

Ante estos problemas, mientras buscas ayuda, hay que comenzar a extraer calostro, cada dos o tres horas, para que la subida de la leche no se vea afectada. Puede ser de manera manual o con sacaleches. Al principio, verás solo gotas y, poco a poco, cada vez más cantidad. ¡Paciencia!

La mayoría de las mujeres pueden producir toda la leche que su bebé necesita con estímulo y vaciado frecuente. Sin embargo, existen condiciones raras pero reales de baja producción:

- Problemas de tiroides, incluido hipotiroidismo en el embarazo. No se debería dejar la medicación de golpe. Algunas ginecólogas recomiendan bajar a la mitad la dosis tras el parto, pero no eliminarla y hacer una analítica a las cuatro o seis semanas posparto para retirarla o reajustarla.
- Hipoplasia de la glándula mamaria (recuerda que era un desarrollo insuficiente de la glándula mamaria durante la pubertad, y los pechos podrían tener forma tuberosa).
- Algunas cirugías de mama que seccionan los conductos.
- Hemorragia y anemia grave, que pueden afectar a la producción de leche. Necesitan un buen asesoramiento a la lactancia.

Lactancia a demanda quiere decir dar de mamar al bebé cada vez que lo pide. Las señales de hambre son en realidad búsqueda activa del pecho. No importa qué tiempo ha pasado, no deben esperar, pues comen cantidades pequeñas y lo digieren enseguida. Lactancia a demanda es la manera en que la naturaleza se asegura de que el bebé está pegado a su mamá para sobrevivir.

SEÑALES TEMPRANAS: TENGO HAMBRE

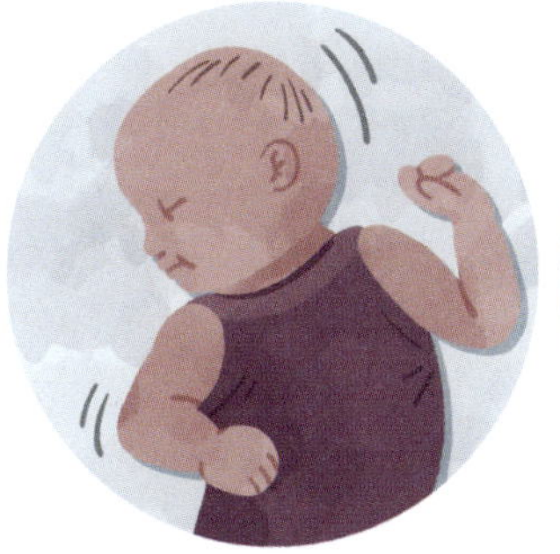

Se agita

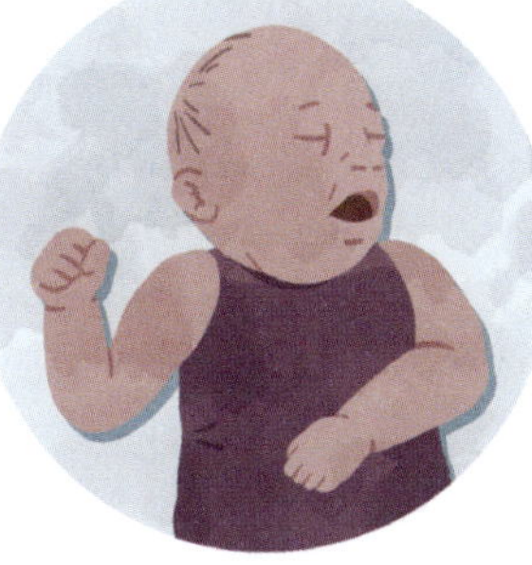

Abre la boca

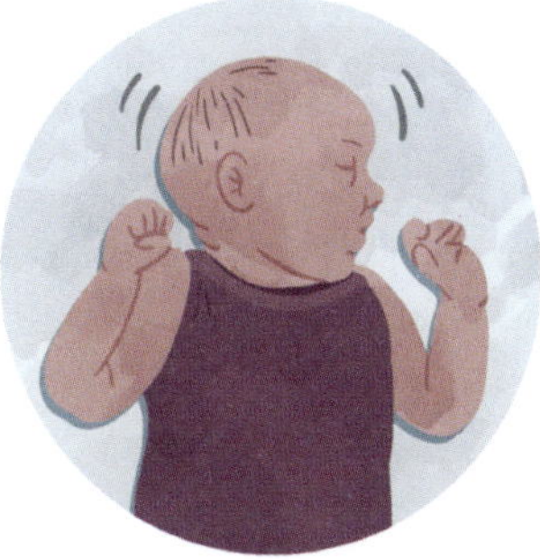

Mueve la cabeza
Busca el pecho

> «Cuando mi bebé tenía casi dos meses, una persona me preguntó que cada cuánto le daba el pecho. Respondí que la lactancia era a demanda, cuando me lo pedía. Yo estaba feliz porque nos había ido muy bien hasta entonces. Su respuesta fue que me usaba de chupete. Me hizo sentir que lo estaba haciendo mal y empecé a dar explicaciones. Me sentí pequeña. Quería justificar ante esa persona mi lactancia, la relación con mi bebé. No supe reaccionar a tiempo de otra manera. No tenemos por qué justificar nada a nadie».
>
> **Pilar**

Será lactancia a oferta si tu bebé no pide comida y duerme mucho: debe mamar al menos entre ocho y doce veces al día (como mínimo). Y ha de succionar, no estar dormido al pecho. Una toma normal las primeras semanas puede durar entre veinte y cuarenta minutos. Pero si son mucho más largas, o sientes que es una toma continua de 24 horas, revisa si está realmente comiendo. Si el bebé no mama y solo duerme, toca extraer leche y suplementarlo. Para no interferir con la lactancia, sería ideal hacerlo con dedo-jeringa. Consiste en que mientras tu bebé succiona tu dedo, con la ayuda de una cánula y una jeringa (pídelas en el hospital) le facilitamos la leche. Supone menos esfuerzo y así lo ayudamos a recuperar fuerzas. Y pide ayuda cuanto antes.

Recuerda y ten muy claro que los bebés vagos no existen. Un bebé que duerme mucho o no consigue engancharse no es vago. Es un bebé que necesita ayuda para alimentarse. O bien porque está agotado y no consigue despertarse, o bien porque tiene dificultades para agarrarse. Pero todos los bebés quieren comer. Si no lo hacen, ¡es porque no pueden! Que nos salten las alarmas si alguien nos dice que nuestro bebé es vago.

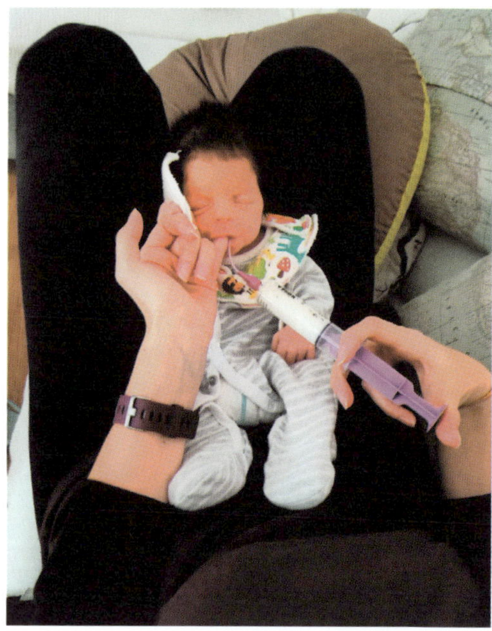

Técnica dedo-jeringa

Además de todo esto, hay que tener presente una serie de cosas:

- Los bebés pueden perder hasta un 10 por ciento de peso que han de recuperar antes de los quince días como límite. Si no lo hacen, algo suele estar pasando con la lactancia.
- Los bebés deben hacer pis y caca todos los días, aunque el pis es escaso los primeros dos días y puedes ver uratos (manchas naranjas en el pañal). Si los ves más allá del cuarto o quinto día, comprueba si está comiendo o acude a tu centro de salud. Podría ser señal de deshidratación. Las primeras semanas, sí deben hacer caca a diario; de no ser así, puede que no estén comiendo suficiente.
- Hacer caca es la mejor manera de eliminar la bilirrubina. Al nacer, los bebés pueden ponerse un poco amarillos. Esto es porque sus glóbulos rojos se recambian y liberan bilirrubina en sangre. Una de las maneras que tiene el bebé de eliminarla es a través de las cacas. Por ello, si come bien y suficiente, realizará más deposiciones y eliminará mejor la bilirrubina. Los bebés con problemas de alimentación los primeros días tienden a ponerse más amarillos. Si la bilirrubina se eleva y no la elimina a tiempo, puede que lo ingresen para aplicar fototerapia. La exposición a la luz azul es otra manera de eliminar la bilirrubina.
- Si es necesario suplementar, la primera opción siempre debe ser sacarte tu propia leche. Si no consigues al principio ir sacando suficiente, habrá que darle suplemento de leche artificial.
- A los bebés que demandan poco se los estimula para comer si no lo hacen ellos, cada tres horas al menos, hasta que recuperen el peso del nacimiento.

Agarre y posición

El agarre y la posición son la clave de la mayoría de los problemas iniciales. Un alto porcentaje de mujeres sienten dolor en las tomas, y esto se debe a un mal agarre. Si la succión no es eficaz, la producción de leche con el paso de los días irá mermando al no haber un vaciado adecuado. El dolor impide amamantar y no deberías aguantarlo: te llevará a tener grietas con toda probabilidad.

Fisiológicamente la lactancia no debe doler. Quizá te moleste un poco los primeros días y tengas cierta sensibilidad. Eso podría considerarse normal, pero si te dicen que el agarre es bueno, y tú tienes un dolor elevado, busca otra persona que pueda valorar mejor. Lo que se ve por fuera no importa tanto como lo que está pasando dentro de la boca del bebé.

> Como un mantra: si te duele, ¡el agarre no es bueno!

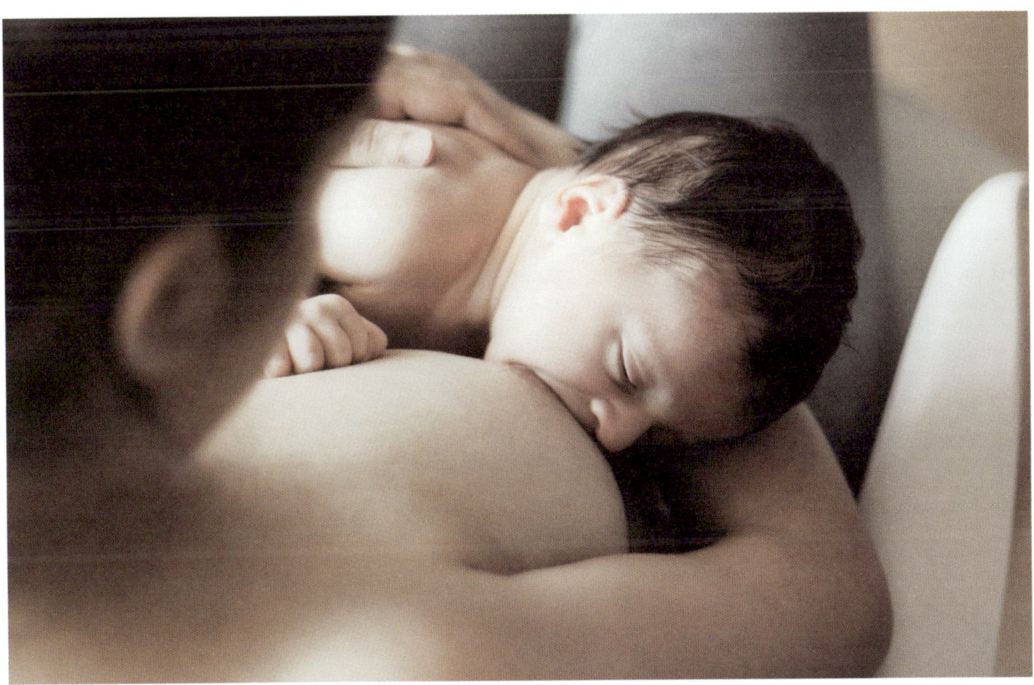

Posición correcta para un buen agarre

El agarre ha de ser profundo: tu bebé lleva el pezón al fondo de su boca y mama de la aréola no del pezón. Con su lengua y su paladar, hace vacío, una ventosa. La lengua debe realizar unos movimientos complejos ondulatorios, la peristalsis, que junto con el vacío, propiciarán la extracción de leche sin dolor para la madre. Si el agarre es superficial, si el bebé mastica en la succión, el pezón termina siendo masticado, frotado, friccionado, y esto es lo que ocasiona el dolor.

¿Cómo es un agarre bueno que no duele? La barbilla del bebé está pegada al pecho, la nariz lo roza, y su cabeza alineada con su cuerpo, no girada. Su cabecita y su nuca están libres y puede extenderla si quiere. El bebé ha de estar pegadito a su madre, pues esto lo relaja y predispone el buen agarre, sin luchar por que se le escape el pecho.

¿Qué es la compresión en C?

- Mano en forma de C: se comprime en dirección nariz-barbilla del bebé.
- Reduce el diámetro del pecho y facilita el agarre profundo al bebé: menos dolor.
- Evita que el bebé pierda el pecho durante la toma. Úsalo toda la toma si es necesario: con mamas grandes o dolor es instintiva. No comprime los conductos.
- Facilita la salida de leche, por lo que podría acortar las tomas.

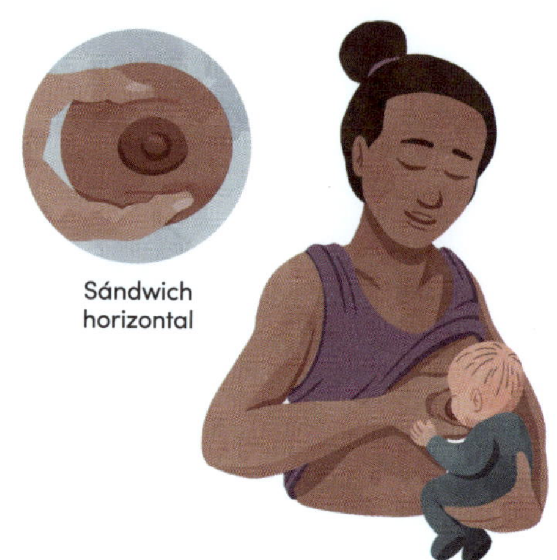

Si duele, reposiciona al bebé:

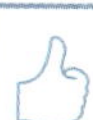

- No lo fuerces.
- Si está llorando, cálmalo.
- Agarra tu pecho cerca de la aréola con la mano en C. No lo sueltes hasta que completes el agarre.
- Toca la boca de tu bebé con el pezón para iniciar el reflejo de búsqueda.
- No sujetes al bebé nunca por su cabeza. Esta debe quedar libre. Sujétalo por la espalda entre los omóplatos y la nuca.
- Dirige el pezón al fondo de su paladar, arriba.
- Cuando abra la boca tráelo a tu pecho. Sigue con el agarre en C.
- Si el bebé cierra la boca en la toma, bájale la barbillita con el dedo suavemente para abrirla más.

Sobre posiciones, la posición de cuna en la que muchas veces vemos a los bebés al pecho la hemos imitado de ver dar biberones. No es la posición más favorable. La posición que llamamos biológica mejora problemas de agarre y dolor: consiste en acomodarte reclinada hacia atrás. El bebé se coloca bocabajo sobre tu cuerpo. El bebé puede engancharse solo o puedes ayudarle con la compresión en C. La posición de caballito favorece un agarre profundo cuando no lo conseguimos de otra manera. Consiste en poner al bebé a horcajadas sobre tu pierna, sujetando bien su cuerpecito desde la nuca con una de tus manos. Con la otra mano manejas el pecho con agarre en C. No pasa nada por poner a tu bebé así, cogerás el truco de sujetarlo firmemente entre su espalda y su nuca con una de tus manos. La posición de lado es básica para dormir por la noche. El bebé debe estar bien girado y pegadito a ti.

Si a pesar de todo sigue doliendo, es necesario hacer una valoración integral:

Cómo ha sido el parto:

- Inducción: ¿ha sido muy largo?
- Epidural: letargo del bebé al nacer.
- Malposición del bebé (también parto instrumental o cesárea): posterior, deflexión de la cabeza y nalgas pueden comprimir nervios y musculatura en el bebé, dificultando el inicio de la lactancia
- Tracción excesiva de la cabeza del bebé.

¿Cómo está tu bebé?

Irritable, llora mucho o se arquea: son señales de dolor/molestias. Si con un buen asesoramiento, no se consigue un buen agarre, a pesar de corregir la posición, y existe alguna de las circunstancias anteriores, tu bebé debe ser valorado cuanto antes por un fisioterapeuta especializado en lactancia y con experiencia en recién nacidos. Es muy posible que tu bebé tenga dolor o tensión: nervios, musculatura, cabecita, cervicales o alguna confusión sensorial. Tal vez por ello no pueda abrir bien la boca y la lengua no sea funcional al cien por cien. Los bebés también se contracturan y sienten dolor.

Anquiloglosia

Se debe valorar la boca y funcionalidad de la lengua. No todos los frenillos son cortos ni producen anquiloglosia (lengua atada), pero algunos sí, y es imposible que tu bebé consiga mamar. La anquiloglosia no es una moda, es una realidad anatómica. Debe valorarlo alguien con formación específica. El frenillo no se valora solo mirando: unos se ven y otros no, pues pueden ser visibles o no, submucosos y también mixtos.

«Mi segundo bebé nació con una retrognatia muy marcada y pedí que le revisaran el frenillo en el hospital. "No es limitante", me dijeron. A pesar de las consultas con asesoras de lactancia y osteópatas, vivimos un calvario. Con un mes, no había recuperado el peso del nacimiento y había bajado del percentil 70 al 3. La matrona y el pediatra me decían que el enganche era bueno y que no veían frenillo, pero su única solución era introducir fórmula. A sugerencia de la primera asesora de lactancia que contacté, empecé a suplementar con mi propia leche. Por fin, di con una profesional especializada en anquiloglosia que diagnosticó el frenillo y a las seis semanas se lo liberaron. Con mucho acompañamiento posterior, ejercicios y no pocos altibajos, llevamos diez meses de lactancia mixta».

Arancha

Para diagnosticar o descartar una anquiloglosia, hay que tocar debajo de la lengua. Con un dedo primero haciendo un barrido, y luego con dos, en el centro para ver el frenillo. Además se debe valorar toda la boca, la succión y la carita del bebé. Se debe tener muy en cuenta la clínica que presentan mamá y bebé. Si no se realizan todos estos pasos, aunque te hayan dicho que no tiene frenillo, no queda descartado.

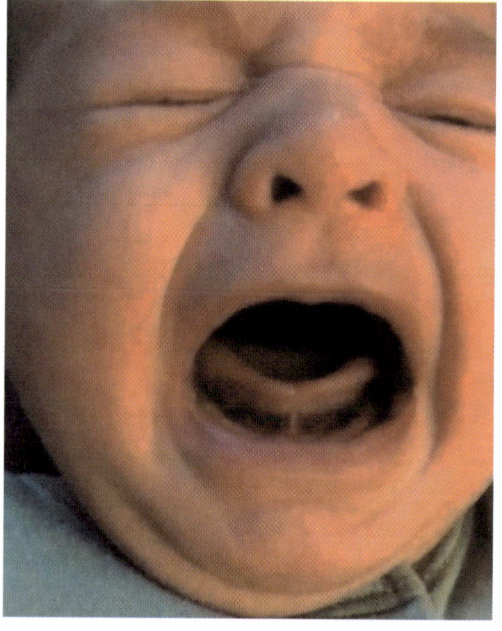

Frenillo del bebé

A veces, será necesario liberar la lengua con una frenectomía: corte del frenillo. Idealmente habría que liberar los tejidos antes con logopedia miofuncional o fisioterapia en lactancia materna. Mejora los resultados tras la intervención. La frenectomía puede hacerse de manera ambulante, con anestesia tópica. Puede hacerse con tijera o con láser. En algunos centros proponen hacerlo con sedación. Todas las opciones son válidas. Lo importante es que sepan hacerlo bien: debe quedar una herida en forma de rombo para que la lengua quede liberada del todo.

Tras la frenectomía, será necesario cuidar la herida para que no se pegue. Esto suele incluir presionar suavemente sobre el rombo para evitar que cicatrice sobre sí mismo. Además, te deben pautar ejercicios individualizados de movilidad. La frenectomía solo es el corte del frenillo. La lengua debe rehabilitarse poco a poco pues debe fortalecerse y reaprender movimientos que no podía hacer hasta ahora. Por eso es importante el trabajo multidisciplinar, con IBCLC, fisioterapeuta y logopeda. La frenectomía la realizan muchos profesionales diferentes, como matronas formadas, médicos especializados, pediatras formados, maxilofaciales, odontopediatras o cirujanos pediátricos.

La lengua de los bebés debe estar arriba en el paladar siempre. Si tu bebé duerme con la boca abierta y la lengua baja, además de cerrarla presionando su barbilla hacia arriba, consulta. Esto puede tener efectos a largo plazo en la respiración (debe ser nasal siempre), deglución de los alimentos o pronunciación.

<table>
<tr><th colspan="2">Clínica de anquiloglosia</th></tr>
<tr><th>En el bebé</th><th>En la madre</th></tr>
<tr><td>Poca ganancia de peso, ictericia, hipoglucemias</td><td>Dolor en las tomas</td></tr>
<tr><td>Incapacidad para engancharse</td><td>Grietas que no se curan.
Escozor continuo en los pezones.
Pezón en forma de pintalabios</td></tr>
<tr><td>Chasquidos al mamar porque pierde la ventosa</td><td rowspan="3">Obstrucciones, pinchazos y mastitis de repetición, isquemia del pezón (falso Raynaud)</td></tr>
<tr><td>Gases porque traga aire al chasquear</td></tr>
<tr><td>Reflujo por el aire que traga</td></tr>
<tr><td>Ampollas en los labios por exceso de fuerza para compensar la anquiloglosia</td><td rowspan="4">Baja producción (no vaciado del pecho) o sobreproducción de leche: tu cuerpo quiere alimentar a tu bebé compensando su succión. Por eso algunos bebés cogen peso bien a pesar de la anquiloglosia.</td></tr>
<tr><td>Irritabilidad</td></tr>
<tr><td>Cacas verdes de manera repetida</td></tr>
<tr><td>Asimetría en su carita</td></tr>
</table>

Pide ayuda a una consultora de lactancia certificada (IBCLC) o a personal bien formado. Si tu profesional de referencia no da importancia al dolor o no puede ayudarte, busca otra opinión. No desistas si no estáis bien. Importa que el bebé esté bien e importa que tú estés bien. Mientras buscas apoyo, puedes considerar el uso de pezoneras, hacer lactancia diferida (extrae tu leche y evita biberón, por confusión con el pecho), pero mantén la producción de leche extrayéndola.

Hacia los quince o veintiún días, puede darse la primera crisis de crecimiento. El bebé está intranquilo y se pelea con el pecho: es su manera de conseguir que te aumente la producción. Suele pasarse en tres o cuatro días. Hacia las seis semanas y los tres meses, sucede de nuevo.

Paciencia y ¡mucha teta!, como diría Alba Padró.

La lactancia está establecida cuando el bebé gana peso bien (en su propia individualidad), está tranquilo en general, y tú no tienes dolor y puedes disfrutar de la lactancia (aunque sea agotadora).

Algunas lactancias, aun con el mejor acompañamiento, no podrán tener lugar. Son complejas. La salud mental de la madre es muy importante. Tú decides hasta dónde llegar. Eres todo, mucho más allá del pecho para tu bebé.

«Mi lactancia comenzó con una ingurgitación bestial. Tuve hiperproducción durante toda la lactancia. Mi pezón izquierdo siempre dolía. Cuando mi bebé tenía veinte días de vida, sintiendo mucha culpa, decidí someterlo a una frenectomía. Las pezoneras me salvaron los tres primeros meses. Creo haber contado veintitrés obstrucciones, muy grandes y dolorosas, una de las cuales me acompañó casi toda la lactancia; dos perlas de leche, también dolorosísimas; un síndrome Dress al tratar la mastitis subaguda que siempre parecía acompañarme. Todo en cinco meses y medio de lactancia materna exclusiva. No fui capaz de llegar al tan esperado sexto mes que recomienda la OMS como mínimo. Eso retumba aún en mi cabeza. Pero no podía más. Físicamente exhausta, anímicamente anulada y obsesionada por gestionar las obstrucciones e intentar que los pechos se vaciaran en algún momento. Mi vida dependía de si esa mañana mis pechos me dejaban hacer vida normal o no. Mi relación de pareja caía en picado. Era o la lactancia o yo. Me sentí muy sola en la decisión de destetar: culpable, extremadamente triste y la peor madre del mundo. Pero lo hice. Y mi maternidad empezó a ser fácil, amable y fluida».

Mariola

Ingurgitación

La ingurgitación es un acúmulo de líquidos en ambas mamas. Sucede hacia el tercer día de posparto: se produce la subida de la leche y, además, hay un edema. El resultado es una mama muy dura y llena que causa dolor.

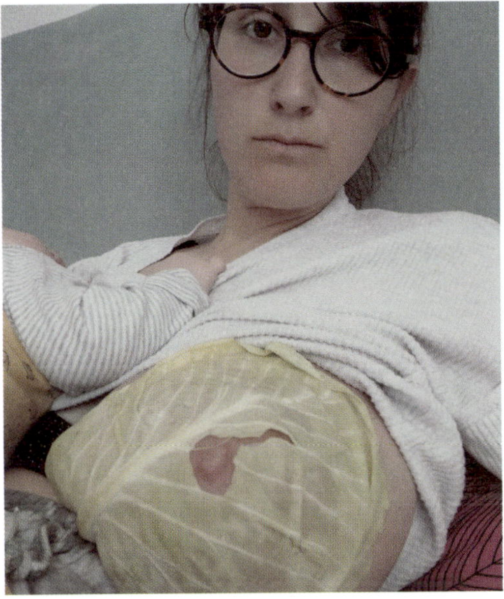

Hoja de col fría para la ingurgitación

La ingurgitación dura 48-72 horas y puede causar febrícula. Su manejo es el siguiente:

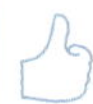

- Drenar la aréola presionando con los dedos suavemente en su contorno: presión inversa suavizante. Esto permite al bebé agarrarse, ya que, si el pecho está duro, no podrá.
- Si tu bebé hace buenas tomas y vacía el pecho con frecuencia, mejor.
- Si tu bebé no consigue mamar, cada dos o tres horas hay que drenar el pecho a mano, con sacaleches o un colector de leche. Podrás darle lo que te has extraído a modo de toma.
- No apliques calor, pues empeora el edema, pero sí frío, ya que es una inflamación. Puedes tomar antiinflamatorios. Y prueba a aplicar hojas de col frías rompiendo los nervios con un rodillo; cámbialas con frecuencia. También serían útiles almohadillas de frío en forma redonda. Son reutilizables y se congelan en la nevera.

Mastitis

La mastitis es una inflamación con o sin infección por acúmulo de leche, generalmente localizada en una zona de una sola mama. No debe confundirse con la ingurgitación del tercer-cuarto día posparto. Puede suceder por vaciado insuficiente del pecho, por un bebé con problemas de agarre/succión que no vacía, o por presencia de grietas.

En la leche estancada, algunas bacterias proliferan de forma descompensada, lo que produce enrojecimiento y dureza en la zona afectada, dolor, pinchazos y calambres. La más típica es la mastitis aguda y causa fiebre y malestar general. De no resolverse, podría llegar a aparecer pus y producirse un absceso: un quiste de pus que hay que drenar muchas veces de manera quirúrgica. Debemos evitar que esto suceda tratándola a tiempo.

El tratamiento principal es continuar con las tomas a demanda del bebé. El bebé es el más eficaz, pero si hay problemas de agarre, puedes hacerlo manualmente o con sacaleches. Toma antiinflamatorios y descansa, pues produce un cuadro gripal. Si tras doce o veinticuatro horas de vaciado activo no mejora o empiezas a estar peor, debes acudir a urgencias, pues precisarás antibióticos.

Si tienes dolor, calambres y pinchazos, pero no hay fiebre ni enrojecimiento, prueba con probióticos y comprueba el agarre, succión y vaciado. ¿Puede tu bebé tener anquiloglosia? Si no mejoras en una semana de probióticos, solicita un cultivo de leche para que te pauten antibiótico si es preciso.

Siempre que necesites comprobar la compatibilidad de cualquier fármaco o prueba médica con tu lactancia, consulta la web www.e-lactancia.org. Es una web de referencia mundial, liderada por el pediatra José María Paricio. Es un proyecto de APILAM, Asociación para la Promoción e Investigación científica y cultural de la Lactancia Materna. Es absolutamente fiable. ¡No dejes la lactancia por un tratamiento antes de consultarla!

Lactancia artificial y mixta

Si vas a dar lactancia artificial o necesitas que sea mixta, cambia el alimento, pero no todo lo demás. Sigue siendo necesario el contacto cercano y piel con piel, manteniendo la parte emocional del momento de alimentar. El biberón deben darlo las mínimas personas posibles, pues tu bebé necesita establecer un vínculo afectivo potente con una o dos personas solamente.

Ten en cuenta que, aunque tomes las pastillas para inhibir la subida de leche, puede que suba. Si te resulta molesto, debes vaciar levemente, lo justo para que no te duela. Usa sujetador sin aros que te contenga. Terminará por desaparecer haciéndolo así.

Es importante saber que la lactancia artificial sigue siendo a demanda: tu bebé debe decidir cuánto comer, y no la lata de leche. La lactancia materna protege de la obesidad, entre otras cosas, porque el bebé come lo que necesita sin que lo fuercen: se respetan sus señales de hambre y saciedad. Cuando se lo obliga a tomar determinadas cantidades de leche por lo que dice un fabricante, no se respeta esto. ¡No todos los bebés necesitan la misma cantidad!

Dar biberón

La mejor manera de dar un biberón, para respetar la fisiología de la alimentación de los bebés, es mediante el método Kassing. Se debe a Dee Kassing, IBCLC norteamericana. Lo diseñó para poder dar biberón a los bebés alimentados al pecho, intentando evitar interferencias con la lactancia materna. Consiste en imitar lo máximo posible la toma al pecho, pero con un biberón. Esto es, porque para mamar del pecho, los bebés deben realizar movimientos coordinados y complejos de la lengua y musculatura de la boca, además de coordinar succión-deglución-respiración.

En la manera convencional en la que se da el biberón, sin apenas esfuerzo, el bebé recibe una gran cantidad de leche. La realidad es que los bebés no pueden gestionar bien los biberones con flujos altos, y frecuentemente comen más deprisa y más cantidad de la que realmente querrían. Engullen para no ahogarse.

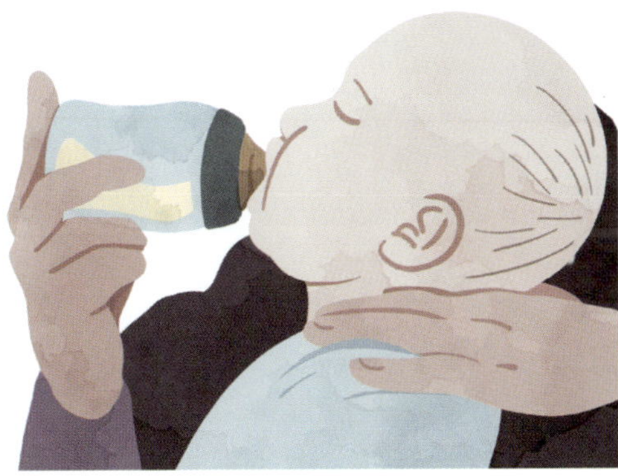

El método Kassing consiste en dar el biberón con el bebé en una posición mucho más vertical y no en cuna bocarriba, como suele hacerse. A los bebés más pequeños, recién nacidos hay que sujetarles la cabeza desde la nuca. El biberón se ofrece rozando los labios del bebé y esperando a que inicie la búsqueda (como haría con el pecho). Una vez que abre la boca, se introduce la tetina que debe tener una forma fisiológica. Esto es, simétrica, alargada y de consistencia flexible. Algunos bebés necesitan tetinas más estrechas si presentan anquiloglosia o dificultad de succión. Pero para su desarrollo, es importante que por lo general sean de base ancha y de esta forma abran más la boca al alimentarse. Además, debemos escoger un flujo lento que permita al bebé ser el que extrae la leche al succionar, y parar y descansar siempre que lo necesite.

El biberón se ofrece en un plano horizontal, llenando la punta de la tetina de leche. Si observamos al bebé, este debe comer con calma, pudiendo gestionar el flujo. Si percibimos estrés, quizá el flujo de la tetina es demasiado rápido. Cuando el bebé pausa para respirar pausaremos con él bajando el biberón, y volveremos a llenarlo de leche cuando reinicie la succión.

La toma puede durar 15-20 minutos en un recién nacido. Como una toma al pecho. Esto permite que el bebé sienta la señal de saciedad y coma solo lo que necesita. La lactancia con biberón debe ser a demanda también. Atender a las señales de saciedad del bebé previene la obesidad. Cuando el bebé no quiere más, no reinicia la succión, no debemos forzar a que se termine el biberón.

Al ser tomas más pausadas, permiten también calmar la necesidad de succión.

En los bebés que toman biberón, el chupete es una herramienta adecuada para aportarles la succión no nutritiva que necesitan después de las tomas. Se recomiendan de talla pequeña y lo más planos posibles, para interferir lo menos posible en el desarrollo de su paladar.

Preparación de la leche

Aunque no coincida con las indicaciones de los fabricantes, la manera más adecuada de preparar un biberón es la siguiente:

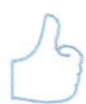

- Hierve el agua a unos setenta grados, casi llevándola a ebullición. No se hace para esterilizar el agua, sino para esterilizar la leche de fórmula, que no es estéril, y aunque sea poco probable, a veces hay botes contaminados. Sería más importante los dos primeros meses. Después, en las situaciones en las que no puedas hacerlo así, se debe preparar el biberón y administrar en el momento. Esto disminuye también el riesgo de contaminación.
- Prepara la cantidad de leche necesaria para veinticuatro horas: ¡facilítate la vida! Deja que enfríe y consérvala en la nevera. Calienta al baño maría la que vayas necesitando.
- Añade siempre el cacito de leche al agua, y no en orden contrario. Respeta la dosis de un cacito por 30 ml de agua. ¡No hacerlo es peligroso para el bebé!

Lactancia mixta

Lactancia mixta es como llamamos a alimentar al bebé con leche materna y fórmula artificial. Podemos optar por una lactancia mixta por decisión propia antes de tener al bebé. Algunas veces la lactancia va bien, pero optamos por meter leche de fórmula por logística familiar o laboral. Sin embargo, la mayoría de las veces es porque surgen problemas al inicio de la lactancia.

Ya sabéis que establecer la lactancia no siempre es fácil. Cuando surgen problemas de agarre, succión, dolor, anquiloglosia o condiciones como hipoplasias, algunas cirugías de mama, uno de los problemas más comunes es que el bebé no gane suficiente peso.

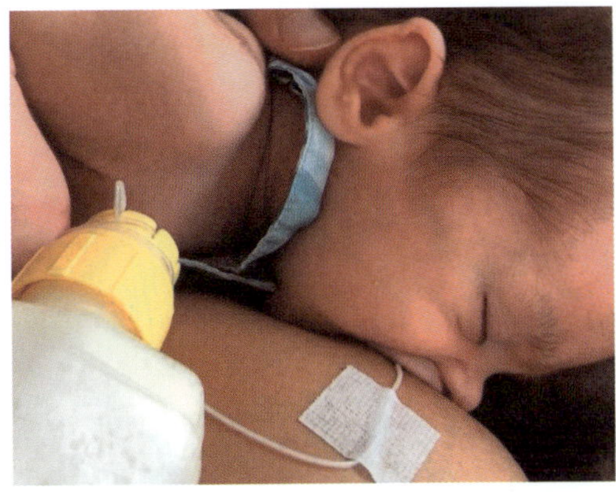

Relactador al pecho

Habría que ir a tratar el origen de la causa. Pero a veces esto no es posible. Muchas veces la producción de leche está afectada, y a veces no se consigue remontar la producción. Y a veces ya es tremendo el posparto como para vivir pegada al sacaleches. Y los sacaleches no van bien a todas las mujeres tampoco. Así que la lactancia mixta es una opción más para cuidar nuestra salud mental, la salud del bebé ante dificultades, o simplemente por elección propia y comodidad en nuestro contexto.

Además del método Kassing, para suplementar al bebé, ya sea con leche artificial o materna extraída, existen otros métodos para dar el suplemento, como es un relactador al pecho (una sonda que va de un recipiente como un biberón con leche, al pecho de la madre: al succionar, el bebé tomará el suplemento y el pecho a la vez), dedo-jeringa, una cucharita o un vasito.

Para poder mantener una lactancia mixta en el tiempo, y que no derive rápidamente en lactancia artificial si no es nuestro deseo, debemos ofrecer siempre primero el pecho al bebé. Además lo haremos a demanda. No solo para comer, también por el contacto. Suplementaremos con fórmula para completar la nutrición. El biberón se ofrece después, en caso de que el bebé lo necesite o lo quiera. Realizando el método Kassing, existe menos riesgo de que el bebé rechace el pecho o confunda cómo tiene que hacerlo al pecho o al biberón.

Inhibir la lactancia

Si deseas inhibir la lactancia en cualquier momento, las pastillas ya no son eficaces. Necesitaremos hacer una inhibición fisiológica. La manera adecuada de hacerlo sería vaciar la mama lo justo para que no moleste, espaciando cada vez más ese vaciado y sacando cada vez menos cantidad. Puede llevarte unos pocos días o una semana larga.

No destetes en medio de una mastitis ni utilices vendajes. Además del antibiótico pertinente, el vaciado de la mama es imprescindible hasta que desaparezca la mastitis. Aunque hayas decidido destetar, hasta que revierta la mastitis debes vaciar el pecho a menudo y seguir con el tratamiento. Una vez resuelta, inicia la inhibición.

15.

Recién nacido

LOS DÍAS PUEDEN SER ETERNOS, SOBRE TODO EL PRIMER MES; PERO LOS AÑOS... LOS AÑOS SON FUGACES.

El recién nacido y el sentido común

Cuánta dulzura en esos cuerpecitos tan pequeños. Repasemos lo que es normal en los recién nacidos.

Los recién nacidos son valorados por pediatría unas horas tras el nacimiento. El amoldamiento de su cabecita al pasar por el canal del parto desaparecerá con las horas. Nacen envueltos en una especie de mantequilla, el vérnix, que los hidrata y protege; lo absorben en poquitas horas y no se debe limpiar. Pueden tener pelo en el cuerpo, el lanugo, que se irá cayendo. En el útero, esta pelusa facilitaba la retención del vérnix, que protegía su piel del medio acuático. A más maduros, menos vérnix y lanugo. También pueden tener una mancha azulada en el sacro que irá desapareciendo con los meses.

El cordón umbilical ha de estar siempre limpio y seco. Tras bañar al bebé, hay que secarlo bien alrededor. Si supura o huele mal, límpialo bien con agua y jabón, y usa una gasa para limpiar el contorno y secar sin miedo. Si el olor es muy intenso

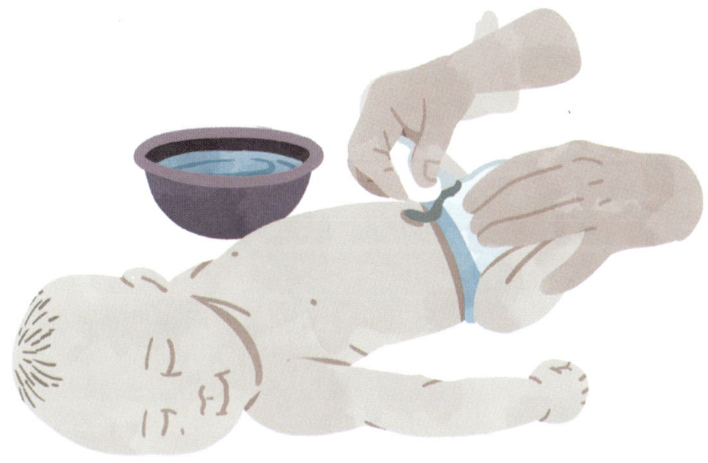

o la piel alrededor está muy enrojecida, deben valorarlo por si hay que usar antiséptico (clorhexidina).

Pide que dejen el cordón más largo al pinzarlo, ¡no a ras! La pinza les roza. De esta manera, la pinza puede quedar fuera del pañal para secarse antes. Se puede usar como alternativa a la pinza, cordonete (cuerda) en el pinzamiento.

La piel del bebé es delicada y sensible: se enrojece con cualquier roce y se descama los primeros días. Puedes hidratarla con productos naturales sin químicos, como aceite de caléndula. También les puede salir una especie de acné por la inmadurez de las glándulas sebáceas. Es normal e irá pasando.

El bebé nace con uñas largas y se araña. Puedes cortárselas cuando duerme, así no se mueve. Con cuidado, ¡pero puedes! No le pongas manoplas, el tacto es todo para tu bebé.

Las primeras cacas son el meconio, de un negro verduzco como chapapote. Puedes ponerle aceite en el culete para que no se le pegue tanto. Luego, se irán volviendo de color amarillo dorado con grumos, si hay lactancia materna, y amarillo más pálido o verde claro si le das fórmula. Limpia siempre de arriba abajo, especialmente si es niña, y con agua mejor que con toallitas. Estas, mejor sin perfumes ni químicos, pues irritan la piel. Aplica crema (con zinc) en los genitales solo si están enrojecidos y, en este caso, usa solo agua para limpiar y déjalos al aire, evitando la humedad.

A los niños no se les debe bajar el prepucio, ya que puede hacerles daño y provocar microlesiones. Los profesionales actualizados no te lo recomendarán. El prepucio irá bajando según vaya creciendo el bebé. No debes forzarlo. Limpia bien la zona genital con agua y si acaso una minigota de jabón durante el baño.

Las niñas pueden tener una minimenstruación al nacer por las hormonas maternas que ha recibido. Verás una mancha roja en el pañal. Es algo fisiológico y puntual.

El baño no es necesario que sea diario, y el primero nunca antes de las primeras veinticuatro horas: puedes hacerlo en el hospital o ya en casa y más adelante. Cuando tu prefieras. Los genitales sí deben lavarse bien con agua cada día.

Los bebés no están sucios, por eso no es necesario que el baño sea diario. Esto es solo si os apetece o le gusta mucho. Hay mil dispositivos para bañarlo, así que escoge el que mejor te vaya. El agua debe estar templada, agradable, y solo necesita una gotita pequeña de jabón. Su piel es delicada. Recuerda preparar todo de antemano. Cualquier cubo vale de bañerita anticólicos si lo sumerges en vertical y acurrucado.

Su ropita debe ser de tejidos naturales, sin gomas de ningún tipo en la cintura: ¡da dolor de barriga! Vístelo siempre acorde al tiempo, no lo abrigues de más. Si es verano y hace calor, hace calor también para tu bebé.

El pañal puede ser desechable o de tela, también los hay ecológicos. Algunas familias investigan sobre higiene natural y dejan de utilizar pañal muy pronto. Al fin y al cabo, en numerosas culturas del mundo los pañales no tienen presencia. Es un proceso que requiere aprender a identificar las señales que emite el bebé cuando necesita hacer pipí o caca, de manera que utilizan el orinal muy pronto con nuestra ayuda.

El chupete es una opción personal. Si hay lactancia materna, no se debe ofrecer antes de que esté bien establecida. El chupete debe tener una forma muy concreta, más bien plano, con una unión de la tetina y la base muy fina: el bebé debe poder cerrar y sellar bien los labios. Evita los que tienen formas raras o forma de cereza: deforman el paladar, afectando a la salida de los dientes y la mordida. El chupete ha de retirarse entre los doce y dieciocho meses. Asesórate con tu odontopediatra y ¡visítalo sin dudar desde el primer diente!

Puedes salir a pasear en cuanto quieras. La luz es vida y buena para tu bebé. Simplemente debe evitarse el sol directo. Evitad en la medida de lo posible centros comerciales, luz artificial y barullo. ¡Acabaréis todos estresados!

En el coche, el bebé ha de ir siempre en su sillita de retención, con anclaje de cinco puntos y a contramarcha. Desde el primer día. Asesórate bien a la hora de escoger el sistema de retención.

El recién nacido es una cría inmadura

Un bebé vive en brazos. Algunos aguantan un poquito en cunas o carritos, pero necesitan los brazos. Es lo normal en la especie humana, aunque la sociedad occidental te haga creer que no.

¿Cuánto dura de verdad la etapa de brazos 24/7? Los brazos duran mucho, pero esa sensación de no poder soltarlo tan solo unos meses. ¿Qué son unos meses en toda una vida? Poco a poco, el bebé va creciendo, pasará ratitos jugando, admirando el mundo, descubriendo sus manos y sus pies.

Con seis o siete meses, empieza a sentarse y descubre el mundo desde esa perspectiva. Después, comienza a gatear, y te tocará ir detrás. Más tarde, camina o corre, y te pide dejar los brazos para descubrir y explorar. Cada vez irá un poquito más lejos.

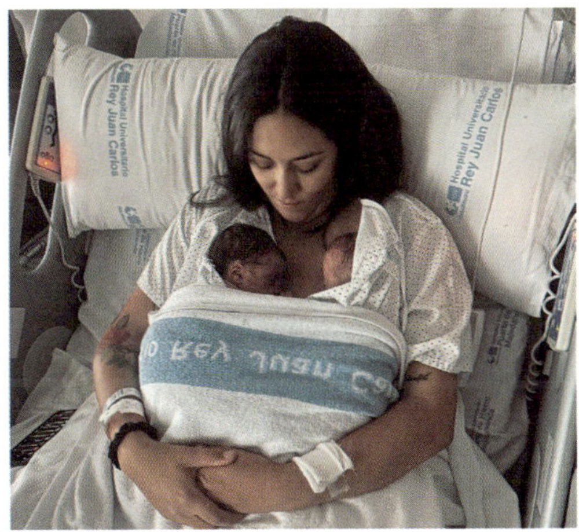

La seguridad es todo para los bebés. Carla y Víctor con su mamá Alba

Y, entonces, mirarás fotos con nostalgia y sensación sobrecogedora. Que se pare el mundo. Y te preguntarás si lo cogías suficiente, si le diste todo el contacto que necesitaba. Darías lo que fuera por volver un día atrás y recordar lo que se siente al tener a tu recién nacido en brazos, su olor, notarlo dormido sobre tu piel y portearlo. No recordarás las noches sin dormir, ni la sensación de no poder ducharte o comer. Solo un amor infinito, y esperarás que esa huella de amor lo acompañe siempre.

Si el bebé humano no necesitase brazos, nacería andando. Su útero ahora son tus brazos: la transición hacia el mundo. Pegado a ti, la seguridad lo mantiene en calma, sus niveles de cortisol son bajos y el desarrollo neurológico óptimo. Sin contacto, su cerebro le dice que está en peligro. Tu bebé tiene los mismos instintos que el bebé que nacía hace miles de millones de años: pide brazos para sobrevivir.

No hay mejor sensación para tu bebé que la sensación de sentirse seguro.

«Cuando me dicen que lo deje llorar, que lo acostumbro mal, mi respuesta más drástica es: «¡Si no lo atiendo, se va a morir!». No vuelven a decirme nada».

María Antonia

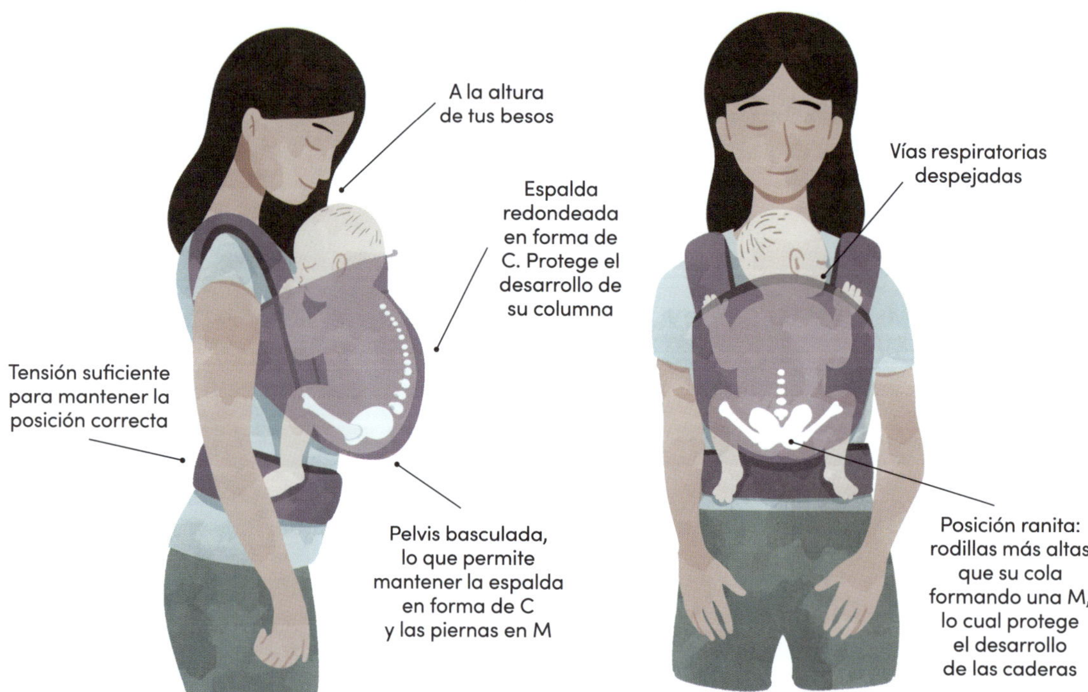

Al bebé al que se lo quiere adiestrar para que sea *independiente* (tal y como lo entiende un mundo adulto céntrico), dejando que duerma solo o que llore, se le elevan las hormonas del estrés. Dejar de llorar es un comportamiento de indefensión aprendida: aprende que nadie va a atenderlo, así que no llora porque no sirve de nada. Se desconecta.

Descubre el porteo. Asesórate para portear bien y podrás hacerlo desde el primer día. Busca asesoras de porteo y tiendas especializadas, evitando las grandes superficies. Portea en casa, tú y tu pareja, ¡veréis qué mundo! Hasta podrás hacer cosas. Las parejas, las abuelas, los abuelos y los hermanos, ¡adoran portear! Esto te da tiempo a ti, y a ellos les permite compartir la crianza.

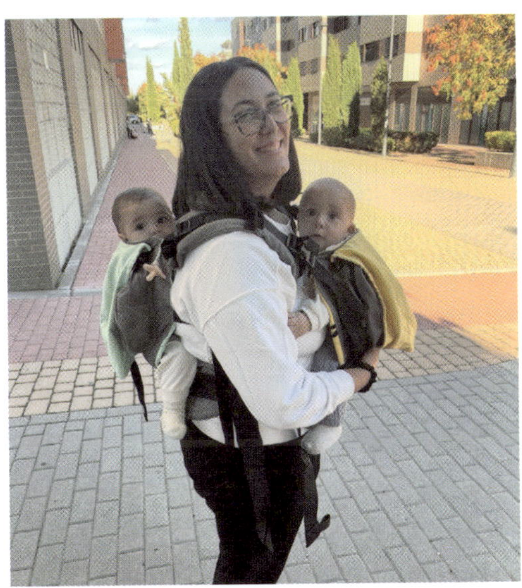

Alba porteando a sus mellizos, Carla y Víctor

¿Cólicos?

Los bebés no son malos si lloran, no hay bebés malos. Si tu bebé llora mucho, busca la causa. Quizá sea por hambre, o porque necesite que lo cojan, o porque sienta dolor o molestias. Tal vez esté nervioso por la tarde debido a un exceso de estímulos durante el día, lo que llaman la hora bruja. Pero si tu bebé no está bien y llora constantemente cada día, una vez tenga cubierto lo básico, busca apoyo en profesionales que lo valoren más profundamente.

La palabra cólicos es un término vacío que no dice nada sobre el dolor de tu bebé. Tampoco son todo siempre gases. Hay que preguntarse por qué:

- ¿Traga aire en las tomas? ¿Chasquea? Revisa el agarre. Revisa su lengua. La anquiloglosia también afecta a la succión al biberón. En el biberón, utiliza bajo flujo.
- ¿Puede tener reflujo? El reflujo arde, lo arquea. ¡A veces es oculto! Puede afectar al peso. El reflujo puede ser un efecto secundario de los propios gases y produce dolor en el bebé.
- ¿El parto fue difícil? Puede tener dolor. Igual necesita analgesia, un poco de paracetamol. Hay que tenerlo en cuenta.
- Si se arquea mucho y está tieso, quizá tenga tensión en la espalda. No es que tenga ya mucha fuerza en la cabeza.

- Si está irritable, hace cacas con moco, cacas verdes, cacas con sangre. Si le salen ronchas o placas de eccema...podría tener alergia a la proteína de leche de vaca (APLV). Valóralo a fondo con tu pediatra.

Además de cogerlo en brazos en posiciones verticales sobre ti, utilizar calor, movimiento o masaje, puedes acudir a fisioterapia especializada en bebés para ver si tiene reflujo, gases, tensión o dolor físico. Es una de las mejores herramientas que tienes para lo que se conoce como cólicos, donde se mete todo como en un cajón de sastre.

> Descubre mucho sobre tu bebé en libros como *El poder de las caricias*, de Adolfo Gómez Papí, o *Bésame mucho*, de Carlos González.

El sueño del bebé

El sueño es una de las cosas que más preocupan e inquietan a las nuevas familias. Lo básico ya lo sabes: los bebés necesitan contacto para sentirse seguros.

Los bebés de pecho sí, se duermen al pecho. Esto es porque comen, se quedan tranquilos y seguros en los brazos de mamá, lo cual puede resultarte cansado a ratos, es cierto. Por eso, es importante que en tu entorno alguien se ocupe de todo lo demás. Tenéis que ser flexibles con la expectativa de que se duerma a una hora concreta y os deje cenar. Dejadlo con vosotros si no se duerme y luego ya os iréis todos juntos a la cama. Minimiza la frustración en lo que puedas.

Los bebés no diferencian día y noche, y no lo van a comenzar a hacer hasta los tres meses aproximadamente. No se les puede enseñar al nacer, ni acostumbrar, ni mucho menos intentar que no duerman de día para dormir de noche. Sus ciclos de sueño son diferentes a los nuestros. Tú sigues un ritmo circadiano, con unas dieciséis horas activa y ocho de sueño cada

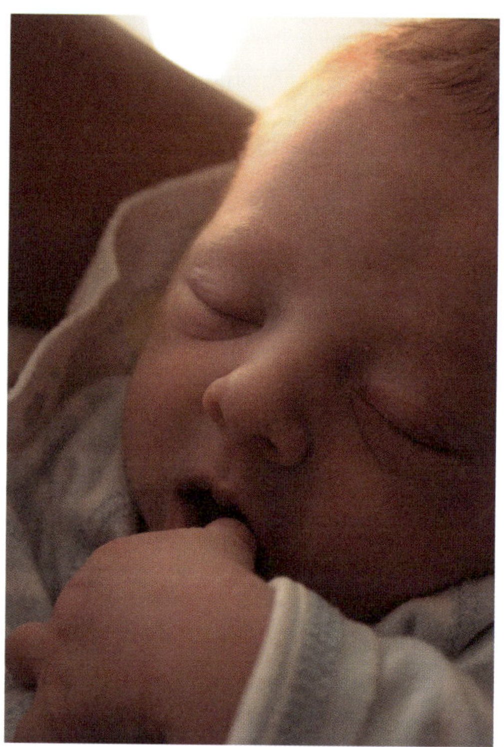

Bebé durmiendo

veinticuatro horas. Los bebés tienen ciclos ultradianos: al margen del día y la noche, pues es lo que su cerebro les permite. Repiten ciclos de sueño y vigilia durante día y noche. Su ciclo medio de sueño es de una hora. Hacia los tres meses, el bebé empezará a estar más tiempo despierto de día, y llegado a los nueve meses, su cerebro le permitirá dormir hasta cinco horas seguidas, al menos, a la mayoría. ¡No está mal! ¿tenías otras expectativas?

Los bebés se despiertan por las noches para comer (tienen hambre y comen a demanda). Curiosamente, por la noche, la madre tiene mayores picos de prolactina, por lo que para mantener una buena producción de leche son necesarias las tomas nocturnas. Pero es que los bebés también se despiertan para comprobar que siguen protegidos y todo está en orden. La cuestión será que, en esos despertares del bebé, intentemos nosotros desvelarnos o levantarnos lo menos posible para descansar dentro de lo que cabe.

El colecho, dormir con el bebé, es una norma biológica. En las cuevas no se dormía al bebé en la caverna de al lado para acostumbrarlo, sino que dormía pegadito a la madre para alimentarse, abrigarse y estar protegido. El cerebro de tu bebé

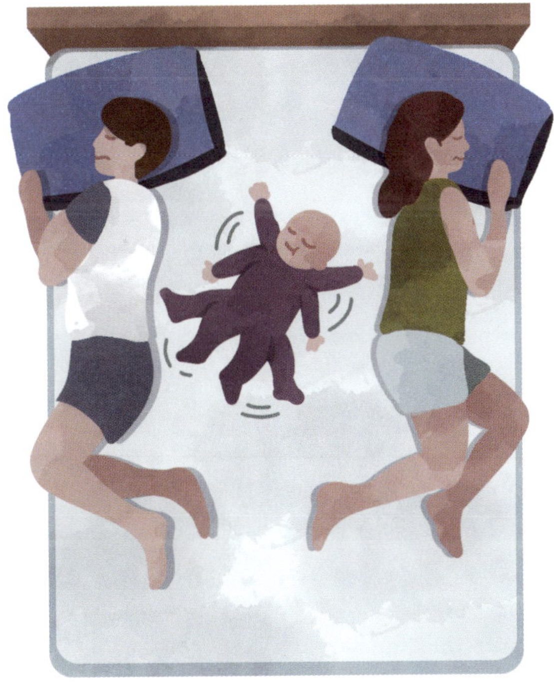

Posición del bebé: angelitos de nieve

sigue necesitando lo mismo. No sabe que hay casas con puerta, habitaciones o cunas. Necesita que acompañes su desarrollo. Consiguen un sueño circadiano completo en torno a los cinco años. Has leído bien...¡en torno a los 5 años! Deberían hablarnos de esto en el colegio.

En las sociedades donde el colecho no se cuestiona, como en Japón, hay menos muerte súbita del lactante. Esto es porque el contacto es un *starter* para el bebé que acompasa su respiración: le estimula constantemente para regular su respiración.

> Os recomiendo leer a María Berrozpe en *Dulces sueños* para conseguir una mirada científica y a la vez respetuosa hacia el sueño de vuestro bebé.

El colecho seguro incluye:

- Que ni tu pareja ni tú fuméis. Si alguno lo hace, el bebé deberá estar en cuna colecho o en su propia cuna en vuestra habitación, pero no en la misma cama.
- No debéis consumir alcohol o medicamentos que causen somnolencia.
- Si sientes un cansancio extremo, la cuna colecho será mejor opción.
- El colchón debe ser firme.
- Se colecha en la cama, no en sillones, de los que un bebé puede caerse o quedar atrapado en ellos

Asimismo, la prevención de la muerte súbita del lactante incluye lo siguiente:

- Que el bebé duerma bocarriba si está solo. Puede dormir bocabajo, hecho una ranita, si está vigilado por ti, y encima de ti.
- Debe dormir en vuestra habitación como mínimo los primeros seis meses.
- Evita en su cuna peluches o mantas cuando es recién nacido, prueba con saquitos de dormir; los hay de todos los grosores para todas las temporadas.

Recuerda siempre: los días son largos y los años muy cortos. *Gretchen Rubin.*

Y permíteme que te cuente que la continuación a este libro se llama *Ser bebé*. En el mismo, profundizaremos en:

- cómo se prepara el bebé para nacer
- desarrollo hormonal previo al nacimiento
- hormonas de nacimiento
- la cuestión sociocultural en la crianza
- las peculiaridades del recién nacido humano como mamífero articial secundario
- desarrollamos el concepto de exterogestación desde el punto de vista biológico y antropológico
- lactancia materna: fisiología de la producción de leche, establecimiento, composición y dificultades
- lactancia artificial, biberones, tomas, dificultades y composición

- reflejos del bebé
- piel, baño, y cuidados
- pérdida y ganancia de peso. Evolución de los percentiles de crecimiento
- hitos del desarrollo los primeros seis meses
- hipoglucemias en profundidad
- ictericia en profundidad
- anquiloglosia en profundidad
- fisioterapia pediátrica
- cólicos y diferenciación de síntomas
- APLV
- historia del manejo del dolor en los bebés
- arquitectura del sueño
- vitamina D y luz del sol
- ... y mucho más, en una guía de cuidados con evidencia y sobre todo, mucha emoción.

16.

Duelo gestacional

Sobre duelo gestacional, en cualquier trimestre

Por las familias que han pasado por ello, es necesario incluir estas palabras. Nadie lo espera, nunca. La vida no debería ser así, ¿verdad? La pérdida importa, en cualquier trimestre del embarazo. Tu bebé ha existido. Es real, y merece ser despedido con amor. Tu mereces dar espacio y validez a su existencia.

Pérdidas de primer trimestre

Suceden en torno a un 10-15 por ciento de todos los embarazos. A partir de la semana 9 disminuyen considerablemente. No es nada que hayáis hecho o dejado de hacer. La sensación de desasosiego, de tristeza, ya es grande.

Generalmente, empiezan con sangrado, sería un aborto espontáneo. Otras veces, se detecta en ecografía, un aborto diferido.

¿Cómo se maneja? ¿Qué viene ahora? ¿Qué opciones tengo?

Lo primero que debes saber es que puedes tomarte el tiempo que necesites para asimilar la noticia. Si la situación es segura, no tienes por qué decidir inmediatamente cómo lo vas a manejar. En caso de síntomas de infección o un sangrado abundante, habría que intervenir en ese momento para salvaguardar tu salud.

Las opciones que existen son tres:

- Manejo expectante. Algunas mujeres necesitan esperar a que sea su cuerpo el que pone en marcha la salida del embrión y tejidos. Necesitan este tiempo para asimilar y despedirse. Entre el 40 y 70 por ciento de las veces, sucederá entre los primeros 7-14 días. Sería una opción posible si no existe una hemorragia o signos de infección. Si pasadas estas semanas, el proceso no ha comenzado por sí mismo, se recomienda revalorar un cambio de opción. Algunas mujeres deciden esperar más tiempo, como opción personal.
- Si el proceso comienza en casa y sangras mucho, es recomendable acudir a urgencias. Aunque el proceso fisiológico puede ir bien, no está exento de riesgo de hemorragia y debes tenerlo en cuenta. En la mayoría de los centros no se ofrece esta opción, pero la elección con la información en la mano es decisión tuya.
- Tratamiento médico. Es el que se recomienda actualmente con mayor frecuencia. Consiste en introducir prostaglandinas (misoprostol) en la vagina para producir contracciones. Desencadenará el nacimiento del embrión en casa y puede ser desde levemente doloroso, a parecido a un parto. Las vivencias que relatan las mujeres son muy variables. Es importante tener una

buena analgesia pautada y disponible en casa. El dolor puede producir náuseas, vómitos y fiebre por la medicación. El sangrado es abundante, más que una regla. Te harán una revisión a la semana para comprobar que el útero ha quedado vacío. No tienes por qué ponerte las pastillas según te dan la noticia. Puedes irte a casa y esperar a estar preparada. Su eficacia está ente el 60 y 95 por ciento. En algunas ocasiones se puede repetir el tratamiento, y otras veces, te recomendarán un legrado.

- Tratamiento quirúrgico mediante legrado. Se recomienda en caso de sangrado abundante que no cesa; signos de infección, acompañado de antibióticos; si los métodos anteriores no son eficaces. Sus riesgos son los inherentes al procedimiento quirúrgico. Por eso se prefiere salvo necesidad, el tratamiento farmacológico.

Algunas veces, con el manejo expectante y el manejo farmacológico, es posible ver el incipiente embrión, su saquito y la placenta. Algunas mujeres prefieren no verlo. Para otras resulta aportar calma y la posibilidad de despedirse. Algunas familias organizan rituales de despedida, con las ecografías y fotos con objetos simbólicos.

La pérdida del primer trimestre es siempre muy dolorosa y debemos acompañar y validar el duelo que es. Hace falta delicadeza y mucha empatía. Afortunadamente, cada vez hay mayor conciencia y formación en duelo perinatal.

Pérdidas en segundo, tercer trimestre y perinatal

La información es devastadora y debe ser clara y breve. Debe permitir tiempo de asimilación. La confusión es inevitable. Pedid el tiempo que necesitéis para cualquier intervención. Podéis iros a casa, daros tiempo para encajar. Salvo que exista un riesgo para la mujer, es una opción necesaria para algunas familias.

Es importante saber que, en la pérdida de un bebé en un embarazo más avanzado, está ampliamente recomendado el parto vaginal. A muchas personas esto les desconcierta. La realidad es que sabemos que ayuda a las familias a integrar mucho mejor la pérdida y hacer el duelo. Les ayuda a asimilar la situación. Pero no solo eso. Las familias tarde o temprano quieren volver a buscar embarazo. Una cesárea es un factor que de base puede condicionar la fertilidad futura y añadir riesgos innecesarios en un próximo embarazo. Se hace por tanto también para salvaguardar la salud y la fertilidad futura de la mujer.

Se os debe explicar cómo va a ir el proceso de inducción. Podéis demorarlo si necesitáis unos días siempre que no haya riesgo para la madre. Podéis contarlo a la familia en el momento que necesitéis hacerla partícipe.

La inducción del parto será gradual. Poquito a poco. Podrás optar a epidural en el momento que necesites. Una matrona te acompañará durante todo el proceso, estando disponible para todas vuestras dudas y necesidades. También podrás pedir hablar con el ginecólogo todas las veces que haga falta. En muchos centros, la familia puede visitarte con libertad si es tu deseo.

Se te informará con antelación de la posibilidad, de ver, coger y tener a tu bebé todo el tiempo que necesites tras el nacimiento. De primeras, la mayoría de las veces la familia lo rechaza. A veces la madre quiere y el padre o la pareja no. También sucede viceversa. A la familia también se le da la posibilidad si vosotras queréis.

Una vez nace el bebé, hay familias que desean verlo y cogerlo de inmediato. Otras necesitan seguir pensándolo, o necesitan un tiempo antes de hacerlo. Debes saber que no hay prisa. En caso de tener al bebé con vosotros, podréis hacerlo todo el tiempo que necesitéis.

Se os ofrecerá hacer fotos. También es posible rechazar la idea. Nunca daremos nada por sentado. Vuestras decisiones son válidas siempre. Por experiencia, sabemos que, con frecuencia, meses después, las familias preguntan si los profesionales o el hospital tenemos fotos guardadas y generalmente no es así, pues no tenemos derecho a hacer fotos. Sin embargo, a veces, sabiendo que más adelante puede ser un regalo, algunas matronas hacen alguna foto y se custodia en el hospital. Siempre puedes pedir a algún familiar que guarde las fotos en su teléfono por vosotros. Por si más adelante deseáis tenerlas.

La mayoría de los hospitales ofrecen diferentes recuerdos: huellas de manos y pies, mechón de pelo, gorrito, sabanita con la que se lo ha envuelto, cordón con pinza, pulseras identificativas, impresión de la placenta y hoja con datos del nacimiento, son algunos ejemplos habituales.

Tu bebé es real, ha vivido, ha existido. Y se le recordará siempre. ¿Cómo se llama?

Interrupción del embarazo

Por último, existen situaciones muy duras en las que se detectan mediante ecografía malformaciones o síndromes incompatibles con la vida del bebé en gestación. La mayoría de las veces conlleva la interrupción del embarazo. En un espacio muy corto de tiempo, las familias reciben una noticia devastadora y además deben pasar por la decisión y situación de interrumpir el embarazo. Se sienten generalmente poco acompañadas. El sistema ni siquiera garantiza una interrupción segura en centros hospitalarios de la red pública, pues en muchas CC.AA. se deriva a las mujeres a clínicas privadas. Luchamos por que esto deje de ser así, pues es una inducción de parto que requiere la misma seguridad para la madre que cualquier otra intervención. Además, las familias tienen los mismos derechos en el acompañamiento a su duelo que cuando muere un bebé intraútero. Visibilicemos y acompañemos a las mujeres y las parejas que pasan por una vivencia tan dura.

Subida de la leche tras el parto

Para el manejo de la subida de la leche, existen varias alternativas. Una vez más, a veces es demasiada información. Demasiadas cosas en tan poco tiempo, en un momento de dureza sin igual. No hay prisa. No debes decidirlo enseguida.

Las opciones serían:

- Inhibición de la subida de la leche con cabergolina.
- Manejo fisiológico o inhibir la producción de leche poco a poco, vaciando para aliviar, sin estimular.
- Donación a bancos de leche. Algunas mujeres deciden hacerse donantes de leche. La donación en duelo para algunas mujeres es una manera de honrar la vida de su bebé, dando vida a través de su leche. Medicina para bebés prematuros o enfermos que la necesitan.

Existen muchos recursos de grupos de apoyo con familias y profesionales. Nadie puede sentir vuestro dolor, el de tu pareja y tuyo, como otras familias que han pasado también por ello. Acercaos a ellos. El duelo lleva tiempo. Este bebé aquí y ahora. Lo siento mucho.

Por último, no olvidemos la pérdida de un bebé cuando sucede debido a la necesidad de una interrupción del embarazo por enfermedades y malformaciones incompatibles con la vida. Conlleva el duelo de la pérdida, el duelo por la intervención y el duelo por el abandono del sistema a su suerte.

- Umamanita
- Red el hueco de mi vientre
- Nubesma.org
- Matrioskas
- Acontracor: acompañamiento en la interrupción del embarazo

Querida mamá:

Lo haces todo bien, tus elecciones son buenas, sean las que sean. Para tu bebé, eres la mejor mamá del mundo: su mamá.

Escucha a tu cuerpo. Su ritmo ahora es suave. Haz tu plan de posparto antes de parir. Congelad comida. Localiza tus grupos de apoyo. Hidrátate y nútrete muy bien.

Cada noche, cuando te desvelas con tu bebé, millones de madres hacen lo mismo que tú, a la misma vez. No estás sola, pero es necesario volver a encontrarse. La crianza de noche es posiblemente el trabajo más necesario de la humanidad, y el más invisible y poco valorado. Pero tu bebé si lo agradece. Te adora.

Es cierto, tu bebé te necesita veinticuatro horas al día. Es sacrificado y hay momentos que es insoportablemente cansado. Inviertes en su desarrollo. Aunque quieres un minuto para volver a ser tu misma.

Que te cuiden, que te descarguen de lo demás, si es posible en tu situación. Poco a poco, tu bebé se adaptará más al mundo..., pero al principio es tu mundo el que ha de adaptarse a él.

Tu cuerpo es perfecto, gestando, trayendo vida al mundo, renovando con cada bebé la esperanza en la humanidad. Tu cuerpo posparto es perfecto: un bebé, una vida nueva, acaba de emerger de él.

Cada vez más mujeres y más familias se acompañan, cambiando el paradigma de embarazo, parto, posparto y crianza. Como decía Rainer Maria Rilke, la verdadera patria del ser humano es la infancia. Por eso, criar con amor nunca puede ser un error.

AGRADECIMIENTOS

Escribir un libro es un sueño hecho realidad. Mezcla de nervios y de emoción. Es parir otro hijo. Cuando recibí la propuesta tenía claro que quería hacerlo. Supongo que todo tiene un camino, un recorrido. Y si estoy aquí, si soy matrona y si soy matrona con el cuerpo y el alma, es por las vivencias y las personas que han formado y forman parte de mi vida.

A mi hija, Haydee. Todo empezó con ella. Con dos rayitas y un positivo. Miedo y una alegría inmensa. Durante su gestación despertó en mí esta vocación profunda de ser matrona. De pronto mi vida cambió de rumbo, cobró otro sentido. Su parto, la separación rutinaria que nos hicieron, nuestra lactancia, nuestra crianza me abrieron los ojos a la importancia de la maternidad. Del instinto, del amor profundo. Sin ella, esta libro jamás habría existido.

A mis hijos, Santi y Elías. Por regalarme la felicidad de gestar, parir y criar dos veces más. Y hacerlo con placer, con emoción. Por tantas horas infinitas de bebés pegaditos a mí, en brazos y porteados. Mis pelirrojos. Gracias por mostrarme que invertir en apego es invertir en vuestra autoestima, vuestra empatía. Gracias a los tres por enseñarme a ser mamá.

A mi pareja, Santi. Por estar siempre ahí.

A mi madre, Inmaculada, que se fue tan pronto. No recuerdo apenas su voz. Su imagen es la de las fotos que guardo. Pero a pesar de todo, algo más fuerte ha permanecido siempre: la sensación de sentirme muy querida por ella. La sensación de su maternidad también visceral, amorosa, sin complejos ni normas. Una huella de amor palpable. Te he echado mucho de menos siempre.

A mi padre, Adolfo, por sacarnos adelante en momentos difíciles y duros. Por querernos tanto. Por las oportunidades que nos diste viajando tanto. Por no rendirte nunca. Por enseñarnos a cuestionar el orden establecido y mirar siempre más allá. Lo hiciste muy bien, papá, y sé que no fue fácil, nunca fue fácil. Gracias por tanto.

A mis hermanas y mi hermano. Porque la vida sin vosotros no sería lo mismo. Por tantos años de escucharnos. Por todo lo que hemos pasado juntos. Por seguir tan unidos, siempre. Por creer en mí más que nadie, más que yo misma. ¡Os quiero tanto! Ishtar, Alcione, Athenea, Besay y Aura.

A Laura, Paloma, Vicente y mami Nena. Mis mejores amigos. Hace tantos años ya. Sin vuestro apoyo, sin vuestro cariño, esto no hubiese sido posible. Gracias. Nunca encontraré las palabras para agradeceros todo lo que hicisteis por mí y por Haydee. Os quiero.

A las matronas del Hospital Rey Juan Carlos en Madrid. A mi *dream team*: Raquel, Violeta y Mar. Los años a vuestro lado me han marcado para siempre. Por una matronería por y para las mujeres. Porque doce horas de guardia dan para mucho. Para reír, para llorar, para resolver el mundo del parto. Por tantos acompañamientos preciosos en compañía. Por llorar juntas en partos mágicos. Por sostenernos mutuamente en partos más duros en los que dar apoyo a las mujeres. Siempre juntas. Gracias por estar ahí. Sois maravillosas.

A las auxiliares preciosas de mi paritorio que ¡nos lo dan todo! Sin vosotras estamos perdidas. Gracias por las luces tenues, por las compresas calientes, por ir siempre un paso por delante.

Los mejores resultados de Madrid no son al azar. Son por protocolos actualizados, flexibles. Por una obstetricia diferente. A las y los gines del paritorio Rey Juan Carlos de Madrid. Mis gines favoritos. Sois inspiración. Si el mundo supiese lo que sois, lo que hacéis, la obstetricia nacional sería diferente. Gracias a vosotros sé que las cosas sí se pueden hacer de otra manera. Gracias por el trabajo en confianza y el trabajo en equipo. Por valorar la autonomía de las matronas. Por estar cuando algo se tuerce y os llamamos y no cuestionáis nuestro trabajo. Es la única posibilidad de que un paritorio funcione con la mirada puesta en la mujer. Por seguir siempre así, mejorando cada año.

A mis amigas matronas. María Vega, Alba, Ana y Rocío. A tantas matronas que me inspiran. Que me mueven a seguir buscando y mejorando. En España y en todo el mundo. A las matronas en redes que divulgan con calidad, apostando por la profesión, pero sobre todo, con amor a las mujeres, los bebés y las familias. El movimiento es imparable.

Y en especial, a todas y cada una de las mujeres y familias a las que he tenido la oportunidad de acompañar o asistir durante los últimos años. En sus embarazos, sus partos, sus lactancias y pospartos. Porque solo se aprende con los años. Porque nunca lo sabemos todo. Porque cada nacimiento es diferente y siempre me enseñáis cosas nuevas. De vosotras aprendí muy pronto que no hay un tipo de parto ideal. Que no hay un parto mejor que otro y que yo solo acompaño vuestras decisiones de la mejor manera que sé. Y que lo que más importa es que os sintáis respetadas, informadas y acompañadas. Gracias, por cada bebé que he podido ver nacer a vuestro lado. Porque cada vez que una cabecita asoma, por parto vaginal o cesárea, se me acelera el corazón. Una y otra vez, me emociona, me remueve, y me hace creer en la humanidad.

A los bebés, tan tiernos, inocentes y mágicos. Que solo necesitan a mamá cerca. Cuidemos a las madres para que puedan cuidar a sus bebés. Sin miedo, sin normas, sin complejos sociales. Con instinto, apego y amor, piel con piel. El poco valor que tiene esta entrega corporal a veces frustra. El pensar que «no estamos haciendo nada». La exigencia por volver a hacer algo que dé dinero. Criar es el trabajo más importante del mundo. Seguiré dando voz a los bebés. Por una asistencia que respete sus necesidades biológicas junto a sus madres.

A Carmen, Lalito y Nico. Porque vuestra historia me marcó. Y vuestro parto es lo más mágico que he podido acompañar jamás. Siempre en mi corazón.

Y a Irene Pons. Mi editora. No tengo palabras para agradecerte tú propuesta. Por confiar en mí y por tú entusiasmo, paciencia e ilusión. Gracias por ponérmelo todo tan fácil y por hacer realidad este libro. Me siento muy afortunada.

Ser matrona es un privilegio. Vamos a seguir dando mucho en el futuro por venir. La mujer y su bebé en el centro de nuestra razón de ser. Ser matrona es una manera de estar en el mundo.

Índice detallado

Glosario

A

Alumbramiento dirigido: expulsión de la placenta con uso de oxitocina sintética administrada tras nacer el bebé.

Alumbramiento fisiológico: desprendimiento de la placenta sin fármacos, mediante su propio proceso fisiológico.

Alveolos mamarios: unidades básicas productoras de leche en la glándula mamaria. Están formados por lactocitos, células especializadas en la producción de leche. Los alveolos forman lóbulos, que drenan la leche a los conductos mamarios que terminan en el pezón.

Anestesia raquídea: se administra de manera muy parecida a la epidural, pero se realiza en el espacio intradural, en el líquido cefalorraquídeo. Se inyecta el fármaco de una sola vez y no se coloca ningún catéter. Produce relajación muscular y adormecimiento temporal e inmediato. Se utiliza en procesos más cortos, como una cesárea.

Anquiloglosia: llamamos *frenillo lingual* a la membrana residual de tejido embriológico que surge en el centro de la cara inferior de la lengua y la une al suelo de la boca. Cuando este cordón fibroso afecta o impide el movimiento normal y completo de la lengua, hablamos de anquiloglosia.

Anteversión pélvica: movimiento de la pelvis hacia delante por el que aumenta la curvatura lumbar.

Anti D: vacuna de anticuerpos administrada a mujeres con Rh negativo.

Apgar test: se le realiza nada más nacer al bebé para valorar su adaptación a la vida extrauterina: pulso, reactividad, tono muscular, respiración y color. Se hace con el bebé encima de la madre, generalmente por observación. Se debe a Virginia Apgar y se mide generalmente al minuto y los cinco minutos de vida.

APLV: Alergia a la proteína de leche de vaca. Dependiendo de los síntomas, se diferencia en mediada por inmunoglobulina E (IgE) y no mediada. El bebé puede reaccionar a través de la leche materna por el consumo materno de proteína de leche de vaca o por fórmulas artificiales.

B

Beta: diminutivo de la prueba que detecta la B-HCG en sangre u orina para diagnosticar un embarazo o hacer seguimiento de un embarazo ectópico.

Biamniótico: gestación gemelar en la que cada bebé tiene su propia bolsa amniótica.

Bicorial: gestación gemelar en la que cada bebé tiene su propia placenta.

Biomecánica del parto: la biomecánica se refiere a la ciencia que analiza cómo los músculos, huesos, tendones, ligamentos y fascias trabajan de manera conjunta para producir movimiento. Aplicada al parto, se refiere al movimiento y posiciones de la madre, y cómo estas influyen en los tejidos y en la posición del bebé para permitir el parto y facilitarlo.

Borrado del cérvix: el cérvix pierde su longitud hasta volverse plano. El tejido borrado se desplaza y acumula en el fondo del útero para engrosar el músculo que favorecerá los pujos.

Braxton Hicks: contracciones uterinas durante el embarazo que no producen cambios en el cuello del útero ni son dolorosas. El útero, constituido por músculo liso, es un órgano con capacidad de contraerse, se pone duro. También lo hace durante la menstruación y como reacción al orgasmo, deshidratación, irritabilidad o movimiento.

C

Calostro: leche densa y de color amarillento que segrega la glándula mamaria desde unos meses antes y hasta dos o tres días después del parto, cuando se produce la subida de la leche. Tapiza el intestino del bebé, protegiéndolo de patógenos. Es denso en proteínas y anticuerpos, factores de crecimiento, sales minerales y lactoferrina.

Catéter: tubito de plástico que se introduce en el cuerpo para administrar fármacos o sueros. Por ejemplo: vía venosa en el brazo o catéter epidural en la espalda.

Cérvix: cuello uterino, la porción inferior del útero. Está compuesto por tejido fibromuscular y mide entre 25 y 40 mm de longitud, aunque varía según la edad, número de partos o momento del ciclo menstrual. En el centro, encontramos el orificio cervical, que se prolonga en el canal cervical. Mantiene bacterias y virus fuera del útero. Se abre y se cierra para permitir el paso de los espermatozoides, la sangre menstrual y al bebé durante el parto, y produce el moco cervical.

Cetosis nutricional: uso de la grasa de los alimentos o la almacenada en el cuerpo para obtener energía. Es un estado normal que proporciona energía cuando se consumen menos carbohidratos o ninguno. Se producen cetonas, que sirven de energía al cerebro, y la glucosa se mantiene estable en valores normales. No debe confundirse con cetoacidosis diabética ni cetosis por desnutrición (insuficiente ingesta de nutrientes). Los cuerpos cetónicos sobrantes se excretan en la orina: el organismo funciona correctamente y, por ello, elimina los productos que no necesita.

CIR: crecimiento intrauterino retardado. Bebé con peso estimado menor al percentil 3, o peso estimado inferior al percentil 10 y alteración del flujo cerebro-umbilical o de las arterias uterinas, detectado mediante estudio Doppler. Según la severidad, se clasifica en cuatro tipos, y el 1 es el más leve.

Circulación extracorpórea: en la circulación fetal, hecho de que la sangre del bebé salga de su cuerpo por el cordón para intercambiar oxígeno, nutrientes, desechos y otras sustancias en la placenta. Va y viene en un circuito cerrado de ida y vuelta.

Cloasma gestacional: manchas oscuras irregulares que aparecen en la cara durante la gestación por efecto hormonal principalmente. Son habituales en la zona superior de los labios, los pómulos y la frente. Suelen desaparecer poco a poco tras el parto.

D

Desgarro perineal: se produce en algunos partos tras el nacimiento del bebé. Puede afectar a la piel del periné, la mucosa vaginal y la musculatura perineal. Si afecta al esfínter rectal parcialmente (desgarros profundos), hablamos de desgarros de tercer grado. Si afecta al esfínter por completo, hablamos de cuarto grado. Son muy poco frecuentes. La mejor manera de prevenirlos es evitar prácticas dañinas, como la maniobra de Kristeller o la episiotomía. Las principales manifestaciones son incontinencia de gases y heces. Es de vital importancia diagnosticarlos y tratarlos, y la rehabilitación con fisioterapia es fundamental. En mujeres recuperadas y asintomáticas, se recomienda que el siguiente sea parto vaginal. Si hay síntomas, se deberá individualizar siempre cada caso.

Dilatación: apertura del cérvix para permitir la salida del bebé, la cual se ve favorecida por el apoyo de la cabecita. Se mide en centímetros aproximadamente. Cuando hablamos de 10 cm, nos referimos a dilatación completa: la cabecita del bebé puede pasar.

E

Edema: retención de líquidos en los tejidos, fuera de los vasos sanguíneos, que produce hinchazón.

Embarazo ectópico: implantación del embrión fuera del útero, generalmente en una de las trompas uterinas.

Endometrio: capa mucosa que tapiza internamente el útero. Se engrosa durante el ciclo menstrual para permitir la implantación y el embarazo. Si no se produce un embarazo, parte del endometrio se descama, dando lugar a la menstruación.

Episiotomía: corte quirúrgico en el periné cuya justificación es acelerar el nacimiento de un bebé en riesgo de pérdida de bienestar o la aplicación en algunos casos de instrumental. Su uso debe ser altamente selectivo. No se realiza para evitar desgarros.

Estreptococo EGB: bacteria que forma parte de la microbiota habitual del tracto digestivo en personas sanas. Puede colonizar el tracto genital y urinario de manera persistente, transitoria o intermitente.

F

Faja abdominal: agrupación y trabajo en conjunto del diafragma torácico, el suelo pélvico, los cuatro grupos de abdominales y los músculos multífidos. Es el centro de estabilización de nuestro cuerpo: nuestra faja fisiológica.

Fase latente de parto: según la OMS, se caracteriza por contracciones uterinas dolorosas y cambios variables del cuello uterino, incluso con un cierto grado de borrado, así como progresión más lenta de la dilatación, de hasta 5 cm para los primeros trabajos de parto y los subsecuentes. No existe una duración estándar de la fase latente del periodo de dilatación, puede variar ampliamente de una mujer a otra.

Fase activa de parto: se caracteriza por contracciones uterinas dolorosas y regulares con un grado importante de borrado del cuello uterino y dilatación más rápida, a partir de 5 cm para los primeros trabajos de parto y los subsecuentes.

Fecundación: unión del óvulo y el espermatozoide. Forman el cigoto, primera célula que dará lugar al embrión.

FIV: fecundación *in vitro*. La unión del óvulo y el espermatozoide se da fuera del cuerpo de la mujer, en laboratorio. Los embriones se transfieren después al útero para su implantación.

Flexión de la cabeza: movimiento que acerca la barbilla al pecho del bebé. En el parto, esto reduce el diámetro y facilita el amoldamiento.

FPP: fecha probable de parto. Ya sabes que no es más que una estimación que te puede ayudar a organizarte, pero la fecha es más que improbable.

FUR: fecha de última regla.

G

Glucemia: concentración de glucosa en sangre.

H

HCG: hormona coriónica humana, la hormona del embarazo, producida tras la fecundación por la placenta incipiente. Avisa al cuerpo lúteo de que hay embarazo para que no deje de producir progesterona. Se detecta en orina y sangre su fracción beta.

Hemoglobina glicosilada: la hemoglobina es una proteína que contiene hierro y que se encuentra en los glóbulos rojos. Transporta oxígeno a los órganos y tejidos del cuerpo, y dióxido de carbono desde los órganos y tejidos hasta los pulmones. La glucosa, que también circula por la sangre, se adhiere a la hemoglobina, dando lugar a la hemoglobina glicosilada. Midiendo la cantidad de glucosa adherida a los glóbulos rojos, se determina el nivel medio de glucemia durante los tres meses previos a la analítica.

Heparina: fármaco anticoagulante. Previene la formación de coágulos, y se utiliza para prevenir la trombosis venosa profunda o en su tratamiento. Reduce la capacidad de coagulación de la sangre en situaciones donde el organismo coagula en exceso.

Hiperémesis gravídica: presencia de náuseas y vómitos intensos o incoercibles y persistentes durante el embarazo. Suponen un deterioro de la capacidad para llevar una vida normal.

Hiperglucemia: valores elevados de glucosa en sangre, por encima de los rangos considerados normales. Aparecen síntomas cuando se acerca a 180/200 mg/dl.

Hipogalactia: baja producción de leche. Puede tratarse de una producción baja por tomas y vaciado insuficiente relacionado con el manejo de la lactancia o dificultades en el bebé, o puede tener una causa real, como una hipoplasia mamaria.

Hipoglucemia: valores anormalmente bajos de glucosa en sangre. En el embarazo, se consideran bajos menos de 65 mg/dl. Es poco habitual tener hipoglucemias si no te pinchas insulina. Si suceden con insulina, habría que disminuir la dosis probablemente. Si causa síntomas —náuseas, hambre, mareos, sudor—, debes comer algo con hidratos para que suba y después estabilizarla con grasas y proteínas. En los bebés, se previene mediante piel con piel, ingesta de calostro y lactancia a demanda.

Hipoplasia mamaria: desarrollo insuficiente del tejido glandular de la mama. Puede dar lugar a mamas tuberosas, asimétricas y muy separadas, así como ser causa de una hipogalactia real.

I

Ictericia: color amarillento de la piel y las mucosas del recién nacido. Al nacer el bebé, se produce el recambio de sus glóbulos rojos. Se destruyen por su ciclo normal de vida media y liberan bilirrubina en la sangre. La bilirrubina se elimina principalmente por heces, orina y exposición a la luz. De ahí el consejo de exponer al bebé a la luz y el uso de fototerapia. La ictericia fisiológica es una situación muy frecuente (60 por ciento de recién nacidos) en bebés a término. Los bebés aletargados con problemas en las tomas tienen mayor riesgo de bilirrubina alta. Aunque el pinzamiento fisiológico aumenta la cantidad de glóbulos rojos, también favorece la mejor función del hígado para metabolizar la bilirrubina. La ictericia que aparece las primeras veinticuatro horas es patológica y no se debe al pinzamiento. Se le deberán hacer las pruebas pertinentes al recién nacido.

Implantación: proceso por el cual el embrión se adhiere al endometrio dando inicio a la gestación.

Impresión de placenta: consiste en estampar la placenta en una cartulina o papel de acuarela a modo de recuerdo. Se puede hacer con la propia sangre o con témperas o acuarelas. Se coloca la cara placentaria que se quiera estampar, con el cordón de la manera que más nos guste. Se elimina el exceso de sangre o se limpia, seca y echa la pintura. Se pone el papel encima presionando con cuidado y luego se levanta despacio. Es un recuerdo precioso de este órgano tan impresionante.

Ingurgitación mamaria: cúmulo de líquidos en las mamas de modo bilateral. Se produce la subida de la leche y edema en las mamas, que se muestran duras y calientes, y producen dolor. Suele ocurrir 48-72 horas tras el parto. Su manejo adecuado es el vaciado. No debe confundirse nunca con una mastitis.

K

Kristeller: maniobra que consiste en la aplicación de fuerza en el fondo del útero, normalmente con el antebrazo. Está prohibida en algunos países europeos, y en España no se recomienda, aunque su uso sigue extendido. Es muy dolorosa para la mujer y conlleva riesgos como rotura uterina, daño al hígado o el bazo, desgarros graves de tercer y cuarto grado o lesiones en el bebé. Según el Ministerio de Sanidad, «se desaconseja su uso, dados sus riesgos potenciales de morbilidad materna y fetal. No mejora la tasa de partos vaginales espontáneos, no reduce la tasa de parto instrumental y es ineficaz en la reducción de la duración de la segunda etapa del trabajo de parto». Según la Sociedad Española de Ginecología y Obstetricia (SEGO) podría utilizarse en casos concretos, a pesar de no existir evidencia.

L

Línea púrpura: es una línea de color entre púrpura y roja que va desde el recto hasta el coxis por entre las nalgas. Aparece en el 75 por ciento de las mujeres de parto aproximadamente. Conforme el parto progresa y la cabecita del bebé desciende, esta línea crece desde el recto y su longitud da información sobre la progresión del parto. Se ve en posiciones en cuadrupedia, aunque no se aprecia en todas las mujeres; cuanto más oscura la piel, menos se ve.

Loquios: sangrado posparto.

M

Maniobra de Hamilton: desprendimiento de las membranas mediante tacto vaginal consistente en despegar la bolsa amniótica del cuello del útero. Esto puede favorecer la secreción de prostaglandinas para madurar el cuello del útero o producir contracciones. Nunca debe realizarse sin explicación y consentimiento previo. No existe mucha evidencia sobre su eficacia, pero aumenta a partir de la semana 41.

Mastitis aguda: inflamación durante la lactancia de un lóbulo de la glándula mamaria o de varios que puede ir acompañada de infección. Suele darse en una sola mama, pero podría ser en las dos. En la mastitis aguda clásica, el pecho suele estar enrojecido, duro y caliente en uno de sus cuadrantes. Puede cursar con fiebre y síntomas gripales. Su tratamiento consiste en vaciar y, si no mejora, dar antibióticos.

Mastitis subaguda: presencia de dolor de manera interna consistente en pinchazos profundos en el pezón o la mama, ardor, quemazón y calambres. Aréola y pezón pueden tener aspecto irritado. Suele relacionarse con el vaciado inadecuado del pecho por problemas de succión en el bebé, por lo que habría que valorarlo, así como si hay anquiloglosia. El tratamiento es vaciar, usar analgesia, probar con probióticos (si no mejora a la semana, no es necesario continuar) y realizar cultivo de leche por si precisa antibióticos.

Meconio: primeras deposiciones del bebé. Pasta pegajosa de color verdoso, negro o amarillo muy oscuro. Cuando aparece en el líquido amniótico, hablamos de aguas meconiales.

Medicina basada en evidencia: práctica clínica en la cual los profesionales de la salud utilizan la mejor evidencia científica disponible a partir de la investigación clínica para tomar decisiones sobre la atención de cada paciente. La asistencia al embarazo y el parto debe basarse en evidencia.

Membranas amnióticas: forman la bolsa de líquido amniótico, que tiene dos capas, el amnios y el corion.

Metilfolato: forma activa de la vitamina B9. No necesita ser metabolizado por nuestro organismo, como el ácido fólico, por lo que su absorción y biodisponibilidad es mayor.

Microquimerismo fetal: hallazgo de fracciones de AND del bebé en sangre materna, pues pasan a través de la placenta.

Morbilidad: estado de ausencia de salud debido a múltiples causas —físicas, emocionales o psicológicas— y al grado en que esa condición de salud afecta al paciente. En este caso, a la mujer o al bebé.

Multípara: mujer que ha tenido varios partos.

O

Obstrucción mamaria: sucede cuando uno de los conductos de la glándula mamaria se obstruye por acumulación de leche, lo que da lugar a un bulto. Hay que deshacerla y vaciar. Tener alguna obstrucción puntual es algo normal, aunque, cuando las obstrucciones son de repetición, sería adecuado revisar la lactancia: tomas, posiciones, boca, lengua y succión del bebé

Oligohidramnios: cantidad insuficiente de líquido amniótico, normalmente cuando, mediante medición ecográfica, se detecta un índice de líquido amniótico (ILA) inferior a 5. Suele darse en el último trimestre.

P

Parto prematuro: aquel que se produce antes de la semana 37. La prematuridad supone inmadurez de todos los órganos y sistemas, y por tanto mayor incidencia de complicaciones. Se consideran prematuros extremos los nacidos antes de la semana 28, y muy prematuros, entre la 28 y la 32 (son el 20 por ciento de los partos pretérmino). Son prematuros moderados los nacidos entre la semana 32 y 35, y prematuros tardíos, entre la 35 y la 37 (estos últimos rara vez presentan complicaciones).

PEG: pequeño para edad gestacional. Se considera PEG a los bebés por debajo del percentil 10 sin alteraciones del riego placentario. La gran mayoría son bebés constitucionalmente pequeños sin más. Recuerda que, con nutrición y ejercicio, se le pueden aportar más nutrientes al bebé.

Pinzamiento del cordón:

- Fisiológico: cuando deja de latir, está blanco y colapsado.
- Tardío: tres minutos tras el nacimiento.
- Precoz: menos de un minuto tras el nacimiento.

Placenta baja: el borde de la placenta está a menos de dos centímetros del canal cervical. Sería marginal si está al borde del orificio cervical, sin taparlo.

Placenta previa: cuando ocluye total o parcialmente el orificio cervical.

Planeta parto: se refiere al estado de conciencia alterado que se da en muchas mujeres durante el proceso de parto, principalmente debido a las hormonas oxitocina y betaendorfinas. Consiste en una sensación de estado de conciencia suave, tranquilo, hacia dentro.

Polihidramnios: líquido amniótico elevado. Se clasifica en severo, moderado y leve (ILA >25), aunque este último a veces es simplemente una variación de la normalidad. El exceso de líquido amniótico requiere descartar que exista alguna patología que lo cause, como una diabetes mal controlada o no diagnosticada, o patología en alguno de los órganos del bebé que explique la gran cantidad de orina que produce, o por qué no puede deglutirlo.

Posterior: se refiere a la posición en la que la cabecita del bebé mira hacia tu abdomen: su nuca está en el sacro y su espalda con la tuya.

Presentación cefálica: se refiere a un bebé con la cabecita hacia abajo.

Primípara: mujer que va a parir por primera vez.

Pródromos de parto: señales que anteceden al parto, como contracciones leves, suaves, irregulares, pérdida del tapón mucoso, conducta nido, presión en el pubis, descenso de la barriga, encajamiento de la cabecita, y energía súbita.

Pródromos insidiosos: contracciones intensas, largas, dolorosas, a veces regulares, a veces irregulares, durante horas y días, sin que comience el parto. No son llevaderas ni fisiológicas y con frecuencia abocan a la madre al agotamiento sin que haya empezado el parto. Siempre se debe valorar cómo está colocado el bebé.

Profilaxis: conjunto de medidas que se recomiendan para prevenir enfermedades o proteger de ellas.

Prolapso de cordón: salida del cordón por la vagina durante el parto antes del nacimiento del bebé. Es una emergencia obstétrica que requiere de una cesárea inmediata. Es una complicación grave y rara que más del 50 por ciento de las veces se produce por rotura artificial de la bolsa.

PVDC: parto vaginal después de cesárea.

R

RCTG: registro cardiotocográfico que mide la frecuencia cardiaca del bebé y registra la presencia de contracciones. Es una prueba de bienestar fetal. No se recomienda el uso de monitor continuo intraparto en partos fisiológicos sin epidural.

Reflejo de eyección: tras la fase de transición, a veces se produce un aumento súbito de energía, debido a la liberación repentina y elevada de adrenalina. Produce boca seca y miedo o excitación. La contractilidad uterina aumenta por niveles elevados de oxitocina y adrenalina, y se ve favorecida por posiciones verticales. El nacimiento del bebé se produce por reflejo de eyección: una salida muy rápida, segura e involuntaria, sin pujos por parte de la mujer.

Retroversión pélvica: se refiere a la inclinación de la pelvis hacia atrás, lo que hace que se pierda completamente la curvatura lumbar.

S

Sonda vesical intermitente: vaciado de la vejiga con una sonda. Es necesaria en la mayoría de los partos con epidural.

T

Transición: etapa del parto muy avanzada característica de partos fisiológicos, entre los 7 y 10 cm de dilatación. La intensidad del parto alcanza su pico máximo. Algunas mujeres sienten que no pueden seguir, que han llegado al límite y lo manifiestan verbalmente. Es momento de acompañamiento incondicional, rendición y no lucha.

Turismo obstétrico: decisión de viajar a otra ciudad o incluso país para optar a tipos de parto más acordes con nuestros deseos y derechos, en busca de una asistencia respetuosa y basada en evidencia.

U

Útero bicorne: útero bifurcado en la parte superior que le da forma de corazón.

Útero septo: se refiere a la presencia de un tabique en el interior de la cavidad uterina. Puede interferir en el proceso de implantación, impedir la gestación o interferir en la posición del bebé, lo que aumenta los casos de partos prematuros y que el bebé esté de nalgas.

V

VCE: versión cefálica externa, consistente en la manipulación externa del abdomen materno para intentar rotar al bebé a una posición cefálica.

Recursos

www.comadronaenlaola.com
En mi web, encontrarás artículos de interés, descargas, visualizaciones, recursos y bibliografía científica.

Matronas

Nacer en casa: http://nacerencasa.org/
Guía de parto en casa (Cataluña): https://llevadorespartacasa.org/en/
Contacta con la asociación de matronas de tu comunidad: https://www.federacion-matronas.org/

Asociaciones y enlaces de interés

Asociación El Parto es Nuestro (veinte años luchando por mejorar la atención al embarazo, parto y posparto): https://www.elpartoesnuestro.es/
PETRA (luchando por los derechos sociales de las madres y sus criaturas): https://plataformapetra.com/
Madres solteras por elección: https://madressolterasporeleccion.org/
Asociación familias de prematuros: https://aprem-e.org/
Asociación Española de Pediatría, recursos para familias: https://enfamilia.aeped.es/
Guías del Ministerio de Sanidad en relación con el parto: https://www.mscbs.gob.es/organizacion/sns/planCalidadSNS/atencionParto.htm
Guía de cuidados intraparto de la OMS: https://www.who.int/reproductivehealth/publications/intrapartum-care-guidelines/es/
https://evidencebasedbirth.com/wp-content/uploads/2020/02/Inducing-for-Due-Dates-Handout-Spanish.pdf

Lactancia materna

App de lactancia: https://lactapp.es/

Fármacos y medicamentos compatibles con la lactancia

Web de referencia mundial: www.e-lactancia.org
Consultoras de lactancia (IBCLC): https://ibclc.es/
Grupos de lactancia, directorio Ihan: https://www.ihan.es/grupos-apoyo/
Fedalma: https://www.fedalma.org/la-federacion/miembros-de-fedalma/
La Liga de la Leche: http://www.laligadelaleche.es/
Lactancia en prematuros: https://lactancia-prematuros.com/quienes-somos/
Lactancia en gemelos: https://gemelosalcuadrado.com/
Sobre donación de leche materna y bancos de leche en España: https://www.aeblh.org/
Manejo de la mastitis: https://www.guiaprioam.com/indice/mastitis-y-absceso-mamario-lactacional/

Libros

Padró, Alba, *Somos la leche*, Barcelona, Grijalbo, 2020.
Vega, Carmen, *Casos reales de superación*, CreateSpace Independent Publishing Platform, 2016.

Suelo pélvico

Información de calidad con una mirada integral, en las redes de:
https://www.ensuelofirme.com/
https://www.matrofisio.com/

Ejercicio físico y embarazo

https://www.owacademy.com/

Apoyo emocional y psicológico a la maternidad

Mamá importa: https://www.mamaimporta.org/
Salud mental perinatal profesionales: https://saludmentalperinatal.es/profesionales/
Psicología perinatal: http://www.asociacionpsicologiaperinatal.es/

Duelo gestacional

Asociaciones de apoyo a las familias:
https://www.umamanita.es/
https://www.redelhuecodemivientre.es
Grupos de apoyo por comunidades: https://www.umamanita.es/grupos-de-apoyo/#españa
Apoyo a la interrupción legal del embarazo: https://acontracor.com/

Otros libros

Inicio de la alimentación complementaria, o como hacerlo con calma y sin preocuparte: González, Carlos, *Mi niño no me come*, Madrid, Temas de Hoy, 2013.
Menstruación y salud femenina: Briden, Lara, *Cómo reparar tu ciclo menstrual*, GreenPeak Publishing, 2019.
Nutrición y embarazo: Nichols, Lily, *Alimentos de verdad para diabetes gestacional*, Lily Nichols editora, 2015.
—*Real food for pregnancy*, Lily Nichols editora, 2018.
Dieta vegetariana: Martínez, Lucía, *Vegetarianos con ciencia*, Córdoba, Arco Press Ediciones, 2016.
Maternidad: Arrazola, Amaia, *El meteorito*, Barcelona, Lunwerg, 2020.
Olza, Ibone, *Palabra de Madre*, Barcelona, Vergara, 2022

Referencias adicionales

Asociación Española de Bancos de leche Humana (AEBLH): https://www.aeblh.org/
Control gestacional en gestantes con cesárea anterior (Hospital Clínic | Hospital Sant Joan de Déu | Universitat de Barcelona): https://medicinafetalbarcelona.org/protocolos/es/obstetricia/Control%20gestacional%20en%20gestantes%20con%20cesarea%20anterior.pdf
Informe de atención perinatal en España (2020-2018): https://www.sanidad.gob.es/estadEstudios/estadisticas/docs/Informe_Atencion_Perinatal_2010-2018.pdf
Informe sobre la atención al parto y nacimiento en el Sistema Nacional de Salud, diciembre de 2012, Ministerio de Sanidad y Observatorio de Salud de las Mujeres: https://www.sanidad.gob.es/organizacion/sns/planCalidadSNS/pdf/InformeFinalEAPN_revision8marzo2015.pdf
Ley de autonomía del paciente (Ley 41/2002, de 14 de noviembre): https://www.boe.es/buscar/pdf/2002/BOE-A-2002-22188-consolidado.pdf

Bibliografía adicional